神农本草经

〔清〕孙星衍等　辑著

江苏凤凰美术出版社
全国百佳图书出版单位

图书在版编目(CIP)数据

神农本草经 / (清) 孙星衍等辑著. - - 南京 : 江苏凤凰美术出版社, 2017.4(2019.3 重印)

(中国传统文化经典荟萃)

ISBN 978 - 7 - 5344 - 9257 - 0

Ⅰ. ①神… Ⅱ. ①孙… Ⅲ. ①《神农本草经》 Ⅳ. ①R281.2

中国版本图书馆 CIP 数据核字(2015)第 214135 号

特约策划 王继雄
责任编辑 曹昌虹
装帧设计 刘国辉
封面设计 北京风信子文化传媒
责任监印 唐 虎

书　　名 神农本草经
著　　者 孙星衍等
出版发行 江苏凤凰美术出版社(南京市中央路 165 号　邮编:210009)
北京凤凰千高原文化传播有限公司
出版社网址 http://www.jsmscbs.com.cn
印　　刷 北京彩虹伟业印刷有限公司
开　　本 787mm × 1092mm　1/16
印　　张 23
版　　次 2017 年 7 月第 1 版　2019 年 3 月第 2 次印刷
标准书号 ISBN 978 - 7 - 5344 - 9257 - 0
定　　价 49.80 元

营销部电话　010 - 64215835 - 801

《中国传统文化经典荟萃》编委会

总 序

“读史使人明智”，这是17世纪英国哲学家培根的一句名言。而唐太宗李世民在其著名谏臣宰相魏征死后曾多次对他的大臣说，“以史为鉴，可以知兴替”。这话比培根早了将近一千年。仅此一斑，足以管窥中华优秀文化不仅源远流长、积淀深厚、博大精深，而且是中华民族承前启后、生生不息、团结奋进的不竭动力。在中华这座丰富的文化宝库中，她蕴藏的每一部历史典籍，就是一段中华民族历史文明的缩影，我们熟读中华传统经典，不只是为了熟知和传承，更是为了能从她的优秀历史文化中汲取营养和智慧。

中华民族文化渊源可以追溯到五千多年前的旧石器时代，其经典文化源头可分为黄河文明和长江文明。尽管其间因这样或那样的原因出现过曲折，甚至是断层，但到现在，中华传统文化的主流部分依然得以保留和延续，这既是中华智慧的先祖们的丰功伟绩，也是我们的福分和骄傲。

中华传统文化不仅在渊源上源远流长，在思想上也包容扬弃，而且具有高度原创性和独特性。譬如《易经》，号称万经之首，是中华文明的灵魂和密码，他由三个部分组成：一为伏羲八卦为始，那时并没有文字，所以八卦。二为周文王承接伏羲八卦，以八八重叠演生六十四卦，周文王父子认为六十四卦已包含宇宙万物，每一卦都有卦辞。后有孔子作传，遂为中国传统思想文化中自然哲学与人文实践的理论根源，是古代汉民族思想、智慧的结晶，被誉为“大道之源”，更是古代帝王之学，政治家、军事家、商家的必修之术。《易经》涵盖万有，纲纪群伦，是汉族传统文化的杰出代表；广大精微，包罗万象，中医典籍，古代兵法，风水玄学，亦是中华文明的源头活水。

中国早期的思想形态带有一种“宗教神学”的特点，“天”“神”是其主要内容。尤其是在春秋战国时期，出现的百家争鸣局面，可谓中国文化的黄金时期，当时出现了众多的杰出人物，成为了中国思想的象征或代表。按西汉后期著名学者刘歆的分法，当时共有十家：阴阳、儒、墨、名、法、道、纵横、杂、农、小说。其杰出的代表人物有：孔子、孟子、荀子、老子、庄子、墨子、韩非子、杨朱、惠施、公孙龙等。自汉武帝采纳董仲舒建议“罢黜百家，独尊儒术”之后，“儒、道、墨、法”和外来的佛学，对中国后世影响最大，对中国的传统思想起了主导作用。除此，其余皆为从属地位，没有得到更好的发展。至于玄学，是对《老子》《庄子》和《周易》的研究和解说。其产生于魏晋，是魏晋时期的主要哲学思潮，是道家和儒家融合而出现的一种哲学、文化思潮。命相、风水是古老易经文化的具体应用，是国学不可分割的组成部分之一，符合五行相生、八卦相荡原理。而中医理论则是来源于对历代医疗经验的总结，及中国古代的阴阳五行思想的融汇。其内容主要包括精气学说、阴阳五行学说、气血津液、藏象、经络、体质、病因、发病、病机、治则、养生等。早在两千多年前，中医专著《黄帝内经》问世，奠定了中医学的基础。时至今日，中国传统医学相关的理论、诊断法、治疗方法等，均可在此书中找到根源。

20 世纪 20 年代初期，随着当代新儒家的兴起，点燃了传承传统文化的薪火，代表哲学家主要有熊十力、梁漱溟、马一浮、张君劢、冯友兰、钱穆；及第二代人方东美、唐君毅、牟宗三、徐复观等。由于诸位大家各自的传统文化功底扎实深厚，独树一帜，学问融贯古今，其教化涵盖儒、释、道，兼及医卜天文、诗词歌赋。这是对“中国传统文化”的传承多么卓越的贡献。他们多是学术殿堂的教授、也是生活实践的宗教家、哲学家、禅宗大师和国学大师。

唐代韩愈诗云：“人之能为人，由腹有诗书。”（《符读书城南》）梁实秋先生说过：“作为一个地道的中国人，有些书是非读不可的。这与行业无关。理工科的，财经界的，文法门的，都需要一些蔚成中国文化传统的书。”（《雅舍小品选》）钱穆先生曾说：“《论语》自西汉以来，为中国识字人一部人人必读书。”（《论语新解》）1978 年，他曾在香港向中文大学的师生提出了研习《论语》《孟子》《老子》《庄子》《六祖坛经》《近思录》的要求。

事实上，从古代到近代的中国文化典籍，其文体均为文言文形式，而这种形式至今仍被人们关注，文言文的文章也成为了衡量一个人语文水平的重要方面。所以，文言这一文体，包含着深厚的中华文化。无论是《论语》《史记》还是《红楼梦》《聊斋志异》，都无不透露着一股源远流长的汉民族文化精髓。诗歌也是一个很平常的文体，但中国的古诗另有一番文化的内涵，无论是春秋时期的《诗经》，还是战国后期的骚体，也无论是汉魏晋时期的古体诗，还是隋唐以后的格律近体诗，抑或是宋词元曲等等，都有一股浓浓的沁人心脾的中国味道。正因为如此，中国文体的多样性，也随之展现于世人眼前，从而激发今人延续和发展中国优秀传统文化的兴趣和欲望。这也是今天我们重新整理这套《中华传统文化经典荟萃》丛书的意义所在。

“大学之道，在明明德，在亲民，在止于至善。”所谓“大学”，实质为大学问，人世间最重要的学问。“中也者，天下之大本也；和也者，天下之达道也。致中和，天地位焉，万物育焉。”是以吸《大学》《中庸》之醍醐。初读《大学》部分，有振聋发聩之感。再读《大学》，有“朝闻道、夕死可矣”（《论语·里仁第四》）的无憾与清爽。《大学》之所以受到2000多年以来的学者、统治者、士人的推崇，就在于它极为简明扼要地回答并解决了人生三个重要问题：天地生人的意义，如何去实现天地赋予个体的使命，个人与天下的关系。大学是怎么回答这三个问题的呢？首先，开宗明义地指出天地生人的意义在于“明明德，在亲民，在止于至善。”接着，指出实现的方法是“格物、致知、诚意、正心、修身、齐家、治国、平天下。”最后，个人与天下的关系则是“一家仁，则一国兴仁；一家让，则一国兴让；一人贪戾，一国作乱。一言偾事，一人定国”（《礼记·大学》）。可见，大学为千古立志作君子者树立了道德、为人处事的标杆，影响了中国千百年来的读书人。

《诗经·国风·卫风》有云：“有匪君子，如切如磋，如琢如磨。”就是告诫读书人，要做有才有德的君子，就必须加强修养，使自己变得更加的精致，要时时反省，分秒不可懈怠，努力学习，谨守品行。之所谓“玉不琢，不成器”也。“君子必慎乎其独”，一个人要完善自我，尊重自我，对得起天地良心，则应当注重修为，人前人后一个样。因为独处时，最能反应一个人的德行操守。正所谓“好而知其恶，恶而知其美者，天下鲜矣（《礼记·大学》）。”若要是非黑白一眼洞穿，这既需要广博的知识、深厚的阅历，更需要有一颗正直无私的心。也只有心正才能摒弃个人好恶、世俗偏见，正确的去判断。“人之有技，若己有之；人之彦圣，其心好之，不啻若自其口出，实能容之（《尚书·秦誓》）。”强调的是一个人要宽厚仁慈，胸怀如大海，纳万物而波澜不惊；如宇宙，日月星辰运行其间，而静默不语，人有才，应容之、惜之、爱之、举之、助之。是以社会有此伯乐，则中华幸甚。如此，则“生财有大道，生之者众，食之者寡，为之者疾，用之者舒，则财恒足也（《礼记·大学》）。”这就是所谓实现社会大同的标准，就是“君子动而世为天下道，行而世为天下法，言而世为天下则（《礼记·中庸》）”。

读《中庸》部分，顿悟“中”是圆，“庸”是方，“中庸”就是把“中”的道理用一种最恰当、合理的方式表现出来。“何方圜之能周兮？夫孰异道而相安？”（语出屈原《离骚》）事实上，方枘圆凿并不是不能相容，中庸之道恰是一种方与圆的完美结合与运用。关于“中庸”，程颐说：“不偏不倚叫做中，不变不更叫做庸；中是天下的正道，庸是天下的定理。”中庸是儒家的最高道德标准。中庸以“诚”和“中”为基本概念，叙述形而上学的“天人合一”的哲学观点。是故，中庸之道，为的是修己治人，内圣外王。至于“修身，齐家，治国，平天下”，“和”是中庸的宗旨，“诚”是中庸的基础。而“中和”与“至诚”协调，便是君子欲得的美好境界。如若明白了中庸之道，那么，年少轻狂，愤世嫉俗者就可以用平常心对待一切，心平气和地解决问题；明白了中庸之道，就不会一味悲观，也不会盲目乐观，从容地面对生活，对不如意事可以一笑置之，亦可以不计较平常得失荣辱。我们或许做不成大事业，只能从实实在在的平凡中讨生活。可是，只要我们把这些具体而实在的小事做好，于实在中获得小小的乐趣，又何尝不是《中庸》给现在的我们带来的一些启迪与思考呢？“天下国家可均也，爵禄可辞也，白刃可蹈也，中庸不可能也（语出《中庸》）。”尽管一个人的修为要达到中庸的程度有如此难度，但我们作为炎黄子孙，作为中华优秀传统文化的继承者，也不能放弃对中庸最高境界的孜孜追求。

把理解历史当作把握人生的一把钥匙。读史就是要求我们自觉地思考自己过去致力于生产生活的实践活动，明了事物发展兴衰的客观规律，吸纳前人的经验教训，增长自己的知识和智慧，从而更好地认识自己，把握人生的现在和将来。作为中华儿女，我们应该不断学习、了解和掌握宝贵的中华文化精髓，并因之深深植根于自己心灵深处，而感到喜悦和自豪。

从“古之学者为己，今之学者为人（《论语·宪问》）”“君子食无求饱，居无求安，敏于事而慎于言，就有道而正焉，可谓好学也已（《论语·学而》）”，到“学而不思则罔，思而不学则殆（《论语·为政》）”，再到“学不可以已……吾尝终日而思矣，不如须臾之所学也（《荀子·劝学》）。”我们总是因之深深感到，中华优秀而经典的传统文化历经千百年，总是让人百读不厌，如沐甘露。我们只有把这些中华文明的文化宝藏当作自己的良师益友，才能获得知识的教益，体味其中的意趣，感悟做人的道理，提升人生的境界。

我们真诚地相信，这套丛书的出版，若能使读者在其帮助下，有所收获，有所提高，有所修为，将是我们最大的欣慰。如此，我们更加地相信，在我们和读者共同的孜孜追求和发愤努力下，中华民族的优秀传统文化会进一步发扬光大，这将是我们这个时代一个多么令人喜悦的幸事！

编　者

前　言

《神农本草经》成书于东汉，并非出自一人之手，而是秦汉时期众多医学家总结、搜集、整理当时药物学经验成果的专著，是对中草药的第一次系统总结，其中规定的大部分药物学理论和配伍规则以及提出的“七情合和”原则在几千年的用药实践中发挥了巨大作用，被誉为中药学经典著作，因此，很长一段历史时期内，它是医生和药师学习中药学的教科书，也是医学工作者案头必备的工具书之一。

《神农本草经》简称《本草经》或《本经》，是中国现存最早的药物学专著。随着时代的不断进步，人们已经不能满足于只是将《神农本草经》作为一本古籍来看待。人们更希望能够了解，并能切实地使用它。

《神农本草经》对药物的性味方面进行了比较详细的总结，指出了寒、热、温、凉四气和酸、甘、苦、辛、成五味的药物基本性情，让医者可针对疾病的寒、热、湿、燥不同性质选择用药。另外，书中还对药物的产地、出处、外形、主要功效和主治病症做了尽可能详细的描述，为人们收集、贮藏、分类药物提供了一定的依据。

目　录

卷一　上品药材

石钟乳

【原文】

石钟乳，味甘，温。主咳逆上气，明目益精，安五脏，通百节，利九窍，下乳汁。一名留公乳。生山谷。

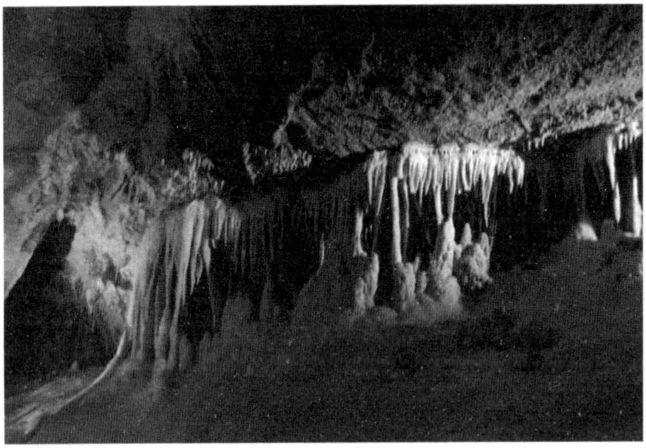

石钟乳

【译文】

石钟乳，味甘，性温。主治咳嗽气喘，具有明目益精，充实五脏，舒通周身关节，通畅九窍，催生乳汁的作用。又叫留公乳，产于山中的深谷处。

【释义】

石钟乳即钟乳石(stalactite),为碳酸盐类矿物方解石族方解石,主含碳酸钙($CaCO_3$)。钟乳石是碳酸盐岩地区洞穴内在漫长地质历史中和特定地质条件下形成的石钟乳、石笋、石柱等不同形态碳酸钙沉淀物的总称,它的形成往往需要上万年甚至几十万年时间。由于形成时间漫长,钟乳石对远古地质考察有着重要的研究价值。

在石灰岩里面,含有二氧化碳的水,渗入石灰岩缝隙中,会溶解其中的碳酸钙。这溶解了碳酸钙的水,从洞顶上滴下来时,由于水分蒸发、二氧化碳逸出,使被溶解的钙质又变成固体(称为固化)。由上而下逐渐增长而成的,称为"钟乳石"。

【作用】

1. 一切劳嗽(胸膈痞满,咳嗽不已)。用石钟乳、雄黄、佛耳草、款冬花,等分为末。每用一钱,细烧成烟,以筒吸烟入喉。一天两次。

2. 急喘不停。用钟乳粉五钱、蜡三两,和匀,蒸在饭甑里。蒸熟取出,合成丸子,如梧子大。每服一丸,温开水送下。

3. 吐血损肺。用钟乳粉,每服二钱,糯米汤送下。

4. 冷泻水止。用钟乳粉一两、肉豆蔻(煨过)半两,共研为末,加枣肉(煮肉)做成丸子,如梧子大。每服七十丸,空心服,米汤送下。

5. 乳汁不通(气少血虚,脉涩不行,故乳少)。用钟乳粉二钱,服时以漏芦煎成的浓汤送下。又方:钟乳粉、通草,等分为末,每服一茶匙,米汤送下。一天服三次。

矾石

【原文】

矾石,味酸,寒。主寒热泄痢,白沃,阴蚀,恶疮,目痛,坚骨齿。炼饵服之,轻身不老,增年,一名羽涅。生山谷。

【译文】

矾石,味酸,性寒。主治寒热泄泻痢疾,妇女白带,阴蚀疮,恶疮,眼睛痛,能够坚骨强齿。炼作丸饵服用,可使人身体轻巧、延缓衰老、延年益寿。又称为羽涅。产于山中的深谷处。

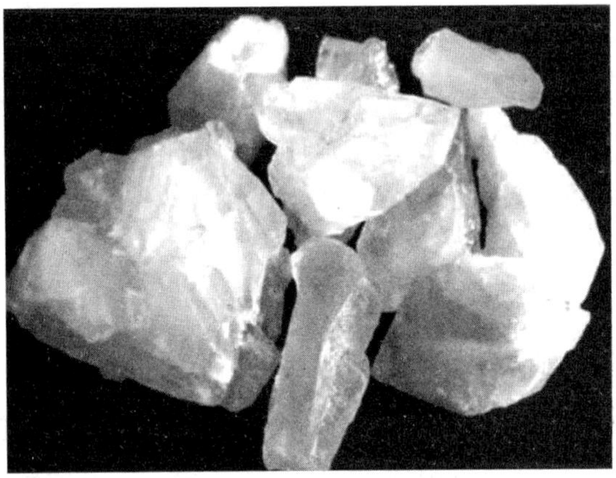

矾石

【释义】

矾石又称白矾、明矾。学名为十二水合硫酸铝钾,是含有结晶水的硫酸钾和硫酸铝的复盐。无色立方,单斜或六方晶体,有玻璃光泽,溶于水,不溶于乙醇。明矾性味酸涩,寒,有毒。故有抗菌作用、收敛作用等,可用做中药。明矾还可用于制备铝盐、发酵粉、油漆、鞣料、澄清剂、媒染剂、造纸、防水剂等。明矾净水是过去民间经常采用的方法,它的原理是明矾在水中可以电离出两种金属离子,生成胶状的氢氧化铝。氢氧化铝胶体的吸附能力很强,可以吸附水里悬浮的杂质,并形成沉淀,使水澄清。所以,明矾是一种较好的净水剂。

明矾可由明矾石经煅烧、萃取、结晶而制得。我国产地有安徽省庐江矾矿。

我国最大的明矾产地应该是浙江省苍南县矾山镇矾矿(占世界总储量的67%)。

明矾又名白矾,是明矾石的提炼品。明矾性寒味酸涩,具有较强的收敛作用,中医认为明矾具有解毒杀虫,燥湿止痒,止血止泻,清热消痰的功效。近年来的研究证实,明矾还具有抗菌,抗阴道滴虫等作用。一些中医用明矾来治疗高脂血症、十二指肠溃疡、肺结核咯血等疾病。

此外,明矾还是传统的食品改良剂和膨松剂,常用作油条、粉丝、米粉等食品生产的添加剂。但是由于明矾的化学成分为硫酸铝钾,含有铝离子,所以过量摄入会影响人体对铁、钙等成分的吸收,导致骨质疏松、贫血,甚至影响神经细胞的发育。因此,一些营养专家提出,要尽量少吃含有明矾的食品。

明矾有时被用于冒充水晶。明矾晶体与水晶极其相似,但由于二者的硬度不同,明矾晶体见水后会有些许溶解,溶液呈乳白色,并且会有晶体脱落。

明矾晶体放在空气中会有一定的挥发,但不会对人体有什么伤害。

近年来发现,明矾中含有的铝对人体有害。长期饮用明矾净化的水,可能会引起老年性痴呆症。现在已不主张再用明矾作净水剂了。

【作用】

1. 痰中风。用白矾一两、牙皂角五钱,共研细。每服一钱,温开水送下。

2. 胸胃积痰(头痛,不思饮食)。矾石一两,入水二升中煮成一升,加蜜50毫升。频频取饮,不久即大吐积痰。如不吐,可喝一点开水引吐。

3. 风痰病。用生白矾一两、细茶五钱,共研为末。和蜜成丸,如梧子大。小儿一岁吃十丸,大人可吃五十丸。久服,痰自大便排出,病根可断。此方名“化痰丸”。

4. 牙关紧闭不开。用白矾、食盐等分,研细,搽牙,涎出自开。

5. 喉痈乳蛾。用白矾三钱,放锅中加水熔化,投入劈天的巴豆三粒,在火上煎干。去豆,研矾为末,点患处,病重得以醋调罐。此方名“济生帐带散”,亦名“通簭散”。

6. 咽喉谷贼肿痛。用生白矾末点肿处,吐涎。以有痒感为度。

7. 小舌垂长,咽中烦闷。用白矾(烧灰)、食盐等分,研细。筷子蘸药频点小舌上,涎水充出,小舌即渐复位。

8. 牙齿肿痛。用白矾一两,烧成灰,蜂房一两,微炙。每用二钱,水煎含漱,去涎。

9. 齿龈出血不止。用白矾一两,加在水三升中煮成一升,含漱。

10. 口舌生疮。用白矾、铅丹(水飞,炒过)等分,研细,搽患处。

11. 小儿鹅口疮(满口白烂)。用枯矾(煅过的白矾)一钱、丹砂二分,共研为末,每次以少许敷患处。一天三次,有效。

12. 鼻血不止。用枯矾末吹鼻内。

13. 鼻中息肉。用白矾烧成末，和猪油、棉花裹好，塞鼻孔中。几天后，息肉脱落。又方：白矾一两，蓖麻仁七个，盐梅肉五个，麝香少许，捣匀，捏成丸子，用棉花岷裹着塞鼻内，息肉自下。

14. 双目红肿。用甘草水磨白矾，敷眼泡上，或用枯矾频搽眉心。

15. 烂眼睑。用煅白矾一两、铜青三钱，共研为末，泡开水中，澄清后以水洗眼。

16. 耳。用枯矾粉一两、铅丹粉（炒）一钱，和匀，每日吹入耳中。

17. 风温膝痛。用白矾烧过，研细。取一汤匙矾粉投沸水中，淋洗痛处。

18. 黄肿、水肿。用白矾二两、青矾一两、白面粉半斤，同炒红；另用醋煮米粉成糊，和药为丸。每服三十丸，枣汤送下。此方名“推车丸”。

19. 女劳黄疸。方见“硝石”条。

20. 妇女白沃（月经不调，子宫坚硬，常从阴道中流出白色污物）。用杏仁同烧过的白矾调匀，加蜜成丸，枣核大，塞阴道中，一天换药一次。

21. 遗尿。用枯矾、牡蛎粉，等分为末，每服一小匙，温酒送下。一天服三次。

22. 二便不通。用白矾末填满脐中，滴入冷水，如觉冷透腹内，二便自通。如脐平不能填药时，周围用纸圈隔起来。

23. 上吐下泻。用枯矾末一钱，百沸汤调下。

24. 伏暑泄泻。用白矾煅为末，醋糊成丸，按年龄大小取适当分量，木瓜汤送下。此方名“玉华丹”。

25. 老人泄泻不止。用枯矾一两、诃黎勒（煨过）七钱半，共研为末。每服二钱，米汤送下。

26. 赤白痢。用白矾（水飞）和面粉（醋飞）做成丸子，如梧子大。赤痢，以甘草汤送下。

27. 反胃呕吐。用白矾、硫磺各二两，烧过，加丹砂一分，共研为末，面糊成丸，如小豆大。每服十五丸，姜汤送下。又方：枯矾三两，加蒸饼糊成丸子，如梧子大，每服十五丸，定心服，米汤送下。

28. 化痰治嗽。用明矾二两、生参末一两、苦醋二升，熬成膏子。等稍干，做成丸子，如豌豆大。每次取一丸放在舌头下面，痰消嗽止。又方：只用明矾末，加醋纷糊，做成丸子，如梧子大。每睡时服二三十丸，茶送下。又方：明矾半烧半生，山栀子炒黑，等分为末，姜汁糊为丸，服法同上方。又方：白矾、茶叶，等分为末，做成丸子，服法亦同上方。

29. 刀伤。用白矾、铅丹，等分为末，敷伤处。

30. 漆疮作痒。用白矾煎汤洗擦。

31. 牛皮癣。用石榴皮蘸白矾粉搽抹。切勿用醋。

32. 小儿风疹。白矾烧过投入热酒中，蘸酒涂疹。

33. 脸上身上长瘊子。用白矾、地肤子等分，煎水，经常洗擦。

34. 鱼口疮。用枯矾研细，调面敷上。

35. 趾甲疮（趾甲嵌入肉中作疮，不能穿鞋）。用白矾烧灰涂在疮上，好肉慢慢生出。嵌到肉里的甲鱼，要小心剥去。

36. 鸡眼肉刺。用枯矾、铅丹、朴硝，等分为末，搽患处。次日洗脚两、三次。

37. 疔疮肿毒。用白矾末五钱，和煨熟的葱白，捣成丸子，如梧子大。每服二钱五分，酒送下。无效，可再用。久病的人和妊妇，忌用此药。

38. 痈疽肿毒。用好白矾一两，生研，调在七钱熔化了的黄蜡中，和成丸子，如梧子大。每服十丸，逐渐加至二十丸，熟水送下。此方名“黄矾丸”，亦名“蜡矾丸”，不仅能止痛生肌，还能防毒气内攻。

39. 交接劳复（房事之后，突发病，阴囊肿大，丸缩入，腹痛难忍）。用白矾一分，硝石三分，大麦粥送服。一天服三次。

附方李明珍总结矾石的功用有四条：（一）因其酸苦，有涌泄之力，故能“吐利风热之痰涎”；（二）因其酸涩，有收敛之力，故能“治诸血痛、脱肛、阴挺、疮疡”；（三）因有燥温之力，故能“治痰饮、泄利、崩带、风眼”；（四）因有解毒之力，故能治喉痹、阴疽、中蛊、蛇虫伤螫。

丹砂

【原文】

丹砂，味甘，微寒。主身体五脏百病，养精神，安魂魄，益气，明目，杀精魅邪恶鬼。久服通神明不老。能化为汞。生山谷。

【译文】

丹砂，味甘，性微寒。主治身体五脏的多种疾病，能够补养精神，安定魂魄，补益气力，使眼睛明亮，还有治疗精神失常症状的功效。长期服用能使神志清醒，长寿不老。能转化为水银。产于山中的深谷处。

【释义】

汞的硫化物（HgS）矿物。含汞 86.2%，是炼汞最主要的矿物原料；其晶体可作为激光技术的重要材料。中国古代用它作为炼丹的重要原料。过去以产在辰州（今湖南沅陵等地）的品质最佳而得名。晶体属三方晶系，与等轴晶系

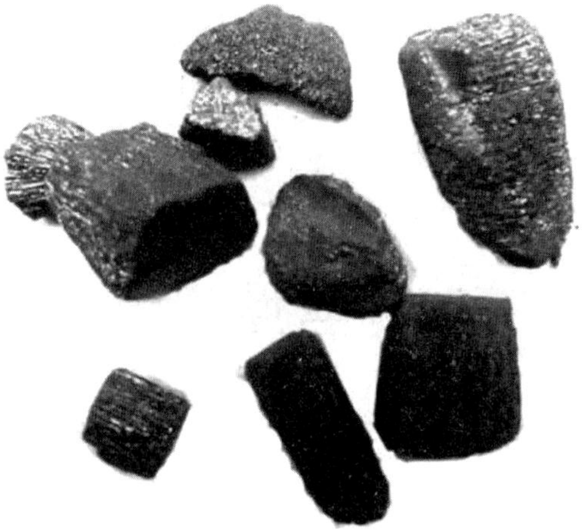

丹砂

的黑辰砂成同质多象。常呈菱面体或短柱形；常见贯穿双晶。具平行柱面的完全解理。集合体呈粒状、块状或皮膜状。纯净辰砂为金刚光泽，朱红色；含杂质时光泽暗淡，褐红色。是典型的低温热液矿物，成因上与近代火山作用有关。中国是辰砂主要产出国，产地以湖南新晃、贵州铜仁等为主。世界其他产地有西班牙阿尔马登、意大利尤得里奥、美国加利福尼亚的沿岸山脉等。

【作用】

朱砂具有镇静、催眠、抗惊厥、抗心律失常作用，能降低大脑中枢神经兴奋性；外用又可抑杀皮肤真菌。其所含的硫元素是体内蛋白质及一些酶的组成部

分;微量元素硒和锌能提高人体的免疫功能,有抗衰老和抗慢性病作用。

现代研究表明,朱砂内服过量可引起毒性。由于无机汞在人体内的吸收率为5%,甲基汞的吸收率可达100%。朱砂在厌氧有硫的条件下,PH为7、温度37℃的暗环境中与带甲基的物质相遇均能产生甲基汞,而人体肠道正具备这一条件,故内服朱砂制剂更增加了中毒机会。

朱砂在临床上的主要中毒表现为:

1. 神经系统:失眠多梦,记忆力减退,头痛头晕,手脚麻木等。

2. 消化系统:初期表现为恶心,呕吐,咽喉肿痛,食欲不振,重者可出现消化道出血。

3. 泌尿系统:常表现在中毒后期,血压下降,心率紊乱或中毒性心肌炎等。汞吸收入血后通过生物膜进入红细胞与血红蛋白的巯基(-SH)结合,可侵害脑细胞、胎儿、精子、卵子、心、肝、肾等,还可抑制多种酶的活性,严重时发生急性肾功能衰竭而死亡。

云母

【原文】

云母,味甘,平。主身皮死肌,中风寒热,如在车船上。除邪气,安五脏,益子精,明目,久服轻身延年。一名云珠,一名云华,一名云英,一名云液,一名云砂,一名磷石。生山谷。

【译文】

云母,味甘,性平。主治肌肉像死人一样没有感觉,伤于风邪而身体发冷发热,身体如同坐在船上一样,眩晕不能站稳。能祛除风邪,使五脏充实,增强生育能力,使眼睛明亮。长期服用能够使身体轻便灵巧,寿命延长。云母又叫做云珠、云华、云英、云液、云砂、磷石。产于山中的深谷处。

【释义】

云母(mica)是钾、铝、镁、铁、锂等层状结构铝硅酸盐的总称。云母普遍存在多型性,其中属单斜晶系者常见,其次为三方晶系,其余少见。云母族矿物中最常见的矿物种有黑云母、白云母、金云母、锂云母、绢云母等。白云母和金云母具有良好的电绝缘性和不导热、抗酸、抗碱和耐压性能,因而被广泛用来制作电子、电气工业上的绝缘材料。云母碎片和粉末用作填料等。锂云母还是提取锂的主要矿物原料。

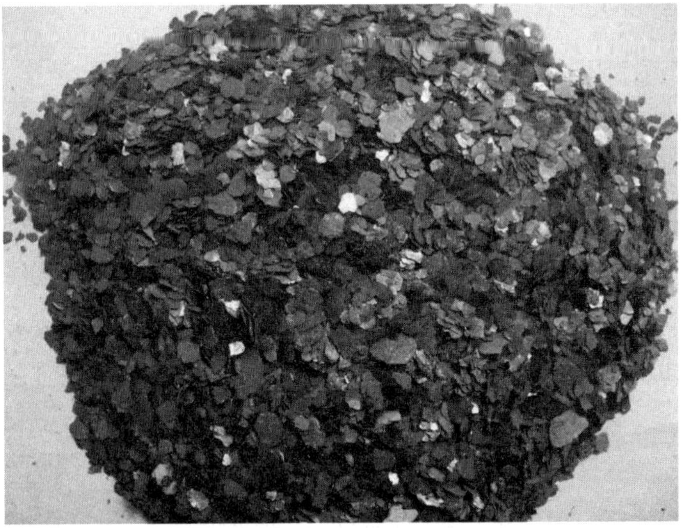

云母

【作用】

用于虚损气弱,眩晕;外治痈疽疮毒,金疮出血。多入丸散;外用研末涂敷患处。

消石

【原文】

消石,味苦,寒。主五脏积热,胃胀闭,涤去蓄结饮食,推陈致新,除邪气。炼之如膏,久服轻身。生山谷。

【译文】

消石，味苦，性寒。主治五脏内积热，胃部胀满闭结不通，有清除久蓄的积食、促进新陈代谢的作用，能祛除邪气。能够炼制成膏剂，长时间服用可使身体轻巧。产于山中的深谷处。

【释义】

消石为斜力晶系，主要成分为硝酸钾。因产地及提炼方法之不同，含硝酸钾量可以从半量乃至近于纯粹。普通所见的夹杂物，常为氯化钠、水等等。常呈针状或毛发状集合体。颜色为无色、白色或灰色等，条痕为白色。光泽玻璃状或绢丝状，微透明。断口贝壳状或参差状。多产于污秽之地，亦常覆于地面、墙脚或岩石的表面。在石灰岩、盐沼地带及沙漠区域亦多见之。产于山东、江苏、湖南、湖北、四川、贵州等地。

【作用】

1. 治霍乱痧胀，山岚瘴疠及暑热秽恶诸邪直干包络，头目昏晕，不省人事，危急等症；并治口疮喉痛，点目袪风热障翳，搐鼻辟时疫之气：西牛黄、当门子、真珠、梅片、硼砂各一钱，明雄黄（飞净）八钱，火硝三分，飞金二十页。八味，各研极细如扮，再合研匀，瓷瓶密收，以蜡封之。每服三、五分，凉开水调下。（《随息居重订霍乱论》行军散）

2. 治伏暑伤冷，二气交错，中脘痞闷或头痛恶心，并皆治之：消石、硫黄各等分。为末，于银石器内，文武火上炒令鹅黄色，再研细，用糯米和丸，如梧子大。每服四十丸，新汲水下，不拘时候。（《济生方》二气丹）

3. 治中暑眩晕，昏不知人，或身热，恶寒，头痛，状如伤寒，或往来寒热，烦躁，渴甚，呕吐，泄泻：硫黄、消石各一两，雄黄（通明者）、滑石、白矾各半两，寒食面四两。上为末，滴水为丸，如梧子大。每服五丸至七丸，渐加至二十丸，新汲水下。昏塞不知人，则以水化开灌之。（《三因方》大黄龙丸）

4. 治饮食伤脾，心腹作痛，胸膈饱闷，四肢厥冷，又治伤寒阴证，女人血气刺痛，或攻小腹，或儿枕作痛及诸郁结之气：陈皮（去白）、青皮、大川附（制）、五灵脂各六两，消石，硫黄各三两。为末，蒸饼丸梧子大。每服五十丸，白汤下。（《扁鹊心书》来复丹）

5. 治诸心腹痛及腰腹诸痛：焰消、雄黄各一钱，研细末。每点少许入眦内。（《集玄方》火龙丹）

6. 治黄家日晡所发热而反恶寒，此为女劳得之，膀胱急，少腹满，身尽黄，额上黑、足下热，因作黑疸，其腹胀如水状，大便必黑，时溏，非水也，腹满者难治：消石、矾石（烧）等分。二味为散。以大麦粥汁和服方寸匕，日三服。病随大小便去，小便正黄，大便正黑，是其候也。（《金匮要略》消石矾石散）

7. 治劳淋、血淋、热淋、气淋、石淋及小便不通至甚者：消石一两。生研为细末。每服二钱。诸淋各依汤使如后：劳淋，葵子末煎汤下，通后须服补虚丸散；血淋、热淋，并用冷水调下；气淋，木通煎汤下；石淋，将药末先入铫内，隔纸，炒至纸焦为度，再研，用温水调下；小便不通，小麦汤下。（《灵苑方》透格散）

8. 治赤白痢，肠风脏毒，酒积下血便血：消石一两，舶上硫黄一两，白明矾半两，滑石半两，飞面四两。为末极细，滴水和丸，如梧桐子大。每服三十丸或五十丸，用新汲水送下。（《普济方》甘露丸）

9. 治眼赤痛，眼漠漠：消石研末，于眼四角各点一粟许，须臾，热泪出，便睡，睡觉，以浆水洗。（《近效方》）

10. 治风热喉痹及缠喉风：焰硝一两半，硼砂半两，脑子一字，白僵蚕一分。上为末，研匀。以竹管吹半钱许入喉中。（《三因方》玉钥匙）

11. 治恶寒啬啬，似欲发背，或已生疮肿隐疹：硝石三两。以暖水十升和令消，待冷。取故青布叠三重，可似欲赤处方圆，湿布搨根，热即换之，频易瘥。（《近效方》）

12. 治重舌：竹沥浸焰硝点之。（《婴孩宝书》）

禹余粮

【原文】

禹余粮，味甘，寒。主咳逆寒热烦满，下赤白，血闭症瘕，大热，炼饵服之不饥，轻身延年。生池泽及山岛中。

【译文】

禹余粮，味甘，性寒。主治咳嗽气逆，身体发冷发热、烦闷胀满，下痢有赤白，血管闭塞成症瘕，身体高热。炼制成丸饵服用，使人没有饥饿感，使身体轻巧，延缓衰老，益寿延年。产于沼泽积水处及江河环绕的山岛上。

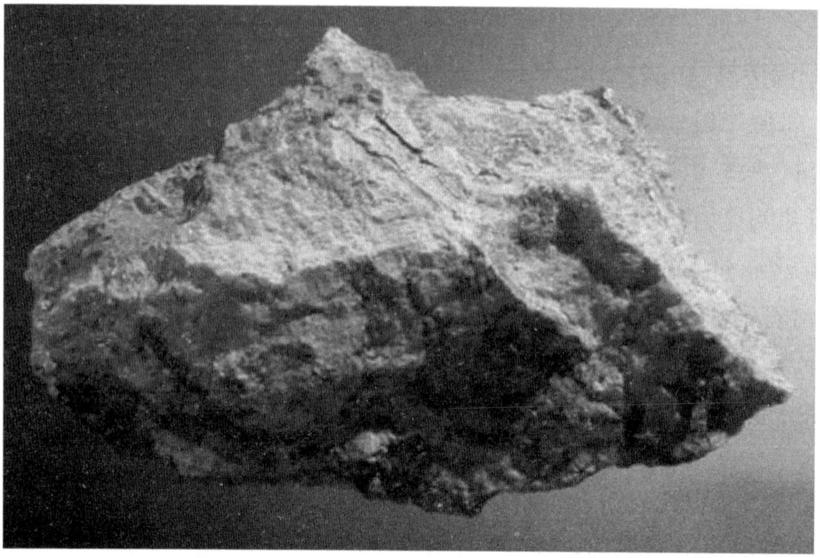

禹余粮

【释义】

禹余粮为氧化物类矿物褐铁矿的一种矿石。禹余粮、禹粮石、余粮、煅禹余粮等处方中写禹余粮，禹粮石指生禹余粮，为原药除去杂质和泥土后打碎入药者。煅禹余粮为净禹余粮在无烟火上煅红，趁热置醋中淬酥，捞出晒干入药者。增强收涩止血功效。

【作用】

1. 治伤寒服汤药，下利不止，心下痞硬。服泻心汤已，复以他药下之，利不止。医以理中与之，利益甚。理中者，理中焦，此利在下焦：赤石脂一斤（碎），禹余粮一斤（碎）。上二味，以水六升，煮取二升，去滓，分温三服。（《伤寒论》赤石脂禹余粮汤）

2. 治冷劳，大肠转泄不止：禹余粮四两（火烧令赤，于米醋内淬，如此七遍后，捣研如面），乌头一两（冷水浸一宿，去皮、脐，焙干，捣罗为末）。上药相和，

用醋煮面和为丸如绿豆大。每服食前，以温水下五丸。（《圣惠方》神效太乙丹）

3. 治女人漏下，或瘥或剧，常漏不止，身体羸瘦，饮食减少，或赤或白或黄，使人无子者：牡蛎、伏龙肝、赤石脂、白龙骨、桂心、乌贼骨、禹余粮各等分。上七味，治下筛。空心酒服方寸匕，日二。白多者加牡蛎、龙骨、乌贼骨，赤多者加赤石脂、禹余粮，黄多者加伏龙肝、桂心，随病加之。（《千金方》）

4. 治妇人带下：白下，禹余粮一两，干姜等分；赤下，禹余粮一两，干姜半两。上禹余粮用醋淬，捣研细为末。空心温酒调下二钱匕。（《胜金方》）

5. 治肠气痛，妇人少腹痛：禹余粮为末，每米饮服二钱，日二服。

6. 治咳嗽则大肠遗矢者：禹余粮、赤石脂各等分。总和，以黑豆煮过，为极细末。每服二钱，白汤调服。

7. 治大风疠疾，眉发秃落，遍身顽痹：禹余粮二斤，白矾一斤，青盐一斤。为末，罐子固济，炭火一秤煅之，从辰至戌，候冷，研粉，埋土中，三日取出，每一两入九蒸九曝炒熟胡麻末三两。每服二钱，荆芥茶下，日二服。（《圣惠方》）

8. 灭瘢痕：禹余粮、半夏等分。末之，以鸡子黄和。先以新布拭瘢令赤，以涂之勿见风，日二。（《千金方》）

紫石英

【原文】

紫石英，味甘，温。主心腹咳逆邪气，补不足，女子风寒在子宫，绝孕十年无子。久服温中，轻身延年。生山谷。

【译文】

紫石英，味甘，性温。主治胸腹中有咳逆郁气，能补虚养生，对女子血海空虚、长期宫寒不孕有奇效。长期服用能够使五脏温煦，身体轻巧，增长寿命。产于山中的深谷处。

【释义】

为卤化物类矿物萤石的矿石，萤石又名氟石。为不规则的块状。全体呈紫色或浅绿色，色深浅不匀。半透明至透明，玻璃样光泽。表面常有裂纹。质坚体重，不易碎，断面不整齐。气无，味淡。以色紫、质坚者为佳。不溶于水溶于硫酸，并放出氟化氢，与盐酸和硝酸作用很弱。产浙江、江苏、辽宁、黑龙江、河北、湖南、湖北、甘肃等地。

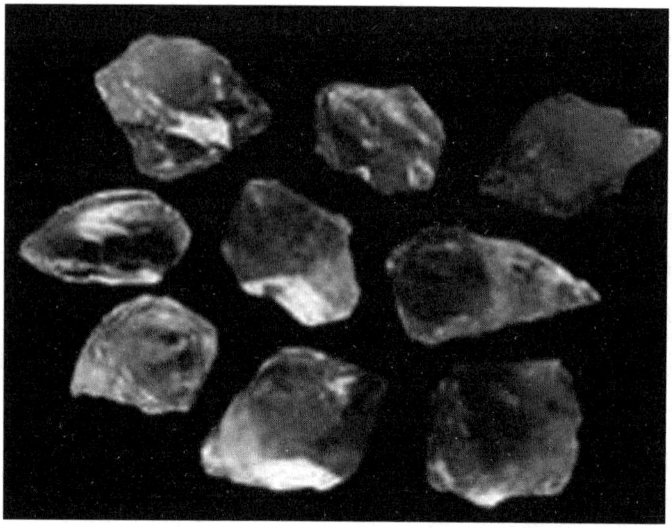

紫石英

【作用】

1. 治虚劳惊悸，补虚止惊，令人能食：紫石英五两。打如豆大，水淘一遍，以水十升，煮取三升，细细服，或煮粥食，水尽可再煮之。

2. 治怔忡惊悸，魂魄不宁，或心虚不寐，精神烦乱：紫石英一两（火煅醋淬七次，研细末，水飞过），当归、远志、枣仁、川贝母、茯苓、柏子仁各二两，川黄连三钱（俱用盐水拌炒）。研为末，炼蜜丸。每早晨服三钱，临睡服四钱，俱用黑枣汤下。

3. 治肺寒咳逆上气：紫石英火煅醋淬七次，研细末，水飞过。每早用五分，花椒十粒，泡汤下。（《青囊秘方》）

4. 治妇人胎胞虚冷，久不受孕，或受孕多小产者：紫石英二两（火煅醋淬七次，研细末，水飞过），香附（醋炒）、当归、川芎（俱酒炒）、白术（土拌炒）各三两，枸杞子（酒洗，炒）、熟地黄（酒煮，捣膏）。炼蜜丸梧子大。每早晚各服三钱，好酒送下。

5. 除热瘫痫：紫石英、寒水石、石膏、滑石、白石脂、赤石脂各六两，大黄、干姜、龙骨各四两，桂枝三两，甘草、牡蛎各二两。上十二味，粗筛，以韦囊盛之，取三指撮，井花水三升，煮三沸，温服一升。（《金匮要略》风引汤）

6. 治痈肿毒等：紫石英醋淬，捣为末，生姜、米醋煎敷之，摩亦得。（《日华子本草》）

菊花

【原文】

菊花，味苦，平。主诸风，头眩，肿痛，目欲脱，泪出，皮肤死肌，恶风湿痹。久服利血气，轻身耐老，延年。一名节华。生川泽及田野。

【译文】

菊花，味苦，性平。主治各种风邪所致的头部眩晕胀痛，目胀肿痛流泪，肌肤麻木不知痛痒，风湿痹痛、恶风等症。长期服用能调理血气，使身体轻捷，延缓衰老，延年益寿。又叫做节华。产于河边溪畔水草丛杂处及田野上。

【释义】

菊花是菊科菊属植物的栽培种，是经长期人工选择培育出的名贵观赏花卉，也称艺菊，又称鲍菊。品种已达千余种。多年生草本植物。菊科是种子植物最大科，总数25000~30000种，而其花卉种类也很多，仅次于兰花。菊属有30余种，中国原产17种，主要有：野菊、毛华菊、甘菊、小红菊、紫花野菊、菊花脑等。

【作用】

1. 风热头痛。用菊花、石膏、川芎各三钱。共研为末。每服一钱半，茶调下。

2. 膝风痛。用菊花、陈艾叶作护膝。

3. 病后生翳。用白菊花、蝉蜕,等分为末,每用二、三钱,加蜜少许,水煎服。

4. 妇女阴肿。用甘菊苗捣烂煎汤,先熏后洗。

5. 眼目昏花。用甘菊花一斤、红椒(去目)六两,共研为末。加淅地黄汁和丸子,如梧子大。每服五十丸,临睡时茶送下。

6. 无名肿毒。用野菊花连茎捣烂,酒煎,趁热服,让汗发出;另以药渣敷患处。又方:野菊花茎叶、苍耳草各一把,共捣烂,加入酒一碗,绞取汁取;仍以药渣敷患处。要出汗才好。又方:夏日采苍耳叶,秋日采野菊花,共研为末。每服三钱,酒送下。

7. 天泡湿疮。用野菊花根、枣木,共煎汤洗患处。

8. 瘰疬末破。用野菊花根捣烂,煎酒内服;以药渣敷患处。

朴消

【原文】

朴消,味苦,寒。主百病,除寒热邪气,逐六腑积聚,结固留癖,能化七十二种石。炼饵服之,轻身神仙。生山谷。

【译文】

朴消,味苦,性寒。可以治疗多种疾病,能够祛除身体的冷热邪气,以及胆、胃、大肠、小肠、膀胱、三焦等六腑的淤积之物,能够驱散各种肿瘤结石,炼制成丸饵服用,可以使人身体轻巧如神仙一般。产于山中的深谷处。

【释义】

朴消就是朴硝,是矿物芒硝经加工而得的粗制结晶。

【作用】

1. 治伤寒食毒,腹胀气急,大小便不通:朴消、大黄(锉,炒),芍药各一两,当归(切,焙)、木香各半两。上五味粗捣筛,每服五钱匕,水一盏半,生姜三片,煎至八分,去滓,空心温服。(《圣济总录》朴硝汤)

2. 治暴症腹中有物如石,痛如刺,昼夜啼呼:大黄末半斤,朴消三两,蜜一斤。合于汤上煎,可丸如梧子。服十丸,日三服之。(《补缺肘后方》)

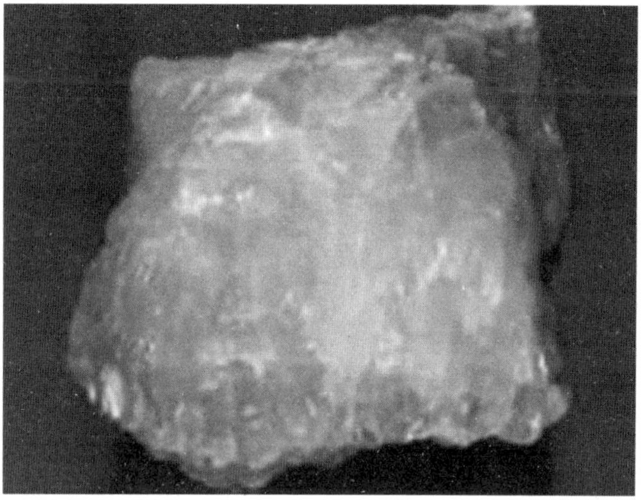

朴消

3. 治胃热呕吐,手足心皆热者:朴消、栀子(炒黑)各等分。为末,滚水服一、二匙。(《经验广集》朴栀散)

4. 治妇人夙有积血,月水来时,腹中疞痛:朴消、当归(锉,微炒)、薏苡仁、川大黄(锉,微炒)各二两,代赭、牛膝(去苗)、桃仁(汤浸,去皮、尖,麸炒微黄)各一两。上药捣罗为末,炼蜜和捣三、二百杵,丸如梧桐子大。每于食前,以温酒下十丸。(《圣惠方》朴硝丸)

5. 治小儿赤眼:黄连二分,朴消一分(令干)。上二味,以妇人奶汁浸之点眼良。(《外台》)

6. 治赤眼肿痛:朴消置豆腐上蒸化,取汁收点。(《简便单方》)

7. 治喉痹:朴消一两。细细含咽汁。(《近效方》)

8. 治痈疽疮发,大小便秘涩不通:朴消(研)、大黄(炒)、杏仁(研)、葶苈子(微炒)各二两。上四味,先以三味捣罗为细末,入朴消和匀,炼蜜为丸,如梧子大。每食后煎黄耆汤下二十丸,以通利为度,末利再服。(《圣济总录》朴消丸)

9. 治风邪热毒,壅滞肌肉,荣卫不宣,蕴积成肿,血涩肤腠如丹之状,痛随气行,游无定处,邪毒攻冲,焮赤热痛:朴硝五两(别研),蛤粉、寒水石各三两,香白芷一两,脑子一钱(别研)。上为细末,和匀,每用新汲水调稀稠得所,鸡翎

涂扫,不令药干。(《杨氏家藏方》如冰散)

10. 治热毒结成痔疾,肿胀热霜,坐卧不安:荆芥、薄荷、朴消各一两,白矾二两。上件细切。每用一两,水五升,煎数沸,熏患处,通手淋洗。(《杨氏家藏方》朴硝汤)

11. 治痔疮:朴硝、五倍子等分。上为细末。每服三两,水三碗,同煎至三,四沸,淋渫。(《鸡蜂普济方》朴硝散)

滑石

【原文】

滑石,味甘,寒。主身热泄澼,女子乳难,癃闭,利小便,荡胃中积聚寒热,益精气。久服轻身,耐饥长年。生山谷。

【译文】

滑石,味甘,性寒。主治身体发热、腹泻,女子生子困难,对于小便闭塞,具有通利小便的作用,能够清除胃内积聚的寒热,能使精液外溢。长期服用会使身体轻巧,减少饥饿感,延年益寿。产于山中的深谷处。

【释义】

滑石,亦名画石、液石、脱石、冷石、番石、共石。是一种常见的硅酸盐矿物,主要含水硅酸镁。滑石非常软并且具有滑腻的手感。人们曾选出 10 个矿物来表示 10 个硬度级别,称为摩斯硬度,在这 10 个级别中,第一个就是滑石。柔软的滑石可以代替粉笔画出白色的痕迹。滑石一般呈块状、叶片状、纤维状或放射状,颜色为白色、灰白色,并且会因含有其他杂质而带各种颜色。滑石的用途很多,如作耐火材料、造纸、橡胶的填料、绝缘材料、润滑剂、农药吸收剂、皮革涂料、化妆材料及雕刻用料等等。滑石是已知最软的矿物,其莫氏硬度标为 1。用指甲可以在滑石上留下划痕。

河南南阳的独树镇区北部伏牛山余脉浅山丘陵地带,已探明的滑石贮量达

800 万吨，是全国最大的滑石加工生产基地。

【作用】

1. 烦热多渴。用滑石二两，捣碎，加水三大碗，共煎成三碗。支渣留水，和米煮粥吃。

2. 女劳黄疸（下半天发热恶寒，小腹急，大便溏黑，额头为黑色）。用滑石、石膏，等分为末，大麦汁送下。一日三次。小便大利即愈，腹满者难治。

3. 伤寒症流鼻血（因汗出不来而流鼻血。如血色紫黑，不可止血，还要服温性之药。等到有鲜血流出，便急服本药止住）。用滑石粉和米饭，捏成丸子，如梧子大。每服十丸，在口中稍稍嚼破，清水送下。血立止。

4. 小便不通。用滑石粉一升，加车前汁，调匀，涂脐的周围，干了就换。冬天没有车前汁，可用水代。

5. 妊妇尿涩不通。用滑石粉和水调匀，糊在脐下两寸处。

6. 伏暑吐泄（小便赤色，心烦，口渴）。用好滑石（烧过）四两、藿香一钱、丁香一钱，共研为末。每服二钱，米汤送下。此方名“玉液散”。

7. 风毒热疮（遍身流黄水）。先用虎仗、豌豆、甘草各等分，煎水洗浴，然后用滑石粉扑敷身上。

8. 下部湿汗。用滑石一两、石膏（煅过）半两、枯白矾少许，共研为末，干搽患处。

9. 脚趾缝烂痒。治法同上。

10. 打伤肿痛。用滑石、赤石脂、大黄各等分，共研为末。热茶洗伤处后将药敷上。

11. 热毒怪病（眼睛发红，鼻子肿大，喘气，浑身出斑，毛发如铁）。用滑石、白矾各一两，研细，加水三碗，煮成一碗半。不停地饮此水，饮完为止。

12. 有些病可以用“益元散”（又名“天水散”、“太白散”、“六一散”）来治疗。

空青

【原文】

空青，味甘，寒。主青盲，耳聋，明目，利九窍，通血脉，养精神。久服轻身延年不老。能化铜、铁、铅、锡作金。生山谷。

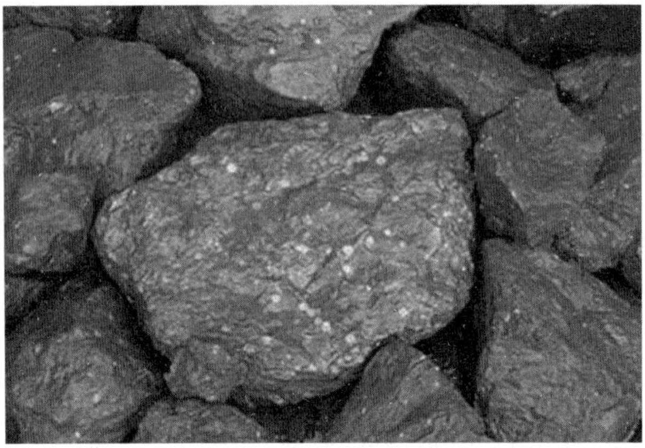

空青

【译文】

空青，味甘，性寒。主治眼睛外观正常但视物不见的青盲及耳聋，具有使眼睛明亮、九窍通利、血脉疏通及调养精神的作用。长期服用能使人身体轻巧，延缓衰老。能把铜、铁、铅、锡化做金。产于山中深谷处。

【释义】

空青为碳酸盐类矿物蓝铜矿的矿石，成球形或中空者。

【作用】

1. 治眼疏不明：空青少许，渍露一宿，以水点之。（《普济方》）

2. 治眼黑翳覆瞳子肤起：贝子四枚（烧），空青一两，矾石一两（熬汁尽）。

上三味末,取如黍米注翳上,日二。(《僧深集方》)

3. 治肤翳昏暗:空青二钱,蕤仁(去皮)一两,片脑三钱。细研日点。(《圣济总录》)

4. 治雀目及内外障眼,风毒青盲、暴赤眼等:杨梅青(好者,水浴过,控干、研)、胡黄连(水浴过,为细末)各一分,槐芽(初出如雀舌时,不计多少,焙干为末)一钱半。三味同研匀细如粉,入龙脑一字许,更研匀,密收,每夜卧时,先温水净漱口,仰面卧,用苇筒子吹药一字,入两鼻中,但令如常喘息,便自睡着,眼中觉凉冷为妙,隔夜一次。(《圣济总录》空青散)

5. 治卒中风,手臂不仁,口歪僻:空青末一豆许,著口中,渐入咽即愈。(《补缺肘后方》)

人参

【原文】

人参,味甘,微寒。主补五脏,安精神、定魂魄,止惊悸,除邪气,明目,开心益智。久服轻身延年。一名人衔。一名鬼盖。生山谷。

【译文】

人参,味甘,性微寒。主要作用是补益五脏,安定心神魂魄,停止惊悸,并有祛除邪气、明目、开心窍、益神智的作用。长期服用能使身体轻巧,延年益寿。人参又被称为人衔、鬼盖。产于山中深谷处。

【释义】

人参是多年生草本植物;主根肉质,圆柱形或纺锤形,须根细长;根状茎(芦头)短,上有茎痕(芦碗)和芽苞;浆果状核果扁球形或肾形,成熟时鲜红色;种子扁圆形,黄白色。

【作用】

1. 阴亏阳绝之症(昏眩、自汗、痰鸣、脉大)。用人参十两细切,加水二十碗浸透,以桑柴火缓煎成膏。每服一至三碗。持续服至病愈。此方名“人参膏”。

2. 胸中痞坚,胁下逆气抢心。用人参、白术、干姜、甘草各三两,加水八升,煎至三升。每服一升,一天服三次。此方名“治中汤”(理中汤)。

3. 脾胃气虚,不思饮食。用人参一钱、白术二钱、茯苓一钱、炙甘草五分、姜三片、枣一枚,加水二杯,煎至一杯,饭前温服。此方名“四君子汤”(按:各药分量在此方中不再折扣)。

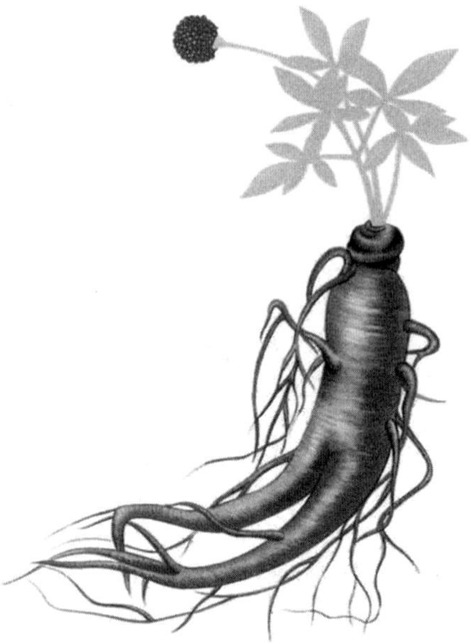

人参

4. 开胃化痰。用人参二两(焙)、半夏五钱(姜汁浸后焙干),共研为末,和面揉成丸子,如绿豆大。每服三十至五十丸,姜汤送下。饭后服。一天服三次。药中加陈皮五钱亦可。

5. 胃寒气满,饥不能食。用人参二钱、生附子半钱、生姜二钱,加水 0.7 升煎成 0.2 升,调入鸡蛋清一个,空心服下。

6. 胃虚恶习,或呕吐有痰。用人参一两,加水二碗,煎成一碗,再加竹沥一杯、姜汁三匙。温服。此方最宜老人。

7. 反胃(饮食入口即吐,病人衰弱无力)。用人参三两,切片,加水一升,煮成 0.4 升,热服。同时用人参汁加鸡蛋白、薤白(即头)煮粟米粥吃。

8. 妊妇腹痛吐酸,不能饮食。用人参、炮干姜,等分为末。加生地黄汁,做成丸子,如梧子大。每服五十丸,米汤送下。

9. 阳虚气喘，自汗盗汗，气短头晕。用人参五钱、熟附子一两，分为四帖。每帖以生姜十片，加水二碗，煎成一碗，温服。

10. 喘急欲绝。用人参末煎汤，每服一茶匙。一天服五至六次。

11. 产后发喘。用人参末一两；另有苏木二两，加水二碗，煎成一碗后，调参末内服。有特效。

12. 产后诸虚、发热、自汁。用人参、当归，等分为末；另以水三升，加猪腰子一个（切片），糯米 0.05 升，葱白二个，煮米至熟。取汁一碗，将人参、当归药末调入煎汤，饭前温服。

13. 产后大便不能，出血很多。用人参、麻子仁、枳壳（麦麸炒过），共研细，加蜜成丸，如梧子大。每服五十丸，米汤送下。

14. 横生倒产。用人参末、乳香末各一我，丹砂五分，共研细，加鸡蛋白一个，生姜汁三匙，搅匀后冷服。有特效。

15. 怔忡自汗，心气不足。用人参、当归各半两，和阉猪腰子一对（切片）同煎，空心服。药渣焙干为末，以山药末作糊和药成丸，如绿豆大。

每服五十丸，枣汤送下。药中亦可加乳香二钱。

16. 肺虚久咳。用人参二两、鹿角胶（炙过）一两，共研为末，每服三钱。薄荷豉汤（如葱）送下。

17. 喘嗽咳血，脉弱无力。用人参末三钱，鸡蛋白调匀，清晨服下，服后即去枕仰卧。病不久者，一服可愈。久病者两服有效。以乌鸡蛋的蛋白调药。效果更佳。

18. 咳嗽吐血。用人参、黄芪、面粉各一两，百合五钱，共研为末，滴水做成丸子，如梧子大。每服五十丸。饭前服，茅根汤送下。又方：人参、乳香、丹砂，等分为末，加乌梅肉和成丸子，如弹子大，每天服一丸，开水送下。

19. 吐血下血，血如泉涌。用人参五钱（焙）、侧柏叶（先蒸后焙）、荆芥穗（烧存性）各五钱，共研为末。每取二钱加入面粉二钱中，以水调成稀糊吃下。

20. 鼻血不止。用人参、嫩柳枝，等分为末。每服一钱，日服三次。无柳枝可用莲子心代。

21. 阴虚尿血。用人参（焙）、黄芪（盐水炙），等分为末；另用红皮萝卜一枚，切成四片蜜炙，炙过再炙，以用尽二两蜂蜜为止。每服以萝卜一片蘸药末吃，盐开水送下。

22. 水渴。用人参末，蛋白调匀。每服一钱。一天服三、四次。又方：人参、栝楼根等分，生研为末，炼蜜和丸，如梧子大。每服百丸，饭前以麦门冬煎汤送下。一天服两次。此方名“玉壶丸”。又方：人参一两，甘草二两（雄猪胆汁浸后加炙），脑子半钱，共研为末，调蜜做成丸子，如芡子大。每次嚼一丸，冷开水送下。又方：人参一两，葛粉二两，共研为末。同时，在猪汤一升中，加药三钱、蜜二两，慢火熬成膏子。每夜含咽一匙。三次见效。

23. 痢久晕厥，六脉沉香。用人参、附子各一两半，每次取半两，加生姜十片、丁香十五粒、粳米一撮，在水二碗中煎至一碗半，空心温服。

24. 禁口痢。用人参、莲肉各三钱，水煎成浓汤，一口一口细吞之。或加姜汁炒过黄连三钱同煎亦可。

25. 老人虚痢不止，不能饮食。用人参一两、鹿角一两、鹿角（去皮，炒过）五钱，共研为末，每服一茶匙，米汤调下。一天服三次。

26. 伤寒坏症（伤寒症或其他时疫，病久体弱，脉沉伏，不省人事）。用人参一两，加水二杯，煎至一杯，以井水浸冷后服下。不久，鼻梁出汗，既药有效。此方名“夺命散”（即“复脉汤”）。

27. 伤寒厥逆（身有微热，烦躁，六脉沉细）。用人参半两，水煮，调牛胆南星末二钱，热服。

28. 筋骨风痛。用人参四两，酒泡三天，取出晒干，与土茯苓一斤、山慈姑一两，共研为末，炼蜜和药为丸，如梧子大。每服一百丸，饭前服，米汤送下。

29. 小儿风抽筋。用人参、蛤粉、丹砂，等分为末，加母猪血和成丸子，如绿豆大。每服五十丸，金银汤送下。一天服两次。

30. 小儿惊后眼斜。用人参、阿胶、糯米（炒成珠）各一钱，加水一碗，煎至七成，温服。一天服两次。

31. 蜈蚣、蜂螫伤。用人参末涂敷。

天门冬

【原文】

天门冬，味苦，平。主诸暴风湿偏痹，强骨髓，杀三虫，去伏尸。久服轻身益气延年。一名颠勒。生山谷。

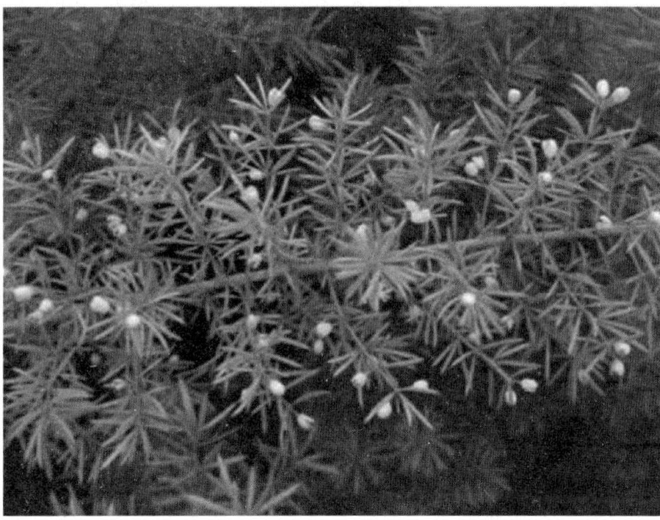

天门冬

【译文】

天门冬，味苦，性平。主治各种暴感风湿所致的偏痹，能强健骨髓，能杀灭蛔虫、赤虫、蛲虫等寄生虫，能消除伏尸这种传染病。长期服用能使人身体轻巧，益气延年。又叫做颠勒。产于山中深谷处。

【释义】

天门冬为百合科天门冬属植物天门冬的根块，养阴清热，润燥生津。主治肺结核，支气管炎，白喉，百日咳，口燥咽干，热病口渴，糖尿病，大便燥结；外用治疮疡肿毒，蛇咬伤。生于阴湿的山野林边、山坡草丛或丘陵地带灌木丛中；分布于华南、西南、华中及河南、山东等省。

【作用】

1. 肺痿咳嗽,吐涎,回燥而不渴。用生天门冬捣汁十升、酒十升、饴一升、紫苑0.4升,浓煎成丸子。每服一丸,如杏仁大。一天服三次。

2. 肺劳风热。用天门冬(去皮、心)煮食,或查干为末,加蜜做成丸子服下。

3. 风颠发作(耳如蝉鸣,两胁牵痛)。用天门冬(去心、皮),晒干,捣为末。每服一匙,酒送下。一天服三次。宜久服。

4. 小肠偏坠。用天门冬三钱、乌药五钱,水煎服。

5. 痈疽。用天门冬三、五两,洗净,捣细,以好酒滤取汁,一次服下。未效,可再次服药,必愈。

甘草

【原文】

甘草,味甘,平。主五脏六俯寒热邪气,坚筋骨,长肌肉。倍力,金疮尰,解毒。久服轻身延年。生川谷。

【译文】

甘草,味甘,性平。主治五脏六腑内的寒热邪气,能够使筋骨坚实,肌肉增长,气力增加,能消除刀枪所致的疮肿,能解毒。长期服用可使身体轻巧,延年益寿。产于山川、河谷之处。

【释义】

甘草本品为双子叶植物豆科甘草、胀果甘草、或光果甘草的根及根茎。

【作用】

1. 伤寒咽痛(少阴症)。用甘草二两,蜜水炙过,加水二升,煮成一升半。

每服 0.5 升，一天服两次。此方名“甘草汤”。

2. 肺热喉痛（有炎热）。用炒甘草二两、桔梗（淘米水浸一夜）一两，加入阿胶半斤。每服五钱，水煎服。

3. 肺痿（头昏眩，吐涎沫，小便频数，但不咳嗽）。用炙甘草四两、炮干姜二两，水三升，煮成一半，分几次服。此方名“甘草干姜汤”。

4. 肺痿久嗽（恶寒发烧，骨节不适，嗽唾不止）。用炙甘草三两，研细。每日取一钱，童便 0.3 升调下。

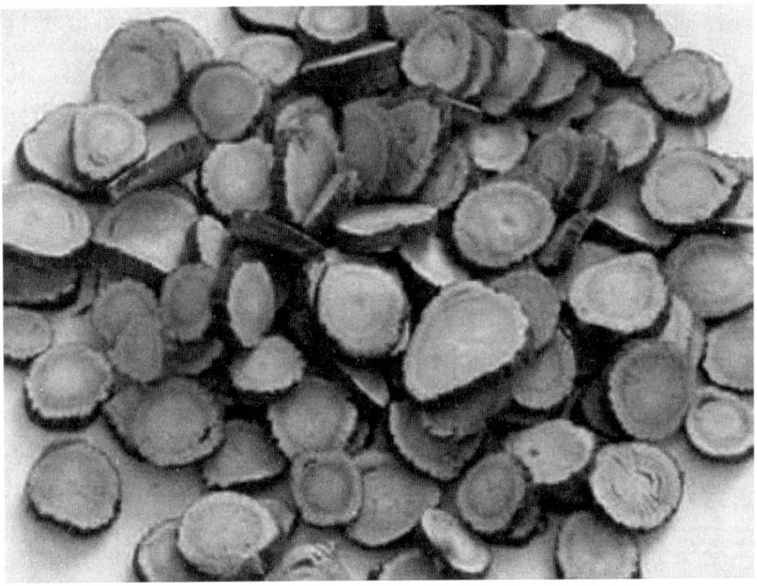

甘草

5. 小儿热嗽。用甘草二两，在猪胆汁中浸五天，取出炙后研细，和蜜做成丸子，如绿豆大。每服十丸，饭后服，薄荷汤送下。此方名“凉隔丸”。

6. 婴儿初生便闭。用甘草、枳壳各一钱，水半碗煎服。

7. 小儿撮口风。用甘草二钱半，煎服，令吐痰涎。再以乳汁点儿口中。

8. 婴儿慢肝风（目涩、畏光、肿闭，甚至流血），用甘草一指长，猪胆汁炙过，研细。以米汁调少许灌下。

9. 儿童遗尿。用大甘草头煎汤，每夜临睡前服之。

10. 小儿尿中带血。用甘草一两二钱，加水 0.6 升，煎成 0.2 升。一岁儿一天服尽。

11. 小儿干瘦。用甘草三两，炙焦，研细，和蜜成丸，如绿豆大。每服五丸，温水送下。一天服二次。

12. 赤白痢。甘草一尺长,炙后劈破,以淡浆水一升半,煎至0.8升服下。

13. 舌肿塞口(不治有生命危险)。用甘草煎成浓汤,热嗽,随时吐出涎汁。

14. 口疮。用甘草二寸、白矾一块(如粟米大),同放口中细嚼,汁咽下。

15. 背疽。用甘草三两,捣碎,加大麦粉九两,共研细。滴入好醋少许和开水少许,做成饼子,热敷疽上。冷了再换。未成脓者可内消,已成脓者早熟破。体虚的人可加服黄芪粥。又方:甘草一两,微炙,捣碎,浸入一升水中,经过一夜,搅水使起泡,把泡撇掉,只饮甘草水。

16. 各种痈疽。用甘草三两,微炙,切细,浸入一半酒中;另取黑铅一片,熔汁投酒中,不久取出,反复九次。令病人饮此酒至醉,痈疽自渐愈。又方:甘草二斤,捶碎,水浸一夜,揉取浓汁,慢火熬成膏,收存罐中。每服一、二匙。此方名"国老膏"。消肿去毒,功效显著。

17. 初起乳痈。用炙甘草二钱,新汲水煎服。外咂乳头,免致阻塞。

18. 痘疮。用炙甘草、栝楼根等分,煎水服。

19. 阴部垂痈(生于肛门前后,初发如松子大,渐如莲子,渐红肿如桃子。成脓破口,便难治好)。用甘草一两、溪水一碗,以小火慢慢蘸水炙之。自早至午,至水尽为度。劈开检视,甘草中心已有水润即可。取出细锉,再放入两碗酒中煎成一碗。温服。两剂之后,病热好转,但须经二十天,肿痛才会消尽。

20. 阴部温痒。用甘草煎汤,一天洗三、五次。

21. 冻疮发裂。先用甘草汤洗过,然后用黄连、黄芩共研为末,加水银粉、麻油调敷。

22. 汤火伤。用甘草煎蜜涂搽。

防葵

【原文】

防葵,味辛,寒。主疝瘕,肠泄,膀胱热结溺不下,咳逆,温疟,癫痫,惊邪狂走。久服坚骨髓。益气轻身。一名黎盖。生川谷。

【译文】

防葵,味辛,性寒。主治疝瘕、肠泄、膀胱积热而小便不出、咳嗽气逆、疟疾先发热后发冷、癫痫病、惊邪狂走等症。长期服用能强健骨髓、益气轻身。又叫做黎盖。产于川泽河谷地带。

【释义】

防葵为双子叶植物药菊科植物防葵的根。生于山东等地。

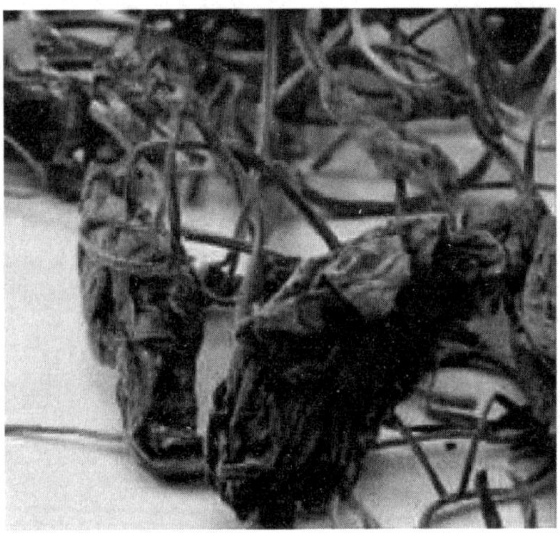

防葵

【作用】

1. 肿病。用防葵研为末,每服少许,温酒送下。

2. 癫狂邪疾。治方同上。

3. 伤寒动气(伤寒汗下后,脐左有动气)。用防葵一两,木香、黄芩、柴胡各半两。各药混合后,每取半两加水一碗半,煎至八成,温服。此方名"防葵散"。

附:防葵散,防葵一两,诃黎勒皮三分,白术三分,郁李仁三分(汤浸,去皮,微炒),吴茱萸半两(汤浸7遍,焙干,微炒),桂心三分,枳实半两(麸炒微黄),木香三分,槟榔三分。

麦门冬

【原文】

麦门冬,味甘,平。主心腹结气伤中,伤饱胃络脉绝,羸瘦短气。久服轻身,不老,不饥。生川谷及堤阪。

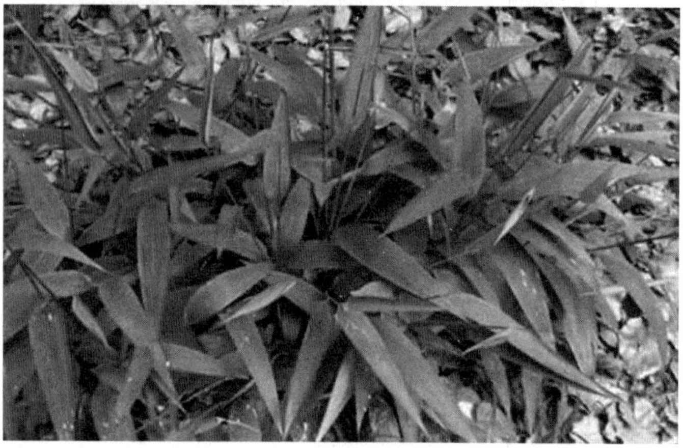

麦门冬

【译文】

麦门冬,味甘,性平。主治心腹间有邪气结聚、脏腑气伤,饱食伤胃、胃络脉有间断,身体瘦弱、体虚气短。长期服用使身轻体健,延缓衰老,耐饥饿。产于川泽河谷地带以及池塘的堤坡。

【释义】

麦门冬为百合科沿阶草或大麦冬的块根,又名麦冬。

【作用】

1. 消渴。把大苦瓜捣成汁,泡麦门冬二两,过一夜,麦门冬去心、捣烂,加黄连(去皮毛)研末,做成丸子,如梧子大。每服五十丸,饭后服。一天服两次。

两天后当可见效。

2. 吐血、鼻血。用麦门冬(去心)一斤,捣烂取汁,加蜜 0.3 升,调匀,分两次服下。

3. 齿缝出血。用麦门冬煎汤漱口。

4. 喉疮。用麦门冬一两、黄连半两,共研为末,加炼蜜做成丸子,如梧子大。每服二十丸,麦门冬煎汤送下。

5. 下痢口渴。用麦门冬(去心)三两、乌梅肉二十个,锉细,加水一升,煮成 0.7 升,细细饮下,有效。

独活

【原文】

独活,味苦,平。主风寒所击,金疮止痛,贲豚,痫痓,女子疝瘕。久服轻身耐老。一名羌活。一名羌青,一名护羌使者。生川谷。

【译文】

独活,味苦,性平。主治风寒,能止金属创伤引起的疼痛,还能治小腹有气上冲心下的贲豚症、痫症抽搐和女子疝瘕症。长期服用会使身体轻巧,延缓衰老。又称为羌活、羌青、护羌使者。产于川泽河谷地带。

【释义】

独活为伞形科植物重齿毛当归的根,多年生草本植物,生于山谷沟边或草丛中;有栽培。主产湖北、四川。春初苗刚发芽或秋末茎叶枯萎时采挖,除去须根,阴干或烘干。

【作用】

1. 中风,通风发冷,不知人事。用独活四两,加好酒一升,煎半升服。又方:独活一两,加酒二升,煮成一升;另用大豆 0.5 升,炒至爆裂,以药酒倒入,盖好。过一段时间,温服0.3升。

2. 瘫痪。用羌活二斤、构子一斤,共研为末,每服一茶匙。一天服三次。

3. 产后中风,四肢抽筋,不能言语。用羌活二两,煎酒服。

4. 产后腹痛,甚至肠出。用羌活二两,煎酒服。

5. 妊妇浮肿或风水浮肿。用羌活、萝卜子同炒香,只取羌活研细。每服二钱,温酒调下。第一天服一次,第二天服二次,第三天服三次。

6. 关节痛。用独活、羌活、松节等分,酒煮过。每天一杯,空腹饮。

7. 风牙肿痛。用独活煮酒热漱。又方:独活、地黄各三两,共研为末。每取三钱,加水一碗煎服,连渣服下。睡前再服一次。

8. 喉闭口禁。用羌活三两、牛蒡子二两,煎水一大杯,加白矾少许灌下。

9. 睛垂至鼻(眼睛下垂到鼻部,大便下血,痛不可忍。病名“肝胀”)。用羌活煎汁服,几碗之后,病自痊愈。

10. 太阳头痛。用羌活、防风、红豆,等分为末。每取少许吸入鼻孔。

车前子

【原文】

车前子,味甘,寒。主气癃,止痛,利水道小便,除湿痹。久服轻身耐老。一名当道。生平泽。

【译文】

车前子,味甘,性寒。主治气淋,能止痛,有通水道、利小便的功效,可以祛除湿痹。长期服用能使身体轻巧,延缓衰老。又叫做当道。产于水草丛杂的平地。

【释义】

车前子为车前科植物车前或平车前的干燥成熟种子。夏、秋二季种子成熟时采收果穗,晒干,搓出种子,除去杂质。芣苢也就是车前子。

【作用】

1. 血淋作痛。用车前子晒干研细,每服二钱,车前叶煎汤送下。

2. 老人淋病(身体发热)。用车前子0.5升,煮汁,去渣,用汁煮米粥吃,有效。常服此方,亦可明目。

3. 妊妇热淋。用车前子五两、葵根(切)一升,加水五升,煎成一升半,分三次服。

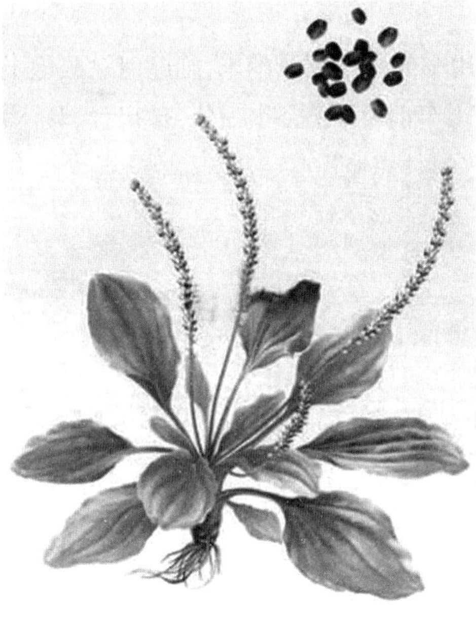

车前子

4. 容易小产,用车前子研为末,每服一匙,酒送下。不饮酒者,可改用水送下。

5. 阴囊冷痛。肿满即成险症,用车前子研细,每服一匙,水送下,一天服二次。

6. 久患内障。用车前子、干地黄、麦门冬,等分为末,加蜜和丸,如梧子大。常服有效。

7. 补虚明目(肝肾均虚,眼发黑共,或生障翳,迎风流泪)。用车前子、熟地黄(酒蒸后火焙)各三两,菟丝子(酒浸)五两,共研为末,加蜜和丸,如梧子大。每服三十丸,温酒送下。一天服二次,此方名"驻景丸"。

8. 小便不通。用车前草一斤,加水三升煎取一升半,分三次。又方:上方再加冬瓜汁嗔或桑叶汁。

9. 小便尿血。用车前草捣汁 0.5 升,空心服。

10. 鼻血不止。用车前叶捣汁饮下。

11. 刀作。用车前叶捣烂敷伤处。

12. 湿气腰痛。和车前叶连根七棵、葱白连须七棵,枣七枚,煮酒一瓶常服。

13. 喉痹、乳蛾。用车前草、凤尾草捣烂,加霜梅肉少许煮酒,共研取汁。鸡乞求蘸取刷喉。

14. 两眼红痛。用车前草汗调眩硝末,临睡时涂眼泡上,次日早晨洗去。

15. 目翳初起。用车前叶、敬杨叶等分,揉出汁,裹入两层桑叶中,悬阴处一夜。次日打开桑叶,以汁点眼。

木香

【原文】

木香,味辛,温。主邪气,辟毒疫温鬼,强志,主淋露。久服不梦寤魇寐。生山谷。

【译文】

木香,味辛,性温。主治邪气,能祛除毒疫所导致的传染病,增强记忆力,主治小便淋漓不止。长期服用可使人睡眠安稳,不做噩梦。产于山中的深谷处。

【释义】

木香为菊科植物木香的干燥的根。云木香生产于我国云南丽江地区;川木香主产于四川安县、阿坝藏族自治州、凉山彝族自治州;广木香过去曾由印度、缅甸等地经广州进口,故称“广木香”。秋、冬二季采挖,除去泥沙及须根,切段,纵剖成瓣,干燥后除去粗皮。以香气浓郁者为佳。生用或煨用。

【作用】

1. 中气不省(闭目不语,状如中风)。用木香研细,冬瓜子煎汤灌下三钱。谈盛者。药中加竹沥和姜汁。

2. 胃气闷胀,不思饮食。用木香、诃子各二十两,捣烂筛过,加糖和成丸子,如梧子大。每服三十丸,空心服,酒送下。此方名“青木香丸”。

3. 心气刺痛。用木香一两、皂角(炙)一两,共研为末,加糊做成丸子,如梧子大。每服五十丸,开水送下。

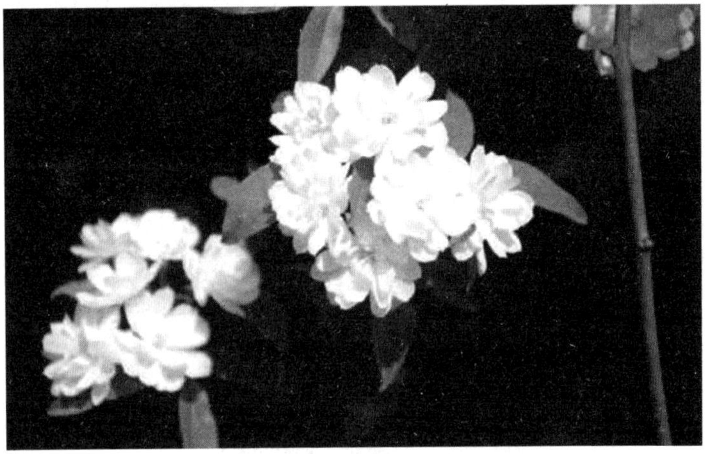

木香

4. 流动性气痛。用温水磨木香成浓汁,加热酒调服。

5. 小肠疝气。用木香四两,酒三斤煮过。每日取酒饮三次。

6. 气滞腰前。用木香、乳香各二钱,酒浸,饭上蒸,均以酒调服。

7. 突然耳聋。用木香 两,切小,放苦酒中浸一夜,取出,加麻油0.1升,微火煎过,滤去药渣,以油滴耳。一天三、四次。

8. 霍乱转筋(腹痛)。用木香末一钱,放入木瓜汁一杯中,加热酒调服。

9. 痢疾(包括久痢)用木香一块(方圆一寸)、黄连半两,同在半升水中煎干。单取木香,焙干研细,分三次服。第一闪,橘皮汤送下;第二次,米汤送下;第三次,甘草汤送下。

10. 肠风下血。用木香、黄连,等分为末。放入猪大肠中,两头扎定,煮到极烂,然后去药食肠,或连药捣为丸子吞服。

11. 小便浑浊,状如精液。用木香、没药、当归,等分为末。以刺棘心的榨汁和药成丸,如梧子大。每服三十丸,饭前服,盐汤送下。

12. 小儿阴肿(阴茎肿大。或缩小,很痛)。用木香、枳壳(麸炒)各二钱半,水煎服。

13. 各种痈疽、疮疖。用木香、黄连、槟榔,等分为末,油调搽患处。

14. 蛇虫咬伤。用木香不限量,煎水服,有奇效。

15. 腋下、阴下湿臭或已成疮。用醋浸木香夹于腋下阴下,或研末敷患处。

16. 牙痛。和木香末加少许麝香迭牙,同时以盐汤漱口。

干地黄

【原文】

干地黄,味甘,寒。主折跌绝筋,伤中,逐血痹,填骨髓,长肌肉,作汤除寒热积聚,除痹,生者尤良。久服轻身不老。一名地髓。生川泽。

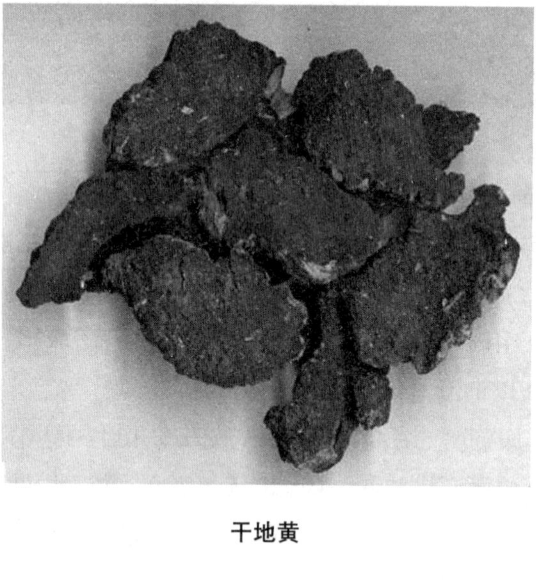

干地黄

【译文】

干地黄,味甘,性寒。主治跌打损伤、骨折筋断、内脏受损,能驱散血淤,增益骨髓,增长肌肉。煎熬成汤服用,能祛除寒热积聚,消除各种痹病;生地黄的疗效尤其好。长期服用能使身体轻健,延缓衰老。又被称为地髓。产于河边沼泽等水草丛生处。

【释义】

干地黄为玄参科植物地黄的根茎。地黄为多年生草本，全株生灰白色长柔毛及腺毛。根茎肥厚、肉质。呈块状、圆柱形或纺锤形。茎直立，单一或由基部分生数枝。主要为栽培，亦野生于山坡及路边荒地等处。河南、浙江、江苏、安徽、山东、河北、辽宁、山西、陕西、内蒙古、湖南、湖北、四川等地均有分布。

【作用】

1. 吐血唾血，补虚、除热，去痈疖。用生地黄不拘多少，三捣三压，取全部液汁，装瓦器中，盖严，在热水中熬浓，去渣再煎成糖稀状，做成丸子，如弹子大。每服一丸，温酒送下。一天服二次。此方名“地黄煎”。

2. 利血生精。用地黄（切）0.2 升，与米同煮，熟后以酥 0.2 升、蜜 0.1 升同炒香放入，再煮熟食下。此方名“地黄粥”。

3. 明目补肾。用生、熟地黄各二两，川椒红一两，共研为末，加蜜和成丸子，如梧子大。每服三十丸，空心服，盐汤送下。

4. 虚损（或大病后，或积劳后，四休沉滞，骨肉酸痛，呼吸力少，或小腹拘急，咽干唇燥，饮食无味，多卧少起）。用生地黄二斤，面一斤，捣烂炒干炒末。每服一匙，空心服，酒送下。一天服三次。

5. 病后虚汗（口干心躁）。用熟地黄五两，加水三碗煎成一碗半，分三次服，一天服完。

6. 咳嗽唾血，痨疽劳瘵。用生地黄汁十六斤、人参末一斤半、白茯苓末三斤、白沙蜜十斤，拌匀，小火熬三昼夜，成膏。每服一匙，开水或酒送下。此方名“玉膏”。

7. 吐血便血。用地黄汁 0.6 升，铜器煮开，加牛皮胶一两，等化尽后再加姜汁半杯。分三次服完。

8. 小便带血、吐血、耳鼻出血。用生地黄汁半升、生姜汁 0.05 升、蜜 0.1 升，调匀服。

9. 月经不止。用生地黄汁一碗，加酒一碗煎服。一天服两次。

10. 月经不调，久不受孕。用熟地黄半斤、当归二两、黄连一两，在酒中泡一夜，取出焙干研细为末，加炼蜜做成丸子，如梧子大。每服七十丸，米汤或温酒送下。

11. 妊娠漏胎，下血不止。用生地黄汁一升，泡在酒 0.4 升中，煮开几次后服下，不止再服。又方：用生地黄为末，酒冲服一匙，昼夜各服一次。又方：用生地黄、熟地黄，等分为末。每服半两，空心服，白术、枳壳煎汤调下，每日服二次。此方名“二黄丸”。

12. 妊娠胎动。用生地黄捣汁，煎开，加鸡蛋白一枚，搅匀服下。

13. 产生血痛(腹中有硬块作痛)。有熟地黄一斤、陈生姜半斤，同炒干为末。每服二钱，温酒调下。此方名“黑神散”。

14. 产后中风。用生地黄五两，捣出汁，生姜五两，也捣成汁。以生地黄渣浸姜汁中，生姜渣浸生地黄汁中，过一夜。次日取两药炒黄，焙干，研细。每服一匙，酒送下。

15. 胞衣不出。用生地黄汁一升，苦酒 0.3 升，调匀温服。

16. 热闷昏迷。用生地黄汁一碗灌下。如大渴饮水不止，则用生地黄根、生薄荷叶等分捣烂，榨取汗，加麝香不许，冷水调服。觉心下顿凉，即不再服药。

17. 疔肿乳痈。用生地黄捣烂敷患处，药变热，即须更换。

18. 跌打损伤，瘀血在腹。用生地黄汁三升，加酒一升半，共四升半煮成二升半，分三次服完。

19. 眼睛红痛。用生地黄、黑豆各二两，捣成膏，临卧时先以盐汤洗眼，再以药膏涂盖在眼皮上。次日晨，用水把药膏浸湿、洗掉。

20. 牙疳脓血。用生地黄一斤、盐 0.2 升，共捣成团，外用面裹住，投火中烧焦，剥出面壳，药中加麝香一分，研匀，贴患处。

21. 牙齿动摇。用棉裹生地黄放口中细嚼，令药汁作用于齿根，最后将汁喝下。

22. 耳中常鸣。用生地黄一截塞耳中，一天换几次。生地黄煨熟塞耳更好。

23. 犬咬伤。用地黄捣汁涂伤处。

术

【原文】

术，味苦，温。主风寒湿痹死肌，痉，疸，止汗，除热，消食，作煎饵。久服轻身延年，不饥。一名山蓟。生山谷。

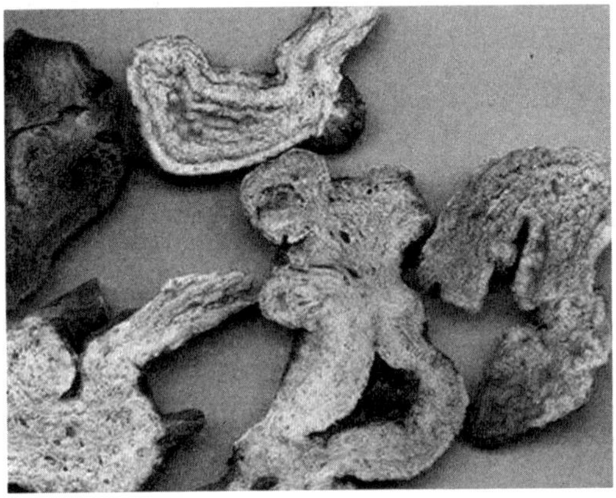

术

【译文】

术，味苦，性温。主治风寒湿痹肌肉坏死、痉挛、黄疸等症，具有止汗、除热、消化积食的功效，煎饵服用。长期服用能够使身体轻巧，延年益寿，没有饥饿感。又叫做山蓟。产于山中深谷处。

【释义】

术即白术，为菊科植物白术的干燥根茎。属多年生草本植物，叶互生，椭圆形或羽裂，边缘有刺状细锯齿，紫红色头状花生于茎顶。

【作用】

1. 胸膈烦闷。用白术研细，每取一茶匙，白水送下。
2. 五饮（一、留饮，水在胸部；二、澼饮，水在两胁下；三、痰饮，水在胃中；

四、溢饮，水在五脏间；五、流饮，水在肠间。这些都是因为饮食胃寒，或饮茶过多所致）。用白术一斤、干姜（炮）半斤、桂心一斤，共研为末，和蜜成丸，如梧子大。每服二三十丸，温水送下。此方名“倍术丸”。

3. 四肢肿满。用白术三两，每服半两用口嚼碎，加大枣三枚，煎服。一天服三、四次。

4. 中风口禁，不省人事。用白术四两，加酒三升，煮成一升，一次服完。

5. 产后中寒，遍身冷直，口禁。不省人事，用白术四两、泽泻一两、生姜五钱，加水一升煎服。

6. 头忽晕眩，四体消瘦，饮食无味，好食黄土。用白术三斤、曲三斤，捣乱筛净，加酒和丸，如梧子大。每服二十丸，一天服三次。忌食菘菜、桃、李、青鱼。

7. 中湿骨痛。用白术一两，加酒三杯，煎成一杯，一次服完。不喝酒的人，可用水煎服。

8. 小儿蒸热（脾虚人瘦，不思饮食）。用白术、白茯苓、白芍药各一两，甘草半两，加姜枣煎服。此方名“吃力伽散”。

9. 皮疹。用白术研细，每服一茶匙，酒送下。

10. 自汗不止。用白术末，每服一茶匙，酒送下。

11. 盗汗。用白术四两，分别以一两同牡蛎炒，同石斛炒，同麦麸炒。共研为末。每服三钱，以米汤送下。一天服三次。

12. 产后呕吐。用白术一两二钱、生姜一两五钱，加酒和水各二升，煎成一升，分三次服。

13. 脾虚胀满（脾气不和，冷气客于中，壅塞不通）。用白术二两、橘皮四两，共研为末，加酒加糊，做成丸子，如梧子大。每服三十丸，饭前服，木香汤送下。此方名“宽中丸”。

14. 脾虚泄泻。用白术五钱、芍药一两，共研为末，加米饭做成丸子，如梧子大，每服五十丸，米汤送下。一天服两次，冬月加肉豆蔻煨为末。

15. 久泻肠滑。用白术（炒）、茯苓各一两，糯米（炒）二两，共研为末，加枣肉拌食或做成丸子服下。

16. 小儿久泻（米谷不化，饮食不进）。用白术二钱半（炒过），加半夏曲二钱半、丁香半钱，共研为末，再加姜汁、面糊，做成丸子，如黍米大。按小儿年岁，酌量给服，米汤送下。

17. 肠风痔漏、脱肛泻血，长期不愈。用白术一斤，黄土炒过，研细；另用干地黄半斤，在饭上蒸熟。两药捣和，如太干，可加酒少许。做成丸子，如梧子大。每服十五丸，米汤送下。一日服三次。

18. 妊妇束胎（按：束脂是指产期已到而迟迟不生）。用白术、枳壳（麸炒），等分为末，和饭做成丸子，如梧子大。每服三十丸，饭前服，温水送下。

19. 牙长不休（渐至张口进食亦感困难，这叫"髓溢病"）。用白术煎汤漱口兼内服，有效。

菟丝子

【原文】

菟丝子，味辛，平。主续绝伤，补不足，益气力，肥健人，汁去面皯。久服明目，轻身延年。一名菟芦。生川泽。

【译文】

菟丝子，味辛，性平。主要功效是使极度虚损得以续补，能够补身体不足，

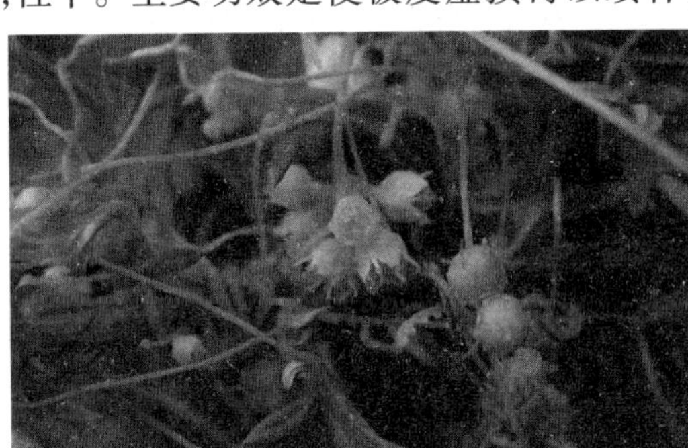

菟丝子

增加气力，使人身体强健，汁能去除面部黑斑。长期服用可以明目，使人身体轻巧，延年益寿。又叫做菟芦。产于河边沼泽等水草丛杂处。

【释义】

菟丝子为旋花科植物菟丝子的种子，一年生寄生草本，全株无毛。生于田

边、荒地及灌丛中，常寄生于豆科等植物上。主产山东、河北、山西、陕西、江苏、黑龙江、吉林。秋季果实成熟时采收植物，晒干，打下种子，除去杂质。

【作用】

1. 消渴不止。用菟丝子煎汁随意饮服，以止为度。

2. 白浊遗精（思虑太过，心肾虚损，真阳不固，渐有遗沥，小便白浊，梦中泄精）。用菟丝子五两、白茯苓三两、石莲肉二两，共研为末，加酒、糊酒成丸子，如梧子大。每服三十至九十丸空心服，盐汤送下。此方名“茯菟丸”。

3. 小便淋沥。用菟丝子煮汁饮服。

4. 小便赤浊（心肾不足，精少血燥，口干烦热，头号晕心慌）。用菟丝子、麦门冬，等分为末，加蜜做成丸子，如梧子大，每服七十丸，盐汤送下。

5. 腰膝疼痛（顽麻无力）。用菟丝子（洗过）一两、牛膝二两，酒泡过，取出晾干，研为末，将原酒煮糊调药成丸如梧子大。每服二三十丸，空心服，酒送下。

6. 肝伤目暗。用菟丝子三两，泡酒中三天，取出晾干，研为末，以鸡蛋白和药成丸，如梧子大。每服二十丸，空心服，温酒送下。

7. 身、面突然浮肿。用菟丝子一升，在酒五升中浸泡两、三夜，每饮一升。一天三次，肿不消，继续服药。

8. 癣疮。用菟丝子炒过，研为末，加油调匀敷疮上。

9. 痔疮。用菟丝子熬成黄黑包，研为末，加鸡蛋白调匀涂搽。

牛膝

【原文】

牛膝，味苦，酸，平。主寒湿痿痹，四肢拘挛，膝痛不可属，逐血气，伤热火烂，堕胎。久服轻身耐老。一名百倍。生川谷。

【译文】

牛膝，味苦、酸，性平。主治寒湿所致的痿软疼痛、四肢拘挛、膝盖疼痛不能屈伸，能够疏通血气，治疗烫伤皮肤溃烂，还能够堕胎。长期服用可使身体轻健，抗击衰老。又叫做百倍。产于山川河谷地带。

【释义】

牛膝为多年生草本植物牛膝的根，根呈细长圆柱形，有的稍弯曲，上端稍粗，下端较细，表面及黄色或淡棕色，具细微纵皱纹，有细小横长皮孔及稀疏的细根痕。以条长、皮细肉肥、色黄白者为佳。

【作用】

1. 劳疟积久。用长牛膝一把，生切，加水六升，煮成二升，分三次服完（清晨一服，未发疟前一服，临发疟时一服）。

2. 消渴不止（下元虚损）。用牛膝五两，研细，浸入生地黄汁五升中。日晒夜浸，直到汁尽。加蜜和丸，如梧子大。每服三十丸，空心服，温酒送下。久服于身体有益。

3. 妇女血病（月经淋闭，月经不来，绕脐寒疝痛，产后血气不调，腹中结症瘕不散诸病）。用牛膝在酒中浸一夜，取出焙干；另用漆炒令烟尽。各一两为末，加生地黄汁一升，慢火上熬成浓糊，团成丸子，如梧子大。每服三丸，空心服，米汤送下。此方名“万病丸”。

4. 胞衣不下。用牛膝八两、葵子 0.1 升，加水九升，煎成三升。分三次服。

5. 产后尿血。用川牛膝水煎常服。

6. 喉痹乳蛾。用新鲜牛膝根一把、艾叶七片，同人乳捣和，取汗灌入鼻内。不久，痰涎从口鼻流出即愈。不用艾叶亦可。又方：牛膝捣汁和陈醋灌病人。

7. 口舌疮烂。用牛膝浸酒含漱，亦可煎饮。

8. 牙齿疼痛。用牛膝研末含漱，也可以用牛膝烧灰敷患处。

9. 恶疮（人不知名）。用牛膝根捣敷。

10. 痈疖已溃。用牛膝根略刮去皮，插入疮口中，留半寸在外，以嫩橘叶及地锦草各一把，捣烂后涂疮上。

细辛

【原文】

细辛，味辛，温。主咳逆，头痛脑动，百节拘挛，风湿痹痛死肌。久服明目，利九窍，轻身长年。一名小辛。生山谷。

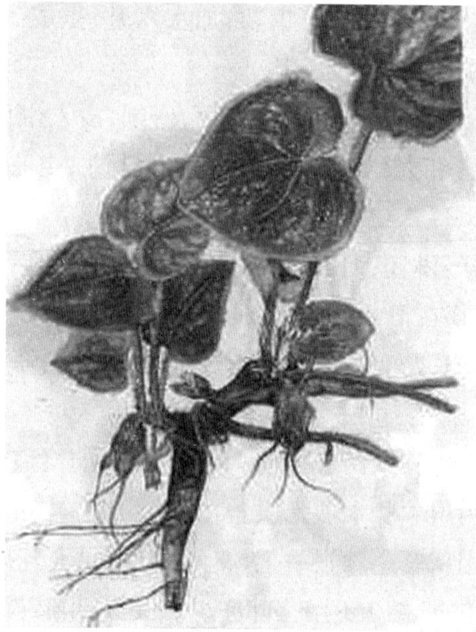

细辛

【译文】

细辛，味辛，性温。主治咳嗽气逆，头痛眩晕，全身关节拘挛抽搐、风湿痹痛、肌肉坏死。长期服用能明目，通利九窍，使人身体轻巧，延年益寿。又叫做小辛。产于山中的深谷处。

【释义】

细辛为马兜铃科细辛属植物的泛称，是多年生草本植物，有细长芳香的根状茎,先端生叶一二片。花单生叶腋,贴近地面,常紫色,钟形。我国约有35种,已知的如细辛、北细辛等。全草入药,性温,味辛,功能温经散寒、化饮、祛风止痛,主治风寒头痛、痰饮咳喘、风湿痹痛、牙痛、鼻渊等症。细辛生于林下腐殖层深厚稍阴温处。常见于针阔叶混交林及阔叶林下,密集的灌木丛中,山沟底稍湿润处,林缘或山坡疏林下的温地。

【作用】

1. 中风(突然倒下,不省人事)。用细辛末吹入鼻中。

2. 虚寒呕哕,饮食不下。用细辛(去叶)半两、丁香二钱半,共研为末。每服一钱,柿蒂汤送下。

3. 小儿客忤(按:本病症状是:面青,惊痛,不能说话;或颈项强硬,出现险象;或在夜中忽然惊啼不止)。用细辛、桂心,等分为末,每服少许放入小儿口中。

4. 口舌生疮。用细辛、黄连,等分为末,搽患处,漱去涎汁。治小儿口疮,可用醋调细辛末贴敷脐上。

5. 牙齿肿痛。口中溃烂,用细辛煎成浓汁,多次漱口,热含冷吐。

6. 鼻中息肉。用细辛末时时吹入。

7. 耳聋。用细辛末溶在黄蜡中,团成小丸。每棉裹一丸。塞耳中。此方名"聪耳丸"。

石斛

【原文】

石斛,味甘,平。主伤中,除痹,下气,补五脏虚劳羸瘦,强阴。久服厚肠胃,轻身延年。一名林兰。生山谷。

【译文】

石斛,味甘,性平。主治中气损伤,能祛除风痹,使胸膈之气下沉,又补五脏虚劳损伤、身体羸弱消瘦,使阴液强盛。长期服用可增强肠胃功能,身体轻巧。延年益寿。又叫做林兰。产于山中的深谷处。

【释义】

石斛又名石斛兰,为兰科石斛属植物。原产于喜玛拉雅山上和周围,是我国古文献中最早记载的兰科植物之一。石斛兰属是兰科植物中最大的一个属,原产地主要分布于亚洲热带和亚热带、澳大利亚和太平洋岛屿,全世界约有1000种。石斛为多年生落叶草本。茎丛生,直立,上部略呈回折状,稍偏,黄绿色,具槽纹。叶近革质,短圆形。总状花序,花大、白色,顶端淡紫色。落叶期开花。

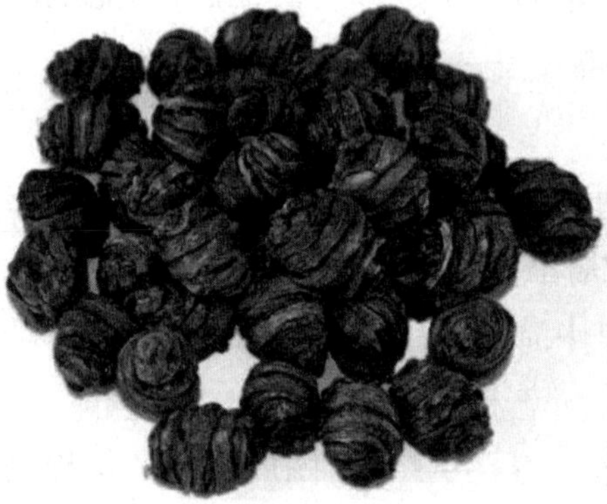

石斛

【作用】

1. 石斛麦冬茶:石斛、麦冬、谷芽各10克。沸水浸泡,代茶饮。本方以石斛、麦冬养阴清热、益胃生津,谷芽消食和中。用于阴虚胃热,呕逆少食,咽干口渴,舌光少苔。

2. 石斛蔗浆饮:石斛30克,甘蔗500克。石斛煎水取汁;甘蔗去皮,切碎略捣,绞取汁液。两汁混合。频频饮用。本方以石斛养阴清热、益胃生津,甘蔗清热除烦、生津止渴。用于热伤津液,烦热口渴,舌红少苔。

3. 石斛杞菊汤:石斛、枸杞子、女贞子各15克,菊花10克。煎汤饮。本方以石斛、菊花养阴清热、明目,枸杞子、女贞子补养肝肾。用于肝肾阴虚,目昏眼花,视力减退。

巴戟天

【原文】

巴戟天,味辛,微温。主大风邪气,阳痿不起,强筋骨,安五脏,补中,增志,益气。生山谷。

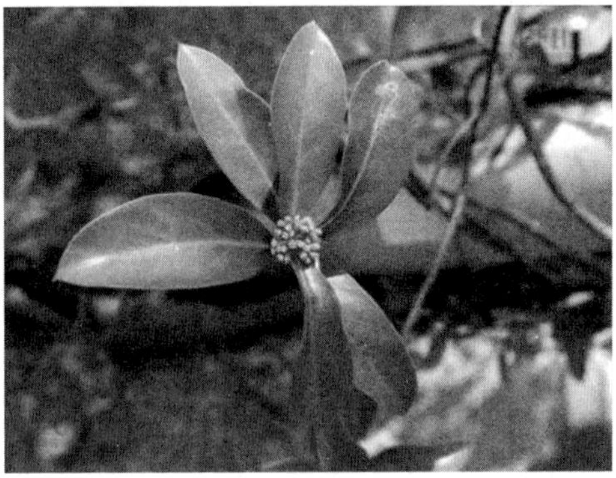

巴戟天

【译文】

巴戟天,味辛,性微温。主治严重的风邪症,阳痿不举,能强筋健骨,安定五脏,补中益气,增强记忆力。产于山中的深谷处。

【释义】

巴戟天为双子叶植物茜草科巴戟天的干燥根,缠绕藤本植物。生于山谷、溪边或林下。主产于广东、广西,有栽培。全年均可采挖,除去须根,洗净,略晒至六七成干,轻轻压扁,晒干。置通风干燥处,防霉防蛀。用时润透或蒸过,除去木质心,切片或盐水炒用。

【作用】

1. 治虚羸阳道不举,五劳七伤百病。能食,下气:巴戟天、生牛膝各三斤。

以酒五斗浸之,去滓温服,常令酒气相及,勿至醉吐。(《千金方》)

2. 治妇人子宫久冷,月脉不调,或多或少,赤白带下:巴戟三两,良姜六两,紫金藤十六两,青盐二两,肉桂(去粗皮)、吴茱萸各四两。上为末,酒糊为丸。每服二十丸,暖盐酒送下,盐汤亦得。日午、夜卧各一服。(《局方》巴戟丸)

3. 治风冷腰胯疼痛,行步不得:巴戟一两半,牛膝三两(去苗),羌活一两半,桂心一两半,五茄皮一两半,杜仲二两(去粗皮,炙微黄,判),干姜一两半(炮裂,判)。上药捣罗为末,炼蜜和捣二三百杵,丸如梧桐子大。每于食前,以温酒饮下三十丸。(《圣惠方》巴戟丸)

4. 治小便不禁:益智仁、巴戟天(去心,二味以青盐、酒煮),桑螵蛸、菟丝子(酒蒸)各等分。为细末,酒煮糊为丸,如梧桐子大。每服二十丸,食前用盐酒或盐汤送下。(《奇效良方》)

5. 治白浊:菟丝子(酒煮一日,焙干)、巴戟(去心,酒浸煮),破故纸(炒)、鹿茸、山药、赤石脂、五味于各一两。上为末,酒糊丸。空心盐汤下。(《普济方》)

女萎

【原文】

女萎,味甘,平。主中风,暴热不能动摇,跌筋结肉,诸不足。久服,去面䵟,好颜色,润泽,轻身,不老。一名左眄。生山谷。

【译文】

女萎,味甘,性平。主治伤风、热晒中暑而身体不能活动、筋肉凝结、肌肉萎缩等体虚不足。长期服用能去掉面部黑斑,令人颜色美丽,肌肤润泽,身体轻巧,延年不老。又叫做左眄。产于山中的深谷处。

【释义】

女萎,毛茛科铁丝莲属植物女萎,以根、茎藤或全株入药。秋季采收,扎成

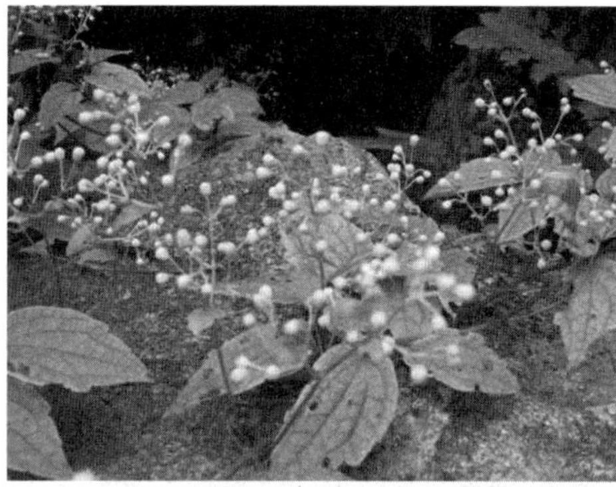

女萎

小把，晒干。分布在安徽南部、江苏、浙江、福建和台湾，日本也有。生于山地林边。

【作用】

1. 眼红兼有涩、痛。用萎蕤、赤芍、当归、黄连等分，煎汤熏洗。

2. 眼见黑花，红痛昏暗。用萎蕤（焙）四两，每取二钱，略加薄荷、生姜、蜂蜜，同煎汤。睡前温服，一天服一次。此方名"甘露汤"。

3. 小便淋。用萎蕤一两、芭蕉根四两、滑石二钱，水煎，分三次服。

4. 小便涩，发热口干。用萎蕤五两，煎水服。

5. 后虚肿。用萎蕤、葵子龙胆、茯苓、前胡，等分为末。每服一钱，水煎服。

薯蓣

【原文】

薯蓣，味甘，温。主伤中，补虚羸，除寒热邪气。补中，益气力，长肌肉。久服耳目聪明，轻身，不饥，延年。一名山芋。生山谷。

【译文】

薯蓣，味甘，性温。主治脏腑之气受损，能补体虚羸弱，并能祛除寒热邪气。

具有修补内脏、增加气力、使肌肉增长的功效。长期服用能够使人耳聪目明，身体轻巧，没有饥饿感，益寿抗衰。又叫做山芋。产于山中的深谷处。

【释义】

薯蓣，多年生草本植物，茎蔓生，常带紫色，块根圆柱形，叶子对生，卵形或椭圆形，花乳白色，雌雄异株。块根含淀粉和蛋白质，可以吃。通称山药。

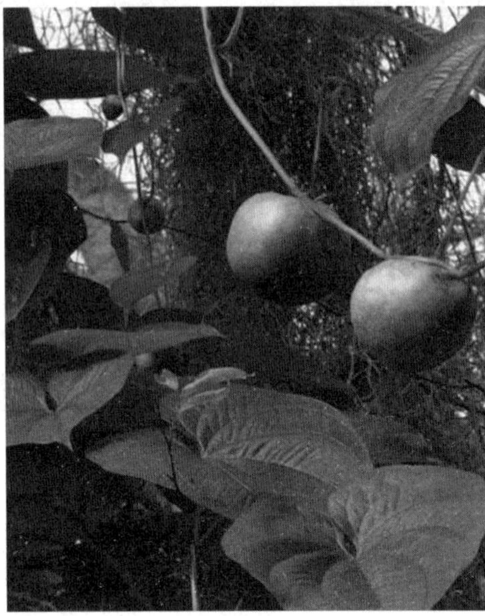

薯蓣

【作用】

1. 心腹虚胀，手足厥逆，不思饮食。用薯蓣半生半炒为末。每服二钱，米汤关定。一天服二次。

2. 禁口痢。治方同上。

3. 小便数多。用薯蓣（矾水煮过）、白茯苓，等分为末。每服二钱，水送下。

4. 痰风喘急。用生薯蓣（捣烂）半碗，加甘蔗汁半碗，和匀，一次饮服。

5. 脾胃虚弱，不思饮食。用薯蓣、白术各一两，人参七钱半，共研为末，加水和糊做成丸子，如小豆大。每服四十至五十丸，米汤送下。

6. 湿热虚泄。用薯蓣、苍术等分，加饭做成丸子米汤送服。

7. 肿毒初起。用带泥的薯蓣、蓖麻子、糯米等分，水泡过，研细敷涂即散。

8. 手足冻疮。有薯蓣一截，磨泥敷上。

薏苡仁

【原文】

薏苡仁，味甘，微寒。主筋急拘挛，不可屈伸，风湿痹，下气，久服轻身益气。其根。下三虫。一名解蠡。生平泽及田野。

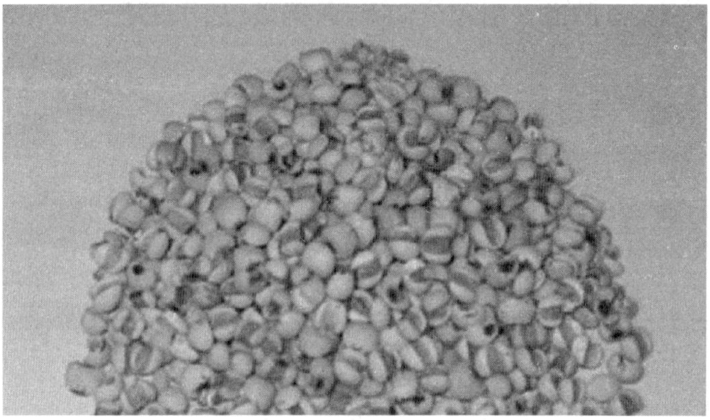

薏苡仁

【译文】

薏苡仁，味甘，性微寒。主治筋拘挛急紧、不能屈伸的风湿痹痛，具有使湿气下行的作用。长期服用能使身体轻巧，补益气血。它的根，能祛除蛔虫、赤虫、蛲虫等寄生虫。又被称为解蠡。产于水草丛杂的平地及田野之中。

【释义】

薏苡仁即薏仁，是常用的中药，又是普遍、常吃的食物，性味甘淡微寒，有利水消肿、健脾去湿、舒筋除痹、清热排脓等功效，为常用的利水渗湿药。薏仁又是一种美容食品，常食可以保持人体皮肤光泽细腻，消除粉刺、斑雀、老年斑、妊娠斑、蝴蝶斑，对脱屑、痤疮、皲裂、皮肤粗糙等都有良好疗效。

【作用】

1. 风湿身疼，日暮加剧。用麻黄三两，杏仁二十枚，甘草、薏苡仁各一两，加水四升，煮成二升，分两次服。

2. 水肿喘急。用郁李仁二两，研细，以水滤取汁，煮薏苡仁饭，一天吃两次。

3. 沙石热淋。用薏苡仁（子、叶、根皆可）水煎热饮（夏月次饮），以通为度。

4. 消渴。用薏苡仁煮粥吃。

5. 肺痿咳嗽，有脓血。用薏苡仁十两，捣破，加水三升煎成一升，以酒少许送服。

6. 痈疽不溃。吞服薏苡仁一枚。

7. 虫牙痛。用薏苡仁、桔梗研末点服。

8. 疝疾。用薏苡（以东壁黄土炒过），加水煮成膏服下。

9. 黄疸。用薏苡根煎汤频服。

10. 杀蛔虫。用薏苡根一斤，磨细，加水七升煮成三升服下，能将虫杀死打出。

11. 月经不通。有薏苡根一两，水煎服。

12. 牙齿风痛。用薏苡根四两，水煮含漱。

泽泻

【原文】

泽泻，味甘，寒。主风寒湿痹，乳难，消水。养五脏，益气力，肥健。久服耳目聪明，不饥，延年，轻身，面生光，能行水上。一名水泻，一名芒芋，一名鹄泻。生池泽。

【译文】

泽泻，味甘，性寒。主治风寒湿痹，分娩困难，能消除水液。补养心、肝、脾、肺、肾五脏，增加气力，强健体魄。长期服用能够使人耳聪目明，没有饥饿感，延年益寿，身体轻巧，容光焕发，免受水湿之气侵害。又叫做水泻、芒芋、鹄泻。产于沟渠沼泽等水草丛生处。

【释义】

泽泻为泽泻科植物泽泻的干燥块茎。冬季茎叶开始枯萎时采挖，洗净，干燥，除去须根及粗皮。产黑龙江、吉林、辽宁、内蒙古、河北、山西、陕西、新疆、云南等地。原苏联、日本、欧洲、北美洲、大洋洲等均有分布。

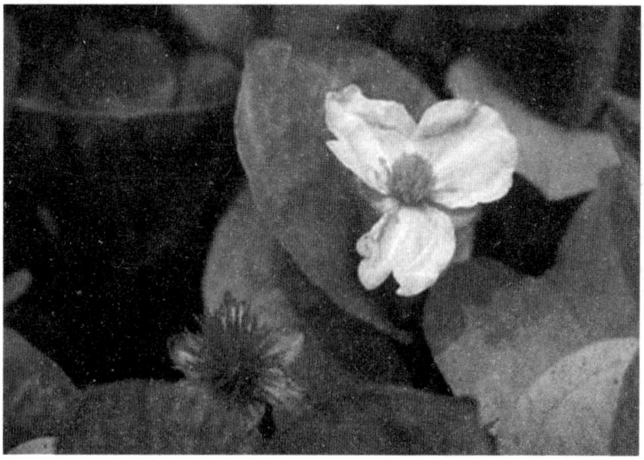

泽泻

【作用】

1. 水湿肿胀。用白术、泽泻各一两，做成丸子。每服三钱，茯苓汤送下。

2. 暑天吐泻(头晕，渴饮，小便不利)。用泽泻、白术，白茯苓各三钱，加水一碗、姜五片、类灯心十根，煎至八成，温服。

菴闾子

【原文】

菴闾子，味苦，微寒。主五脏淤血，腹中水气，腹胀，留热，风寒湿痹。身体诸痛。久服轻身延年不老。生川谷。

【译文】

菴闾子，味苦，性微寒。主治五脏内有淤血，腹中有水气聚集，腹部胀满，长时间发热不退，风寒湿痹，全身各处疼痛。长期服用使身体轻巧，延年益寿。产于川泽河谷地带。

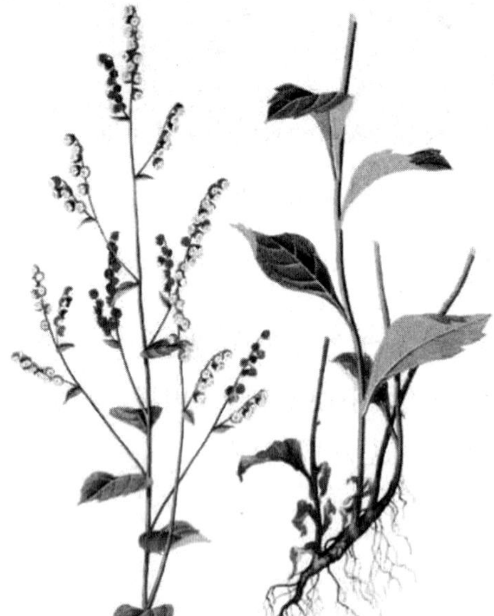

菴闾子

【释义】

菴闾子为菊科植物菴闾的果实，菴闾为多年生草本植物，生于林下、山坡、原野阴湿地。分布于广东、江苏、浙江、安徽及东北等地。

【作用】

1. 治妇人夙有风冷，留血结聚，月水不通：菴闾子一斤（升），桃仁二两（汤浸，去皮、尖、双仁），大麻仁二升。上药都捣令碎，于瓷瓶内，以酒二斗，浸，密封头。五日后，每服暖饮0.3升，渐加至0.5升，日三服。（《圣惠方》菴闾子酒）

2. 治产后腹痛：菴闾子、桃仁（汤浸，去皮、尖、双仁，麸炒微黄）各半两。上捣罗为末，炼蜜和丸，如梧桐子大。不计时候，以热汤下二十丸。（《普济方》菴闾子丸）

3. 治产后血痛：菴闾子一两。水一升，童子小便二杯，煎饮。（《濒湖集简方》）

4. 治妇人卒漏下，先多后少，日久不断：菴闾子（微炒）、熟干地黄（焙）、蒲黄（微妙）、当归（炒焙）各二两。上四味，粗捣筛。每服三钱匕，水一盏，煎至七分，去滓温服，空心、日午、临卧。（《圣济总录》菴闾饮）

5. 治阳痿：菴闾子二至三钱。水煎服。（苏医《中草药手册》）

6. 治坠堕闪肭，血气凝滞腰痛：菴闾子半两，当归、威灵仙、破故纸（炒）、杜仲（炒）、桂心各五钱，乳香、没药各二钱半。上为细末，酒煮面糊丸，如梧桐子大。每服七十丸；温酒盐汤任下。（《济生方》菴闾丸）

菥蓂子

【原文】

菥蓂子，味辛，微温。主明目，目痛泪出；除痹，补五脏，益精光。久服轻身不老。一名蔑菥，一名大戢。一名马辛。生川泽及道旁。

【译文】

菥蓂子，味辛，性微温。主要功效是使眼睛明亮，治疗目痛流泪；还能除痹痛，调补五脏，使眼睛增添灵光。长期服用可使身轻体捷，延缓衰老。又叫做蔑菥、大戢、马辛。产于河边泽畔水草丛杂处及道路两旁。

【释义】

菥蓂子为十字花科植物菥蓂的种子。干燥种子为黑褐色，细小，表面有向心隆起的环纹，无毛。以籽粒饱满、黑色、干燥、无灰土杂质者为佳。我国大部分地区均产。

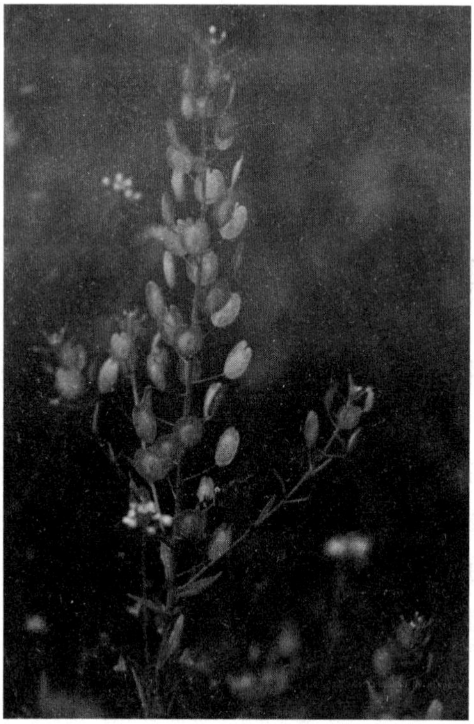

菥蓂子

【作用】

治眼热痛，泪不止。菥蓂子，捣筛为末，欲卧，以铜箸点眼中，当有热泪及恶物出，并去胬肉，可三、四十夜点之，甚佳。

赤芝

【原文】

赤芝，味苦，平。主胸中结，益心气，补中，增慧智不忘。久食轻身不老，延年神仙。一名丹芝。生山谷。

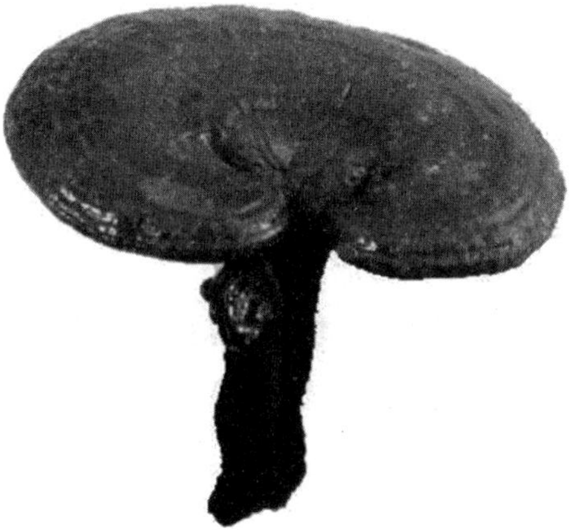

赤芝

【译文】

赤芝，味苦，性平。主治胸中的郁结不舒，具有增益心气、补养内脏、增长智慧、增强记忆力的作用。长期服用使身体轻巧，延缓衰老，飘飘欲仙。又叫做丹芝。产于山中的深谷处。

【释义】

赤芝是灵芝的红色品种，又名丹芝，生长于霍山，多为人工或半野生状态，是灵芝中药效较好的种类之一。一般所说的灵芝为此类的代表种，菌伞肾形，半圆形或近圆形，表面红褐色，有漆样光泽，分为有菌柄和无菌柄两种，有菌柄与菌伞同色或较深。采收季节在六月至八月。

【作用】

赤芝可治神经衰弱、头昏、失眠、肝炎、支气管哮喘等。还可治积年胃病。可提取多糖,含有多种化学成分。

黑芝

【原文】

黑芝,味咸,平。主癃,利水道,益肾气,通九窍,聪察。久食,轻身不老,延年神仙。一名玄芝。生山谷。

【译文】

黑芝,味咸,性平。主治小便不通,具有通利水道、补益肾气、通畅九窍、使人聪慧洞察的作用。长期服用可以使人身体轻巧,长生不老,飘飘欲仙。又叫做玄芝。产于山的深谷处。

【释义】

黑芝,别名玄芝、黑云芝、假灵芝,黑芝分布于福建、广东、云南、海南、广西、西藏等地的林中地上和地下的埋木上,或附着于土中的腐木上。夏、秋采收,去掉泥沙,晒干,备用。

【作用】

黑芝益肾、利尿、通九窍、聪察、消积;主治急性肾炎、慢性肾炎、消化不良。

青芝

【原文】

青芝,味酸,平。主明目,补肝气,安精魂,仁恕。久食轻身不老,延年神仙。一名龙芝。生山谷。

【译文】

青芝,味酸,性平。有明目,补益肝气,使人精神安宁、心平气和的作用。久食可令人身体轻捷,延年不老,神气清爽。青芝又叫龙芝。产于山中的深谷处。

【释义】

青芝又名龙芝。酸平无毒,主治明目、补肝气、安精魂。《抱朴子》认为云芝可能是青芝的代表,此种真菌亦具革质菌盖,表面有短绒毛,因此富多样色彩变化。

【作用】

青芝药用,去湿、化痰、疗肺疾。治疗慢性支气管炎、迁延性慢性肝炎等有疗效。青芝可作为肝癌免疫治疗的药物。菌丝体提取的多糖和从发酵液中提取的多糖均具有强烈的抑癌性。

白芝

【原文】

白芝，味辛，平。主咳逆上气，益肺气，通利口鼻，强志意勇悍，安魄。久食轻身不老，延年神仙。一名玉芝。生山谷。

【译文】

白芝，味辛，性平。主治咳嗽、气喘，能够补益肺气，使口鼻通畅，精神旺盛、勇猛强健，安定神魄。长期服用可令人身体轻巧、长生不老，延年益寿、飘飘欲仙。又叫做玉芝。产于山中的深谷处。

【释义】

白芝，又名玉芝，桦滴孔菌。于海拔3200米针、阔叶林枯桦树干上单生。分布于新疆、西藏等地。

【作用】

白芝含木蹄菌酸，对化脓小球菌有拮抗作用。从该菌还分离到多孔菌酸A、B和C等三种物质，其中C可抑制分枝杆菌的生长；B是土莫酸和脱氢体的混合物。还可抗小白鼠及猴子的脊髓灰质炎。

黄芝

【原文】

黄芝,味甘,平。主心腹五邪,益脾气,安神忠信和乐,久食轻身不老,延年神仙。一名金芝。生山谷。

【译文】

黄芝,味甘,性平。主治心腹的各种邪病,具有增补脾气、使人精神安定的作用。长期服用可令人身体轻健,延年不老,飘飘欲仙。又叫做金芝。产于山中的深谷处,

【释义】

黄芝,灵芝的一种。

【作用】

1. 补肝明目。用黄精一公斤、蔓菁子半公斤,共同九蒸九晒,研为细末。每服二钱,米汤送下。常服有延年益寿的作用。

2. 大风癞疮(风邪入血,日久成癞,鼻坏色败)。用黄精去皮,洗净,取一公斤晒干,放在米饭上蒸到饭熟时,把药保存好,经常服食。

3. 脾胃虚弱,体倦乏力。用黄精、枸杞子等分,捣碎作饼,晒干研细,炼蜜调药成丸,如梧子大。每服五十丸,开水送下。

紫芝

【原文】

紫芝，味甘，温。主耳聋，利关节，保神益精，坚筋骨，好颜色。久服轻身不老延年。一名木芝。生山谷。

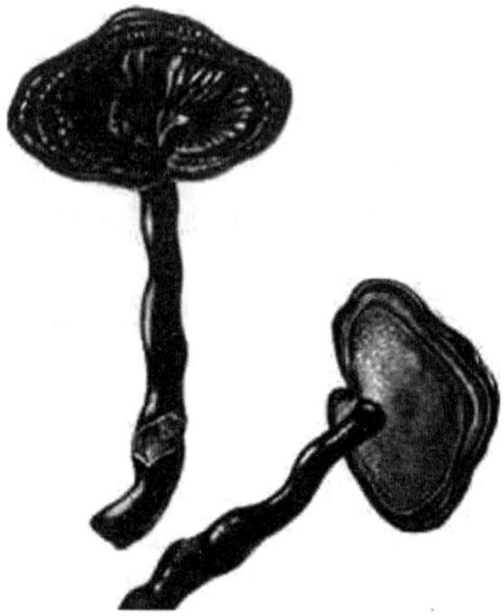

紫芝

【译文】

紫芝，味甘，性温。主治耳聋，具有通利关节、保养精神、增益精气、强健筋骨、容光焕发的功效。长期服用可以使人身体轻巧，增寿延年。又叫做木芝。产于山中的深谷处。

【释义】

紫芝为多孔菌科真菌紫芝的子实体，菌盖木栓质，多呈半圆形至肾形，少数近圆形，表面黑色，具漆样光泽，有环形同心棱纹及辐射状棱纹。菌肉锈褐色。菌管管口与菌肉同，多生于阔叶树木桩旁地上或松木上，或生于针叶树朽木上。产于河北、山东、江苏、浙江、江西、福建、台湾、广东、广西。采后洗去泥沙，晒干。

【作用】

1. 增强人体免疫：表现在通过服用紫芝能增加胸腺、脾脏重量，增强白细胞活性和吞噬功能，促进淋巴细胞增殖和转化，增强细胞的分裂与再生。

2. 增强学习记忆能力：临床观察，服用紫芝能提高人体多巴胺含量，从而加强大脑的单胺类介质，促进人脑的注意力、反应力和记忆力。

3. 促进核酸、蛋白质的合成：紫芝所含有的多糖类化合物能促进人体蛋白质的合成，改善造血功能，有利于增强人体的防御机制。

4. 保肝、解毒：紫芝的醇类化合物以及紫芝酸具有很强的保肝活性，降低肝脏三酰甘油的蓄积，提高肝细胞的代谢能力和再生修复能力。目前临床上使用紫芝对治疗慢性乙型肝炎有显著疗效。

5. 延缓细胞衰老：紫芝所特含的多糖肽能有效的清除人体自由基的能力，亦减少心、脑中脂褐质的生产，提高细胞的活性与代谢能力，预防老年痴呆症的产生，并使皮肤细胞保持紧肌肤紧致，亮泽。

6. 治疗高血压和高血脂症：紫芝醇类化合物、多糖类能增强心肌收缩力，软化血管、减慢心率，达到降压的作用；同时还能降低血糖，提升胰岛素，帮助糖尿病人恢复健康。

远志

【原文】

远志，味苦，温。主咳逆伤中，补不足，除邪气，利九窍，益智慧，耳目聪明，不忘，强志，倍力。久服轻身不老。叶，名小草。一名棘菀，一名葽绕，一名细草。生川谷。

【译文】

远志，味苦，性温。主治咳嗽气逆，能补气虚不足，祛除邪气，能通利九窍，增益智慧，使人耳聪目明，过目不忘，增强记忆力，增加体力。长期服用能够使身体轻捷，抗击衰老。它的叶名叫小草。远志又被称为棘菀、葽绕、细草。产于川泽河谷地带。

【释义】

远志为远志科植物远志，或卵叶远志的干燥根。

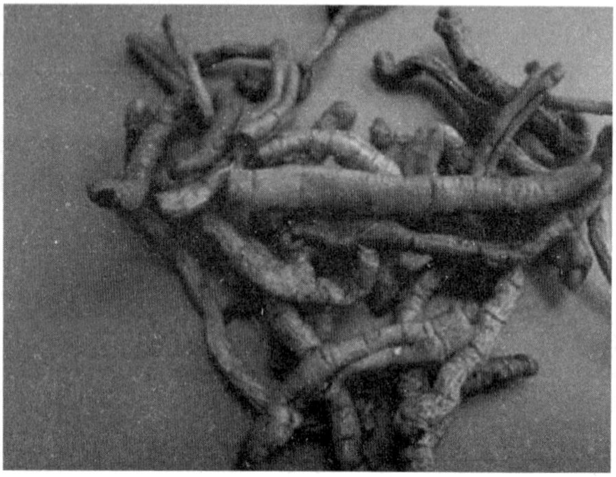

远志

【作用】

1. 善忘症。取远志为末，冲服。

2. 胸痹心痛（逆气膈中，饮食不下）。用远志、桂心、干姜、细辛、蜀椒（炒）各三两，附子二分（炮），一起捣细，加蜜和成丸子，如梧子大。每服三丸，米汁送下。一天服三次。如不见效，可稍增加药量。忌食猪肉、冷水、生葱菜。此方名“小草丸”。

3. 喉痹作痛。用远志肉为末，吹扑痛处，以涎出为度。

4. 脑风头痛。把远志末吸入鼻中。

5. 吹乳肿痛。用远志焙干研细，酒冲服二钱。药渣敷患处。

6. 各种痈疽。用远志放入淘米水中浸洗过，捶去心，研细。每服三钱，以温酒一杯调澄。清汁饮下，药渣敷患处。

7. 小便赤浊。用远志（甘草水煮过）二两半，茯神、益智仁各二两，共研为末，加酒、糊做成丸子，如梧子大。每服五十丸，空心服，枣汤送下。

龙胆

【原文】

龙胆,味苦,寒。主骨间寒热,惊痫邪气,续绝伤,定五脏,杀蛊毒。久服益智不忘,轻身耐老。一名陵游。生山谷。

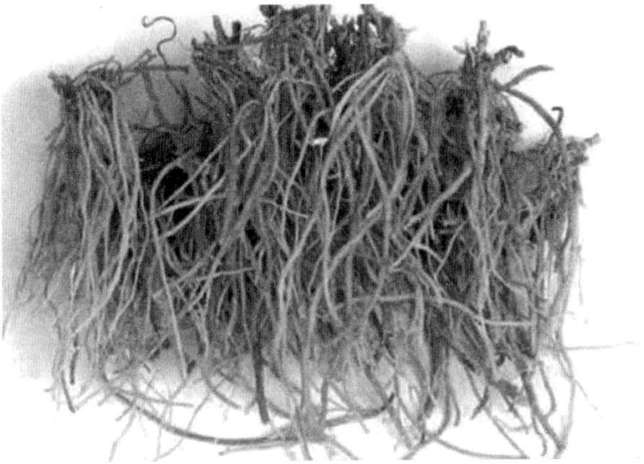

龙胆

【译文】

龙胆,味苦,性寒。主治病入骨间的寒热,惊痫邪气,能够续补极度损伤,安定五脏,杀灭蛊毒。长期服用可益智强心、增强记忆,身体轻健、延缓衰老。又叫做陵游。产于山中的深谷处。

【释义】

龙胆,龙胆科,含龙胆属、獐牙菜属与双蝴属等属,与杜鹃、报春合称为世界三大高山花卉,中国有龙胆属 240 多种,多产于西南高山地区,北京周边只有少数几种。多年生草本,通常暗绿色稍带紫色,高达 30 ~ 60 厘米,根状茎短,周围簇生多数细长圆柱状根,根稍肉质,土黄色或黄白色。

【作用】

1. 伤寒发狂。用龙胆二钱研细,加入鸡蛋清。每服二钱,白蜜化冰水送下。

2. 四肢疼痛。用龙胆根切细,有生姜汁中浸一夜,焙干,捣为末。取一茶匙,水煎,温服。

3. 谷疸、劳疸(谷疸因多食而得,劳疸因过劳而得)。用龙胆一两、苦参三两,共研为末,加牛胆汁和成丸子,如梧子大。每服五丸,一天服三次。如不愈,可稍稍增加药量。治劳疸,可增加龙胆一两、栀子仁三至七枚,以猪胆代牛胆和丸。

4. 盗汗。用龙胆研细,每服一钱,加猪胆汁三两(滴入少许温酒)调服。治小儿盗汗,可加防风。

5. 咽喉热痛。用龙胆磨水服。

6. 目涩。用生龙胆捣汁 0.1 升,加黄连浸汁一匙,调匀点眼。

7. 眼中流脓。用龙胆、当归,等分为末。每服二钱,温水送下。

8. 蛔虫攻心(刺痛,吐清水)。用龙胆一两,去头,锉碎,加水二碗,煮成一碗。头天晚上停食,第二天清晨,将药一顿服完。

9. 突然尿血不止。以龙胆煎服。

白英

【原文】

白英,味甘,寒。主寒热,八疸,消渴,补中益气。久服轻身延年。一名谷菜。生山谷。

【译文】

白英,味甘,性寒。主治身体的恶寒发热、八种黄疸、消渴症,具有补中益气的功效。长期服用使人身体轻巧,益寿延年。又叫做谷菜。产于山中的深谷处。

【释义】

白英为茄科植物白英的全草，以全草或根入药。夏秋采收。洗净，晒干或鲜用。

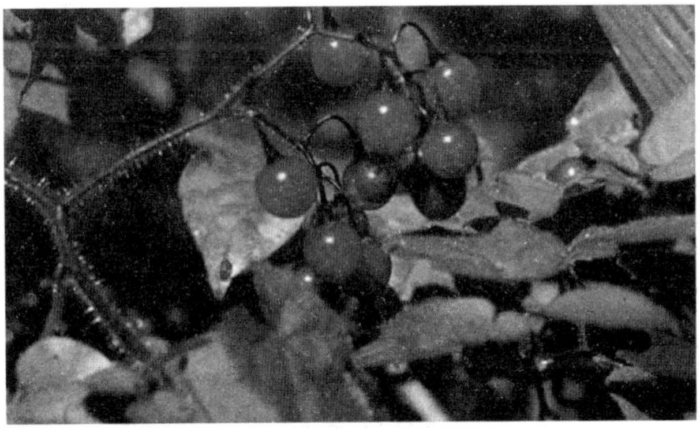

白英

【作用】

1. 风疹、丹毒、瘴疟。用白英煮汁饮服。

2. 目赤头眩（风热上攻，眼花面肿）。用白英子（鬼目）（焙）、甘草（炙）、菊花（焙）各一两，共研为末。每服二钱，临醒时温水送下。

白蒿

【原文】

白蒿，味甘，平。主五脏邪气，风寒湿痹，补中益气，长毛发令黑，疗心悬，少食常饥。久服轻身，耳目聪明不老。生川泽。

【译文】

白蒿，味甘，性平。主治五脏内的邪气、风寒湿痹之症，具有补中益气的作用，还能使人增长毛发，头发乌黑，治疗心悸不安，饭量小而常有饥饿感。长期服用使人身体轻巧，耳聪目明，延缓衰老。产于山川沼泽。

【释义】

白蒿为菊科植物大籽蒿的全草，二年生草本植物，生长河边、草地、荒地。分布东北、华北及甘肃、陕西，豫西等地。

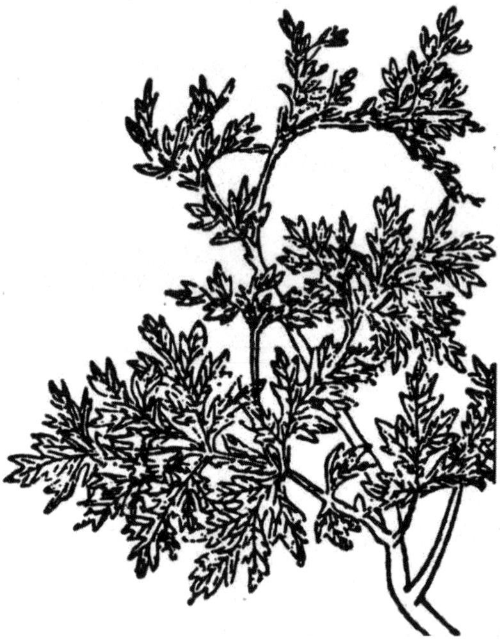

白蒿

【作用】

1. 捣汁去热黄及心痛。叶干为末，夏日暴水痢，以米饮和一匙，空腹服之。又烧灰淋煎治淋沥疾。

2. 治恶癞疾，遍体面目有疮者：白艾蒿十束如升大，煮取汁，以麴及米，一如酿酒法，候熟稍稍饮之。（《僧深集方》）

3. 治疗急性细菌性痢疾：取白蒿鲜草二两或干品一两，水煎。分 2 ~ 3 次服，每日 1 剂，5 ~ 7 日为一疗程；或制成冲剂及片剂服用。

赤箭

【原文】

赤箭，味辛，温。主杀鬼精物，蛊毒恶气。久服益气力，长阴，肥健，轻身增年。一名离母，一名鬼督邮。生川谷。

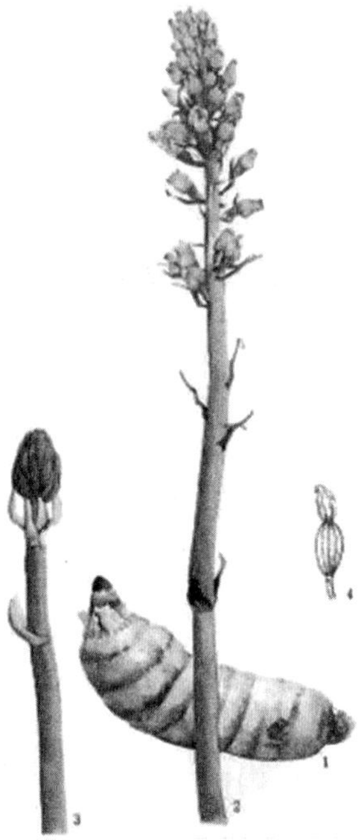

赤箭

【译文】

赤箭，味辛，性温。主治鬼迷心窍、精神失常，能杀灭蛊毒恶气。长期服用能使人增长气力，增长阴液，强健身体，并能使人身轻体巧、延年益寿。又叫做离母、鬼督邮。产于川泽河谷地带。

【释义】

赤箭，即天麻，为兰科植物天麻的干燥块茎。多年生共生植物。块茎横生，椭圆形或卵圆形，肉质。生于腐殖质较多而湿润的林下，向阳灌丛及草坡亦有。分布于全国大部分地区。现多栽培。须与白蘑科真菌密环菌和紫萁小菇共生，才能使种子萌芽形成圆球茎并生长成为健常的天麻块茎。紫萁小菇为种子萌发提供营养，蜜环菌为原球菌长成天麻块茎提供营养。

【作用】

1. 肝虚不足的人，宜用天麻、川芎补。其用处：治成人风热头痛，小儿急惊风，各种风湿麻痹不仁，风热语言不遂。

2. 消风化痰、清利头目、宽胸利膈以及治疗头晕、多睡、肢节痛、偏头风、鼻痈、面肿等症，都要服“天麻丸”。配方及服法：天麻半两、芎二两，共研为末，炼蜜做成丸子，如芡子大。每次嚼服一丸，饭后服，茶或酒送下。

黄连

【原文】

黄连，味苦，寒。主热气目痛，眦伤泣出，明目，肠澼，腹痛下痢，妇人阴中肿痛。久服令人不忘。一名王连。生川谷。

【译文】

黄连，味苦，性寒。主治热邪目痛、眼角损伤流泪，具有明目的功效，还能够治疗腹泻、腹痛、痢疾及妇女阴中肿痛。长期服用能够增强记忆力。又叫做王连。产于河谷地带。

【释义】

黄连为毛茛科植物黄连三角叶黄连或云连的干燥根茎。

【作用】

1. 心经实热：用黄连七钱，加水一碗半，煎成一碗，饭后过一阵（食远）温服。小儿减量。

2. 伏暑发热、作渴、呕吐及赤白痢：用黄连半公斤，切小，加好酒二升半煮干，再焙过、研细，糊成丸子，如梧子大。每服五十丸，一天服三次。此方名“黄龙丸”。

3. 骨热黄瘦：用黄连四分，切小，加童便0.5升，浸一夜，微煎三四沸，去渣，分两次服下。

4. 小儿疳热（遍身疮蚀、潮热、肚胀、口渴）：用黄连五两，切碎，以水调湿，纳猪肚中，缝好，放在饭上蒸熟，连同少许饭烂捣烂做成丸子，如绿豆大。每服二十丸，米汤送下。另服调血清心的药，使病速愈。

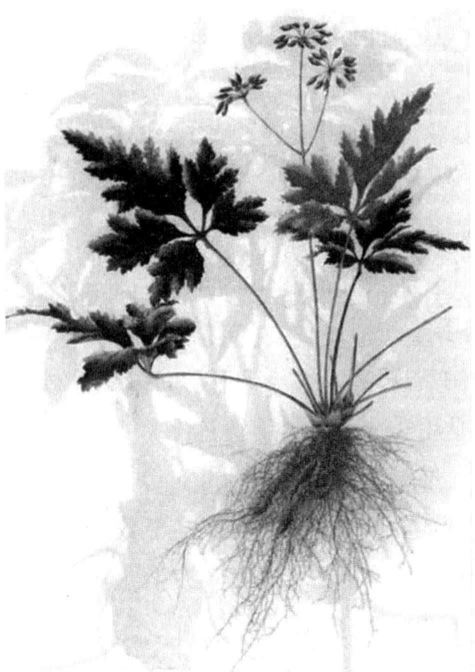

黄连

5. 消渴尿多：用黄连末和蜜成丸，如梧子大，每服三十丸。又方：黄连二两半，酒一升，放在开水锅里，煮一伏时，取出晒干，三细，滴水做成丸子，如梧子大。每服五十丸，温水送下。

6. 小便如油（按：这是消渴晚期病伏）：用黄连五两、栝楼根五两，共研为末,加生地黄汁和成丸子,如梧子大。每服五十丸,牛乳送下。一天服二次。忌食冷水、猪肉。

7. 破伤风:用黄连五钱,加酒一碗,煎至七成,再加黄蜡三钱溶化后,趁热服。

8. 白浊:用黄连、白茯苓,等分为末,加酒、糊做成丸子,如梧子大。每服三十丸,以补骨脂煎汤送下。一天服三次。

9. 痢症多血:用黄连一两,加水二升,煮成五两,露一夜,次日烧热后空心服。又方:黄连一两,和鸡蛋白做饼,炙成紫色,研细,以浆水三升,慢火熬成膏。每服0.5升,温米汤送下。单以鸡蛋白调黄连末为丸服亦可。又方:黄连二两,切碎,放在瓦上焙焦,加当归一两(焙过),共研为末,再加麝香少许。每服二钱,陈米汤送下。

10. 冷热诸痢:用黄连一两半、龙骨一两、大附子一个、干姜一两半、胶一两半,切细,加水0.5升,煮沸即停,稍冷再添水煮,如此反复九次,最后约得药汁一升,一顿服下。

11. 痢疾腹痛,里急后重:用黄连、木香,等分为末,加蜜做成丸子,如梧子大。每服二三十丸。一天服一次。此方名“香连丸”。

12. 鸡冠痔:用黄连末涂搽,加入赤小豆末更好。

13. 痔病秘结:用黄连、枳壳,等分为末,加糊做成丸子,如梧子大,每服五十丸,空心服,米汤送下。

14. 水泄、脾泄:用黄连一两、生姜四两,同以文火炒至姜脆。取出,把两药分开,各研为末。水泄用姜末,脾泄用黄连末。每服二钱,空心服,开水送下。此方名“神圣香黄散”,亦治痢疾。

15. 吐血不止:用黄连一两,捣碎,加鼓二十粒,水煎去渣,温服。

16. 眼目诸病:用黄连不限多少,捣碎,浸清水中六十天,然后单取汁熬干。另用艾铺瓦上,燃艾,把熬干的药碗,盖在艾上,受到艾的烟熏。艾烟尽后,刮取碗底药末做成丸子,如小豆大。每服十丸,甜竹叶汤送下。

17. 眼睛突然红痛:用黄边锉碎,浸在鸡蛋清里,经过一夜,次日,滤去渣,以鸡毛蘸蛋清点眼。又方:用黄连和冬青叶煎汤洗眼。又方:黄连、干姜、杏仁,等分为末,用棉包裹浸入热水中,趁热闭目淋洗。

18. 双目痒痛:用黄连浸乳中,随时取汁点眼。

19. 泪出不止:用黄连浸水成浓汁搽洗。

20. 牙痛:用黄连末搽痛处。

21. 口舌生疮:用黄连煎酒,时时含漱。

22. 小儿口疳:用黄连、芦荟,等分为末。每服五分,蜜汤送下。如系走马疳,可再加蟾灰等分、青黛减半、麝香少许。

23. 小儿耳后疮(称月月蚀):用黄连末搽敷。

24. 胎动出血:用黄连研末,每服一茶匙,酒送下。一天服三次。

25. 妊妇心烦,不能睡眠:用黄连研末,每服一钱,清稀饭送下。

26. 无名肿毒:用黄连、槟榔,等分为末,加鸡蛋清调匀搽患处。疮已溃或未溃,皆可用此方。

27. 中巴豆毒,下泻不止:用黄连、干姜,等分为末,取一茶匙,水冲服。

蒲黄

【原文】

蒲黄,味甘,平。主心、腹、膀胱寒热,利小便,止血,消淤血。久服轻身。益气力,延年神仙。生池泽。

【译文】

蒲黄,味甘,性平。主治心胸、腹、膀胱等部位的发冷或发热,能通利小便,止血,并消除淤血。长期服用可使人身体轻巧,气力增加,延年益寿,神清气爽。产于沟渠沼泽等水草丛生处。

【释义】

蒲黄为香蒲科植物水烛香蒲的花粉,是沼泽多年生草本植物。生于池、沼、浅水中。分布几遍全国。夏季采收蒲棒上部的黄色雄花序,晒干后辗轧,筛取花粉。

【作用】

1. 治妇人月候过多,血伤漏下不止:蒲黄三两(微炒),龙骨二两半,艾叶一

两。上三味，捣罗为末，炼蜜和丸，梧桐子大。每服二十九，煎米饮下，艾汤下亦得，日再。(《圣济总录》蒲黄丸)

2. 治产后血不下：蒲黄三两。水三升，煎取一升，顿服。(《梅师集验方》)

3. 治产后恶露不快，血上抢心，烦闷满急，昏迷不省，或狂言妄语，气喘欲绝：干荷叶(炙)牡丹皮、延胡索、生干地黄、甘草(炙)各三分，蒲黄(生)二两。上为粗末。每服二钱，水一盏，入蜜少许，同煎至七分，去滓温服，不拘时候。(《局方》蒲黄散)

4. 治产后心腹痛欲死：蒲黄(炒香)、五灵脂(酒研，淘去砂土)各等分。为末，先用醋，调二钱，熬成督，入水一升，煎至七分，食前热服。(《局方》失笑散)

5. 催生：蒲黄、地龙(洗去土，于新瓦上焙令微黄)、陈糯皮等分。各为末口经日不产，各抄一钱匕，新汲水调服。(《证类本草》)

6. 治坠伤扑损，瘀血在内，烦闷者：蒲黄末，空心温酒服三钱。(《塞上方》)

7. 治吐血、唾血：蒲黄一两。捣为散，每服三钱，温酒或冷水调。(《简要济众方》)

8. 治肺热衄血：蒲黄、青黛各一钱。新汲水服之。或去青黛，入油发灰等分，生地黄汁调下。(《简便单方》)

9. 治鼻衄经久不止：蒲黄二、三两，石榴花一两(末)。上药，和研为散，每服以新汲水调下一钱。(《圣惠方》)

10. 治膀胱热，小便血不止：蒲黄(微炒)二两，郁金(锉)三两。上二味，捣罗为散，每服一钱匕，粟米饮调下，空心晚食前服。(《圣济总录》蒲黄散)

11. 治卒下血：甘草、干姜、蒲黄各一分。三物下筛，酒服方寸匕，日三。(《僧深集方》蒲黄散)

12. 治舌胀满口，不能出声：蒲黄频掺。(《本事方》)

13. 治小儿重舌，口中生疮，涎出：蒲黄一分，露蜂房一分(微炙)，白鱼一钱。上药，都研令匀。用少许酒调，敷重舌、口中疮上，日三用之。(《圣惠方》蒲黄散)

14. 治聤耳出脓：蒲黄末，掺之。(《圣惠方》)

15. 治环中出血：蒲黄、炒黑研末，掺入。(《简便单方》)

16. 治脱肛：蒲黄二两。以猪脂和敷肛上，纳之，(《千金方》)

17. 治阴蚀：蒲黄二两，桐皮二两，甘草二两。凡三物，捣筛，粉创上。(《令

李方》蒲黄散）

18. 治丈夫阴下湿痒：蒲黄末激之。（《千金方》）

续断

【原文】

续断，味苦，微温。主伤寒，补不足，金疮症，伤折跌，续筋骨，妇人乳难。久服益气力。一名龙豆，一名属折。生山谷。

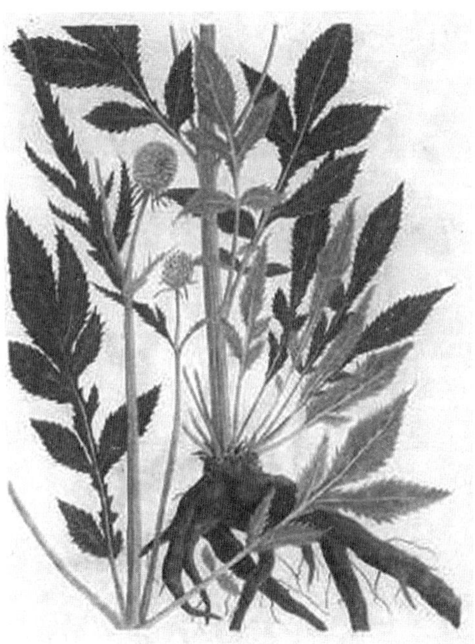

续断

【译文】

续断，味苦，性微温。主治伤于风寒，能够补益虚损，治疗被金属创伤而感染形成的痈疮、跌打损伤，能够续接筋骨，还能治疗妇人生产困难。长期服用能够增益气力。又叫做龙豆、属折。产于山中的深谷处。

【释义】

续断为川续断科植物川续断的干燥根，多年生草本植物，产于云南、四川、贵州等地。秋季采挖，除去根头及须根，用微火烘至半干，堆置“发汗”至内部变绿色时，再烘干。

【作用】

1. 妊娠胎动：用川续断（酒浸）、杜仲（姜汁炒，去丝）各二两，等分为末，加煮烂了的枣肉，和成丸子，如梧子大。每服三十丸，米汤送下。

2. 产后诸疾（血晕、心闷、烦热、气接不上、心头硬、乍寒乍热等）：用续断皮一把，加水三升煎成二升，分三次服。

3. 打伤，闪了骨节：加续断叶捣烂敷伤处。

天名精

【原文】

天名精，味甘，寒。主淤血血瘕欲死下血，止血，利小便，久服轻身耐老。一名麦句姜，一名蝦蟆蓝，一名豕首。生川泽。

【译文】

天名精，味甘，性寒。主治淤血导致血瘕症将终结散尽时的下部出血，具有止血、通利小便的作用。长期服用能够使身体轻巧，延缓衰老。又叫做麦句姜、蛤蟆蓝、豕首。产于河边沼泽等水草丛生处。

【释义】

天名精为多年生草本植物，生长于山坡、路旁或草坪上，我国各地普遍生长。该物种为中国植物图谱数据库收录的有毒植物，其毒性为全草有小毒，对人皮肤能引起过敏性皮炎、疮疹；动物试验有中枢麻痹作用。

【作用】

1. 治疽作二日后，退毒下脓：黄芪（生用）、连翘各一两，大黄一分（微炒），漏芦一两（有白茸者），甘草半两（生用），沉香一两。上为末，姜、枣汤调下。（《集验背疽方》漏芦汤）

2. 治乳妇气脉壅塞，乳汁不行，及经络凝滞，乳内胀痛，留蓄邪毒，或作痈肿：漏芦二两半，瓜蒌十个（急火烧焦存性），蛇蜕十条（炙）。上为细散，每服二钱，温酒调服，不拘时，良久吃热羹汤助之。（《局方》漏芦散）

3. 治瘰疬，排脓、止痛、生肌：漏芦、连翘、紫花地丁、贝母、金银花、甘草、夏枯草各等分。水煎服。（《本草汇言》）

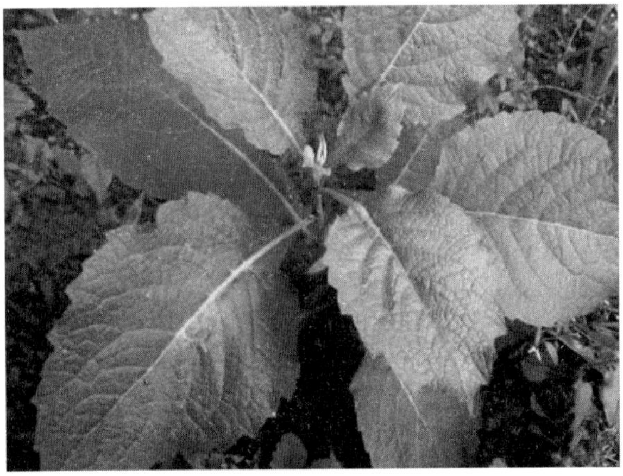

天名精

4. 治皮肤瘙痒，阴疹，风毒，疮疥：漏芦、荆芥、白鲜皮、浮萍、牛膝、当归、蕲蛇、枸杞子各一两，甘草六钱，苦参二两。浸酒蒸饮。（《本草汇言》）

5. 治流行性腮腺炎：板蓝根一钱，漏芦一钱半，牛蒡子四分，甘草五分。水煎服。（《新疆中草药手册》）

6. 治历节风，筋脉拘挛，骨节疼痛：漏芦半两（去芦头，麸炒），地龙（去土，炒）半两。上二味捣罗为末。先用生姜二两取汁，蜜二两，同煎三、五沸，入好酒0.5升，以瓷器盛。每用七分盏调药末一钱半匕，温服不拘时。（《圣济总录》古圣散）

7. 治小儿无辜疳痢，羸弱，不欲饮食，及腹内虫动作，多吐清水：漏芦二两，猪肝一两（煿干），楮树根白皮一两（锉）。上药，捣罗为末，炼蜜和捣一二百杵，丸如弹子大。每服以温水研一丸，不计时候，量儿大小，分减服之。（《圣惠方》

漏芦丸）

8. 治冷劳泄痢，及妇人产后带下诸疾：漏芦（去芦头）一两，艾叶（去梗炒）四两。上二味，捣罗为末，用米醋三升，入药末一半，先熬成膏，后入余药和丸如梧桐子大。每服三十丸，温米饮下，食前服。（《圣济总录》漏芦丸）

9. 治室女月经不调：漏芦（去芦头）、当归（切，焙）、红花子、枳壳（去瓤，麸炒）、白茯苓（去黑皮）、人参各半两。上六味，粗捣筛，每服三钱匕，水一盏，煎七分，去滓，温服，不拘时。（《圣济总录》漏芦汤）

10. 治白秃：五月收漏芦草，烧作灰，膏和使涂之，先用盐汤洗。乃敷。（《补缺肘后方》）

决明子

【原文】

决明子，味咸，平。主青盲，目淫肤赤白膜，眼赤痛，泪出。久服益精光，轻身。生川泽。

【译文】

决明子，味咸，性平。主治眼睛外观正常而看不见东西，眼球上生有红色、白色翳膜，目赤疼痛、流泪不止。长期服用则目光明亮，身体轻巧。产于河边沼泽等水草丛生处。

【释义】

决明子为豆科一年生草本植物决明或小决明的干燥成熟种子，亦称为草决明。生于村边、路旁和旷野等处。分布于长江以南各省区。全世界热带地方均有。

【作用】

1. 多年失明：用决明子二升研为末，每服一匙，饭后服，稀粥送下。

2. 青盲、雀目(按:青盲是外观正常,但不见物,雀目即夜盲):用决明一程式、地肤子五两,共研为末,加米汤做成丸子,如梧子大,每服二、三十丸,米汤送下。

3. 眼睛红肿:用决明子炒过,研细,加茶调匀敷太阳穴,药干即换,一夜肿消。

4. 头风热痛:治方同上。

5. 鼻血不止:用决明子末,加水调交,敷胸口处。

6. 癣疮蔓延:用决明子一两末。加水银、轻粉少许,研至极细,看不到水银星。擦破癣疮后再敷药。

7. 背疮初起:用决明子一升(捣碎)、生甘草一两,加水三升,煮成一升,分两次服下。

丹参

【原文】

丹参,味苦,微寒。主心腹邪气,肠鸣幽幽如走水,寒热积聚;破症除瘕,止烦满,益气。一名郄蝉草。生川谷。

【译文】

丹参,味苦,性微寒。主治胸腹有邪气,肠中发出幽幽的声音,好像有水在流动,寒热之气积聚不散;能够破除症瘕,止消烦闷,增加气力。又叫做郄蝉草。产于山川河谷地带。

【释义】

丹参为双子叶植物唇形科丹参的干燥根及根茎。

【作用】

1. 月经不调,产前胎动,产后恶血不下,冷热劳,腰脊痛,骨节烦疼等症:用丹参洗净，切片，晒干，研细。每服二钱，温酒调下。此方称“丹参散”。

2. 小科下血：用丹参十二两，加酒五升，煮成三升。每次温服一升，一日服三次。不能饮酒者，可用水煎服。

3. 寒疝腹痛（小腹和阴部牵引痛）：用丹参一两，研细。每服二钱，热酒调下。

4. 小儿惊发热：用丹参、雷丸各半两，与猪油二两，同煎几次，去渣，取汁收存。用时，摩汁在儿身。此方称“丹参摩膏”。

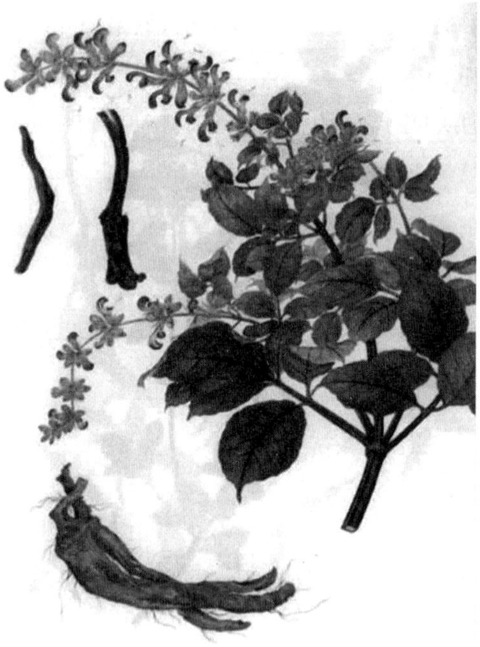

丹参

5. 乳痈：用丹参、白芷、芍药各二钱，口咬细，醋淹一夜，加猪油二两半，微火煎成膏。去渣，取浓汁敷乳上。

6. 热油烫伤与火伤：用丹参八两，锉碎，加水稍稍调拌，放入羊油一公斤中煎过。取以涂伤处。

飞廉

【原文】

飞廉,味苦,平。主骨节热,胫重酸痛。久服令人身轻。一名飞轻。生川泽。

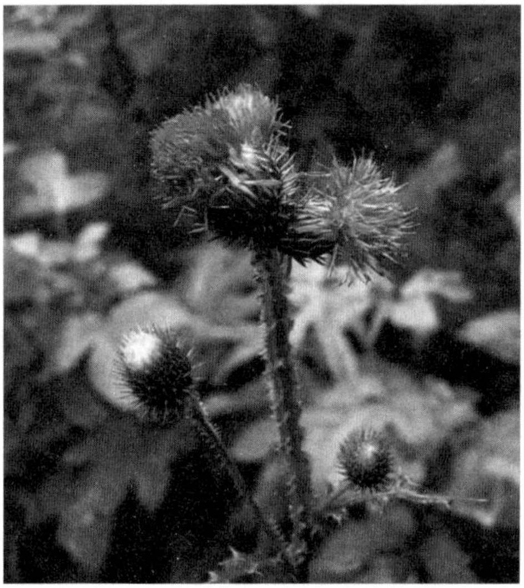

飞廉

【译文】

飞廉,味苦,性平。主治骨头关节发热,小腿胫骨沉重酸痛。长期服用能使身体轻巧。又叫做飞轻。产于河流沼泽等水草丛生处

【释义】

飞廉为二年生草本植物,主根肥厚,伸直或偏斜。茎直立,具纵棱,棱有绿色间歇的三角形刺齿状翼。分布在新疆天山、准噶尔阿拉套、准噶尔盆地。生于山谷、田边或草地,海拔540~2300米。欧洲、北非、前苏联中亚及西伯利亚都广有分布。飞廉夏、秋季花盛开时采割全草;春、秋挖根,去杂质,鲜用或晒

干用。

【作用】

祛风,清热,利湿,凉血散瘀:治风热感冒,头风眩晕,风热痹痛,皮肤刺痒,尿路感染,乳糜尿,尿血,带下,跌打瘀肿,疔疮肿毒,汤火伤。

络石

【原文】

络石,味苦,温。主风热死肌,痈伤,口干舌焦,痈肿不消,喉舌肿,水浆不下。久服轻身明目,润泽好颜色,不老延年。一名石鲮。生川谷。

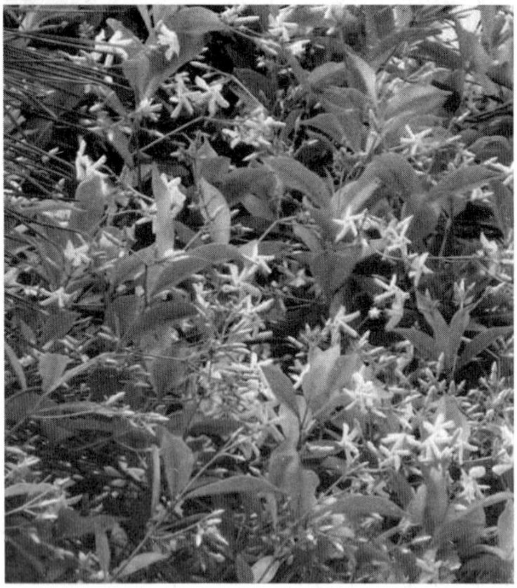

络石

【译文】

络石,味苦,性温。主治风热灼伤、肌肉麻木,外伤导致的痈肿,口干舌燥,痈肿不能消散,喉咙口腔肿痛、喉舌肿胀,汤水不能下咽。长期服用能够使身体轻巧,肌肤润泽,容光焕发,延年益寿。又叫做石鲮。产于山川河谷地带。

【释义】

络石为常绿藤本植物，长有气生根，常攀缘在树木、岩石墙垣上生长。常见栽培的还有花叶络石，叶上有白色或乳黄斑点，并带有红晕；小叶络石，叶小狭披针形。络石在我国黄河以南各省都有分布，喜半阴湿润的环境，耐旱也耐湿，对土壤要求不严，以排水良好的砂壤土最为适宜。

【作用】

1. 小便白浊：用络石、人参、茯苓各二两，龙骨（煅）一两，共研为末。每服二钱，空心服，米汤送下。一天服二次。

2. 喉痹肿塞，喘息不通：用络石草一两，加水一升，煎成一大碗，细细饮下。

3. 痈疽热痛：用络石茎叶一两，洗净晒干，皂荚刺一两，新瓦上炒黄，甘草节半两，大栝楼一个（取仁，炒香），乳香、没药各三钱。各药混合后，每取二钱，加水一碗、酒半碗，慢火煎成一碗，温服。

蒺藜子

【原文】

蒺藜子，味苦，温。主恶血，破症结积聚，喉痹，乳难。久服长肌肉，明目，轻身。一名旁通，一名屈人，一名止行，一名豺羽，一名升推。生平泽，或道旁。

【译文】

蒺藜子，味苦，性温。主治淤滞死血，能破除症瘕淤积，还能治喉痹肿痛、女子难产。长期服用能够增长肌肉，眼睛明亮，身体轻巧。又叫做旁通、屈人、止行、豺羽、升推。产于水草丛杂的平地或道路两旁。

【释义】

蒺藜子为蒺藜科植物蒺藜的果实，一年生匍匐草本，多分枝，全株有柔毛。

生于田野、路旁及河边草丛。各地均产。主产河南、河北、山东、安徽、江苏、四川、山西、陕西。秋季果实成熟时,割取全株,晒干,打下果实,除去杂质。

【作用】

1. 腰脊痛:用蒺藜子捣成末,加蜜做成丸子,如胡豆大,每服二丸,酒送下。一天服三次。

2. 通身浮肿:有杜蒺藜每日煎汤洗。

3. 大便风秘:用蒺藜子(炒)一两、猪牙皂荚(去皮、酥炙)五钱,共研为末。每服一钱,盐茶汤送下。

4. 月经不通:有杜蒺藜、当归,等分为末。每服三钱,米汤送下。

5. 难产(胎在腹中,胞衣亦不下;或者胎死):用蒺藜子、贝母各四两,共研为末,米汤冲服三钱。过一会如仍不下,可再次服药。

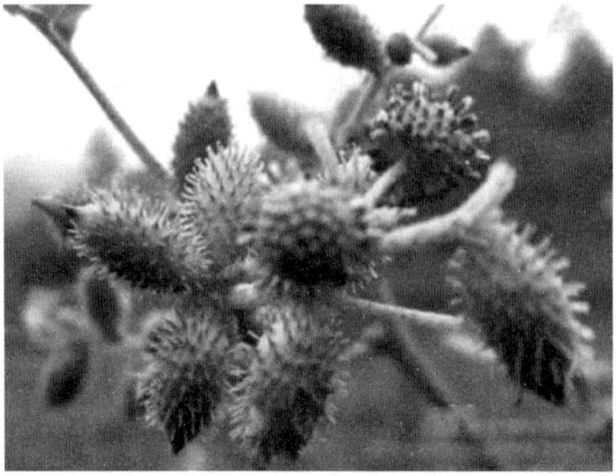

蒺藜子

6. 蛔虫病:用初秋采集的蒺藜子,阴干收存。每服一匙,一天服三次。

7. 多年失明:用初秋采集的蒺藜子,阴干捣成散,饭后服,水送下。一天服二次。

8. 牙齿动摇:用蒺藜去角,生研五钱,加水淡浆水半碗,盐少许,温时漱口,甚效。或以蒺藜根烧灰贴牙,亦能固齿。

9. 鼻塞多年,不闻香臭:用蒺藜两把,加水一大碗煮取半碗,先令病人仰卧。满口含饭。随好以药汁 0.1 升灌入鼻中,如不通,可再灌。至鼻中喷出一两个小肉坨(息肉)子,病即愈。

10. 面上瘢痕:用蒺藜子、山栀子各 0.1 升,共研为末。加醋调匀。夜涂脸上，清晨洗去。

11. 白癜风：用白蒺藜子六两，生捣为末。每服二钱，热水送下。一天服二次。一月后断根。服至半月时，白处见红点，即预示有效。

12. 疔肿：用蒺藜子一升，火熬，捣烂，以醋调匀封疮上。拔根即愈。

13. 蠼螋尿疮：用蒺藜叶捣烂敷患处。如无叶，可用子代替。

黄芪

【原文】

黄芪，味甘，微温。主痈疽久败疮，排脓止痛，大风癞痢，五痔鼠瘘，补虚小儿百病。一名戴糁。生山谷。

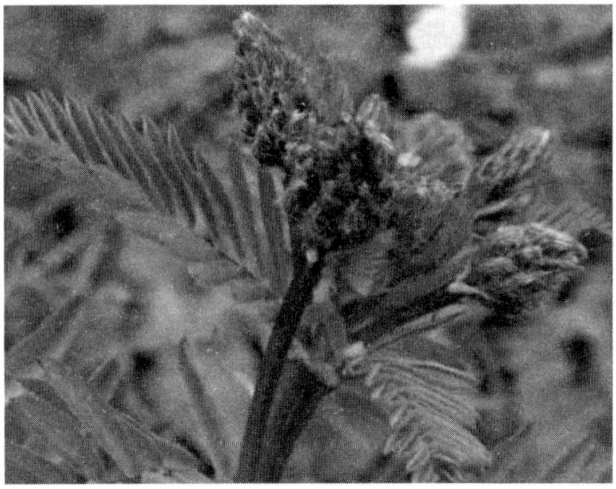

黄芪

【译文】

黄芪，味甘，性微温。主治长期痈疽形成的破损伤烂，能够排脓止痛，并能治疗严重风邪所致的皮肤病、各种痔疮以及鼠瘘；具有补虚损及治疗多种小儿疾病的功效。又叫做戴糁。产于山中的深谷处。

【释义】

黄芪为多年生草本，株高1米左右，为名贵中药材，根据药典记载有补气固表、利尿之功效，民间还有冬令取黄芪配成滋补强身之食品的习惯。因此黄芪年消耗量十分庞大。而药用部分是根，一旦根部被刨取，整个植株不再存活。黄芪的野生资源在大量采挖的情况下日渐稀少。为此确定该植物为国家三级保护植物。

黄芪产于我国华北、东北、内蒙古和西北，主产于山西、黑龙江、辽宁、河北等省，四川、俄罗斯、朝鲜和蒙古也有分布。为了保护好野生资源应适当限制采刨，采刨季节应在种子成熟落地之后，严禁采挖幼株。为了扩大资源应大力发展种植或者人工播植幼株，然后保持半野生状态，直到采收。

【作用】

1. 小便不通：用黄芪二钱，加水二碗，煎成一碗，温服。小儿减半。

2. 酒疸黄疾（醉后感寒，身上发赤、黑、黄斑）：用黄芪二两、木兰一两，共研细。每服少许。一天服三次，酒送下。

3. 白浊：用盐炒黄芪半两、茯苓一两，共研细。每服一钱。

4. 萎黄焦渴（每与痈疽发作，先后伴随）：用黄芪六两，一半生焙，一半加盐水在饭上蒸熟；另用甘草一两，也是一半生用，一半炙黄。二药共研细。每服二钱，一天两次。也可以煎服。此方名“黄芪六一汤”。

5. 老人便秘：用黄芪、陈皮各半两，研细。另用大麻子0.1升，捣烂，加水揉出浆汁，煎至半干，调入白蜜一匙，再煮过，把黄芪、陈皮末加入调匀服下。两服可通便。可以常服。

6. 血淋：用黄芪、黄连，等分为末，加面糊做成丸子，如绿豆大。每服三十丸。

7. 少淋：用黄芪、人参，等分为末。另用萝卜四、五片，加蜜二两，稍稍炙过后，蘸药末吃下，以盐水送服。

8. 吐血：用黄芪二钱半、紫背浮萍五钱，共研为末。每服一钱，姜蜜水送下。

9. 咳脓咳血，咽干（这是虚热，不可吃凉药）：用黄芪四两、甘草一两，共研为末。每服二钱，热水送下。

10. 肺痈：用黄芪二两研细，每取二钱煎汤服。一天可服三、四次。

11. 甲疽（趾甲边红肉突出成疽）：用黄芪二两、茹一两，醋浸一宿，加入猪油 0.5 升，微火煎成 0.2 升。去渣，取脂涂疮上。一天三次。

12. 胎动不安（腹痛，下黄汁）：用黄芪、芎各一两，糯米 0.1 升，水一升，一起煮到半到。分次服下。

13. 阴汗湿痒。用黄芪酒炒后研细，切熟猪心蘸着吃，有效。

兰草

【原文】

兰草，味辛，平。主利水道，杀蛊毒，辟不祥。久服益气，轻身，不老，通神明。一名水香。生池泽。

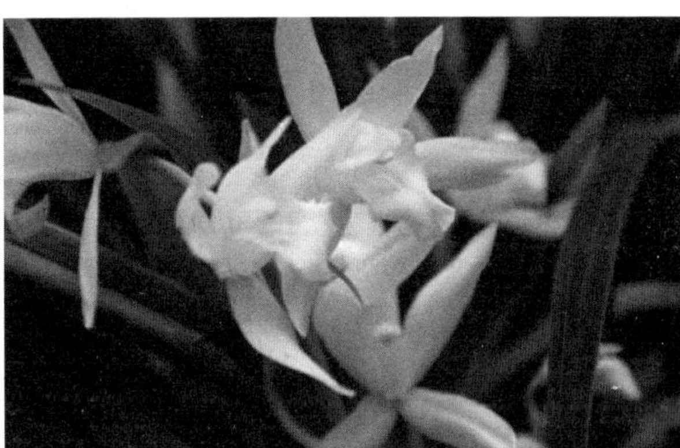

兰草

【译文】

兰草，味辛，性平。主要功效是通利水道，能够杀灭蛊毒，消除不祥晦气。长期服用能够增添气力，使身体轻巧，延缓衰老，使神志通明。又叫做水香。产于沟渠沼泽等水草丛生处。

【释义】

兰草即兰花，兰花的品种有很多，据不完全统计，全世界有 4 万多个兰花的品种，其中比较出名的有蝴蝶兰、蕙兰等。

【作用】

1. 滋养阴液，生津润燥，治疗恶性肿瘤放疗后致口干烦渴后遗症。根据临床经验，不同部位及器官的恶性肿瘤放疗者配与部分中草药，效果佳。如喉癌的放疗患者，素与山豆根、白茅根、蒲公英并用；食道癌放疗患者，应与半支莲、白花蛇舌草、夏枯草、灵仙等合用。

2. 清热凉血，养阴润肺，治干咳久嗽，肺咯血。现代中医药研究，建花全草具有清热凉血，养阴润肺功效，临床常用于肺结核咯血，调治久嗽干咳不止之症。治肺结核轻、中度咯血的患者，采用建兰花鲜根 50 ~ 100 克，捣烂榨汁或水煎服，日 2 次，4 ~ 6 天显效。治疗干咳不止的患者，采用兰花蕊 30 ~ 50 朵，水煎，放冰糖，日 2 次，服 3 ~ 5 天显奇效。

3. 顺气和血，利湿消肿，治尿道感染，妇女白带。采用兰花根 50 克，茅根 30 克，冬瓜皮 30 克，水煎服，连服 6 ~ 10 天，治疗尿道感染。妇女白带过多采用兰花根 50 克，天门冬 30 克，百合 30 克，农家散养土鸡 1 只，共炖，服汤食肉，2 ~ 3 天 1 次，连服 2 ~ 3 次。

4. 疏肝解郁，调和气血，治头晕目眩，神经衰弱。治疗头晕目眩（梅尼埃综合征），收效。处方：兰花蕊 30 克，菊花 15 克，麦冬 15 克，仙鹤草 20 克，水煎服，日 1 剂。连服 4 ~ 6 天。采用兰花根 50 克，美人蕉头 20 克，徐长卿 20 克，水煎服，日 1 剂，连服 10 ~ 15 天，治疗神经衰弱。

5. 其他药用。用鲜兰根 50 ~ 100 克，洗净，捣烂敷患处，治疗跌打损伤，皮下出血，肌肉肿瘤。

蛇床子

【原文】

蛇床子，味苦，平。主妇人阴中肿痛，男子阳痿、湿痒，除痹气，利关节，癫痫，恶疮。久服轻身。一名蛇米。生川谷及田野。

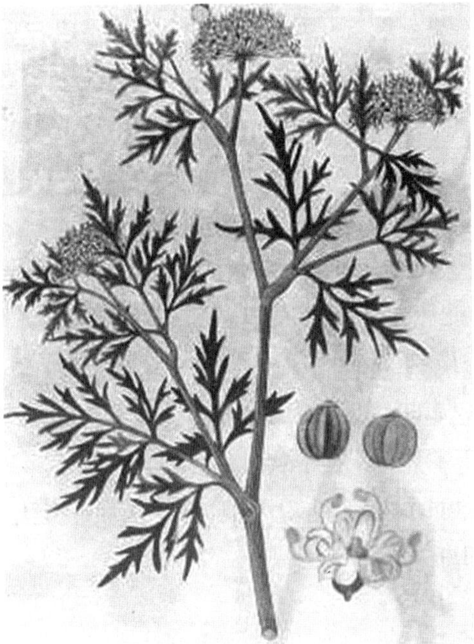

蛇床子

【译文】

蛇床子，味苦，性平。主治妇女阴部内肿痛，男子阳痿、阴部湿痒，能够逐除痹气，通利关节，还可以治疗癫痫、恶疮。长期服用能使身体轻巧。又叫做蛇米。产于山川河谷地带或田野上。

【释义】

蛇床子一年生草本植物，为伞形科植物蛇床的干燥成熟果实。夏、秋二季果实成熟时采收，除去杂质，晒干。生于原野、田间、路旁、溪沟边等潮湿处。主产河北、浙江、江苏、四川。

【作用】

1. 阳事不起：用蛇床子、五味子、菟丝子，等分为末，加炼蜜做成丸子，如梧子大。每服三十丸，温酒送下。一天服三次。

2. 赤白带下，月经不来：用蛇床子、桔白矾，等分为末，加醋、面和成丸子，如弹子大，胭脂为衣，棉裹后纳入阴道中。一天换药一次。

3. 妇女阴部奇痒：用蛇床子一两、白矾二钱，煎汤常洗。

4. 产后阴脱：用布包蛇床子蒸熟后熨患处。又方：蛇床子五两、乌梅十四个，煎水洗。一天洗五至六次。此方亦治妇女阴痛。

5. 男子阴肿、胀痛：用蛇床子研为末，加鸡蛋黄调匀敷患处。

6. 脱肛：用蛇床子、甘草各一两，研细。每服一钱，白开水送下。一天服三次。同时，用蛇床子末搽患处。

7. 痔疮：用蛇床子煎汤熏洗。

8. 小儿癣疮：用蛇床子末，加猪油调匀，搽疮上。

9. 小儿甜疮（疮连到头、面、耳边，流水，极痒，久不愈）：用蛇床子一两、水银粉三钱，共研为末，调油涂患处。

10. 牙痛：用蛇床子煎汤，乘热漱口。

12. 冬月喉痹，肿痛不能下药：用蛇床子放入瓶中烧出烟，令病人口含瓶嘴吸烟，有痰吐出，病即渐愈。

地肤子

【原文】

地肤子，味苦，寒。主膀胱热，利小便。补中，益精气。久服耳目聪明，轻身耐老。一名地葵。生平泽及田野。

【译文】

地肤子，味苦，性寒。主治膀胱结热，能通利小便。具有补内脏、益精气的作用。长期服用能够使耳聪目明，身体轻巧，延缓衰老。又叫做地葵。产于水草丛生处或田野上。

【释义】

地肤子为藜科植物地肤的果实，为一年生草本植物，生于山野荒地、田野、路旁或庭园栽培。主产江苏、山东、河南、河北。秋季果实成熟时采收植株，晒干，打下果实。

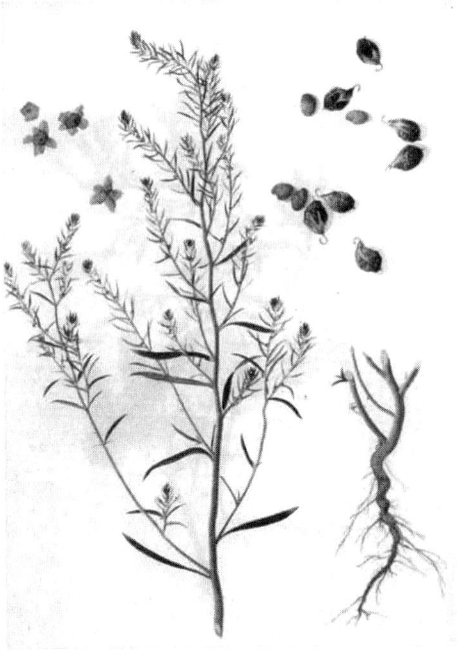

地肤子

【作用】

1. 风热赤眼：有地肤子一升（焙）、生地半斤取汁，共用饼，晒干，研细。每服三钱，空心服，酒送下。

2. 目痛、眯目：用地肤子榨汁点眼。

3. 雷头风（按：此病是头面肿痛、恶寒发热、太似伤寒）：用地肤子同生姜研烂,热酒冲服汗出即愈。

4. 疝气:用地肤子炒后研细。每服一钱,酒送下。

5. 血痢不止:用地肤子五两,地榆、黄芩各一两,共研为末。每服一匙,温水调下。

6. 妊娠患淋:用地肤子十二两,加水四升,煎至二升半,分次服下。

7. 小便不通:用地肤草榨汁服,或用地肤草一把,加水煎服。

8. 眼睛受伤陷下:胬肉突出。用地肤叶(洗去土)二两,捣烂榨汁,每取少许点眼。冬季无鲜叶,取干叶煮成浓汁亦可。

景天

【原文】

景天,味苦,平。主大热,火疮,身热烦,邪恶气。花,主女人漏下赤白,轻身,明目。一名戒火,一名慎火。生川谷。

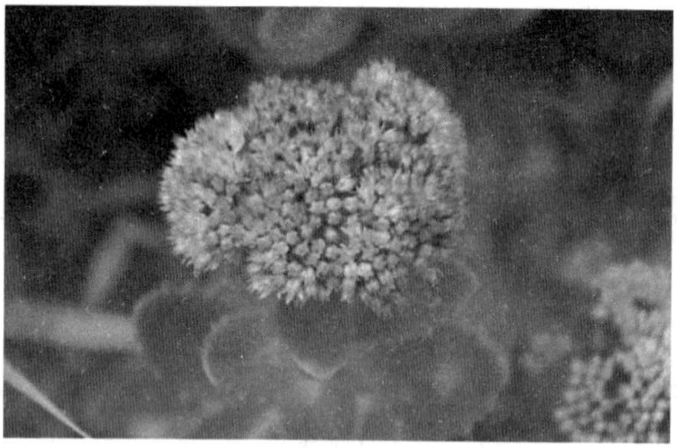

景天

【译文】

景天,味苦,性平。主治热毒高烧,火烧伤所至的火疮,身体燥热烦闷,能祛除邪恶之气。它的花,主治妇女的赤白带下,具有轻身、明目的功效。又叫做戒火、慎火。产于山川河谷地带。

【释义】

景天为景天属植物景天，以全草入药。全年可采，多鲜用。多年生肉质草本植物，叶长椭圆形，白绿色，花白色带红，供观赏，原产北温带和热带地区。

【作用】

1. 小儿惊风：用景天（干）半两、麻黄、丹参、白术各二钱半，共研为末。每服半钱，浆水调服。三、四岁的小儿可服一钱。

2. 婴儿风疹及疮毒：用景天苗叶五两和盐三两，同研细，绞取汁，以热手抹涂。一天两次。

3. 热毒丹疮：用景天捣汁涂搽。一昼夜宜搽一、二十次。

4. 漆沧作痒：揉景天涂搽。

5. 眼中生翳，涩痛难开：用景天捣汁，一天点三、五次。

茵陈蒿

【原文】

茵陈蒿，味苦，平。主风湿、寒热邪气，热结黄疸。久服轻身益气，耐老。生丘陵阪岸上。

【译文】

茵陈蒿，味苦，性平。主治风湿和寒热的邪气，湿热郁结导致的黄疸病。长期服用能够使身体轻巧、增添气力，延缓衰老。产于大小土丘或坟地、高坡上。

【释义】

茵陈蒿为菊科植物茵陈蒿的幼嫩茎叶，多年生草本植物，多生于山坡、河岸、砂砾地。全国大部分地区均有分布。春季幼苗高约 10 厘米时采收，除去杂质，去净泥土，晒干。

【作用】

1. 大热黄疸：用茵陈切细煮汤服。生食亦可，亦治伤寒头痛、风热痒疟，利小便。此方名“茵陈羹”。

2. 遍身风痒：用茵陈煮浓汤洗浴即愈。

3. 疬疡风病（按：此病是身上出现斑块，白色成片）：用茵陈蒿两把，加水十升，煮成七升，先以皂荚汤洗，再以茵陈汤洗。隔一天洗一次。

4. 风疾挛急（按：指手足不能自由伸缩）。用茵陈蒿半公斤、秫米六十公斤、面1.5公斤，和匀照常法酿酒，每日饮服。

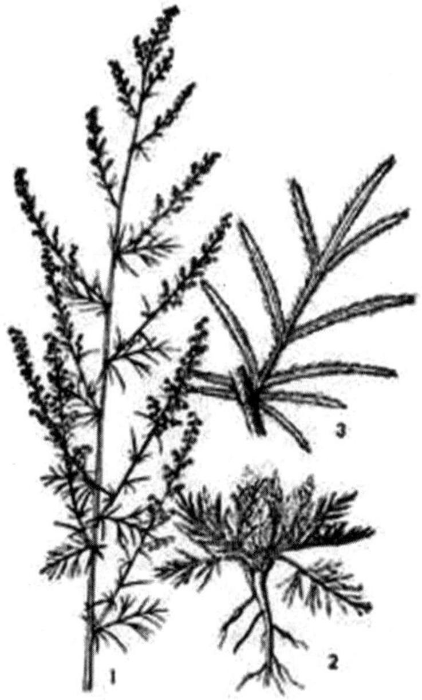

茵陈蒿

5. 遍身典疸：用茵陈蒿一把，同生姜一块捣烂，每日擦胸前和四肢。

6. 眼热红肿：用茵陈蒿、车前子等分，煎汤，以细茶调服数次。

杜若

【原文】

杜若，味辛，微温。主胸胁下逆气，温中，风入脑户，头肿痛，多涕泪出。久服益精明日，轻身。一名杜蘅。生川泽。

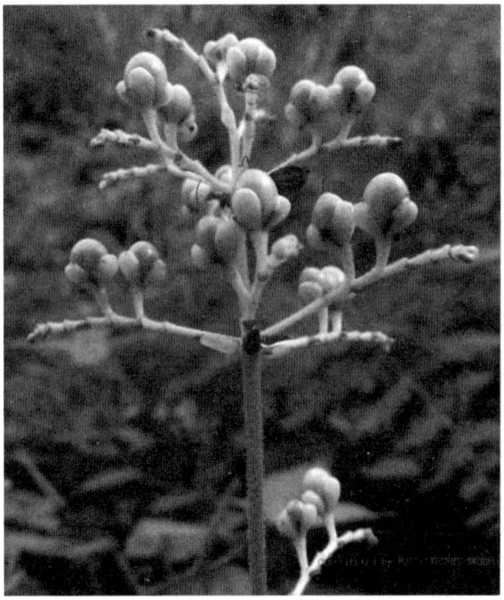

杜若

【译文】

杜若，味辛，性微温。主治胸胁下有向上的逆气，能温补内脏，并且能够祛风宣窍，治疗头部肿痛，鼻涕、眼泪俱下。长期服用能够补益精气、增强视力，使身体轻巧。又叫做杜蘅。产于河流池泽等水草丛生处。

【释义】

杜若为多年生直立或上升草本有细长的横走根茎。分布于中北部中低海拔阔叶林下潮湿处。

【作用】

胸胁逆气，头痛流涕，皮间风热等。李时珍说：“杜若乃神农上品，治足少阴、太阳诸证要药，而世不知用，惜哉。”（意思是说，杜若在《神农本草经》里列为“上品”，是治肾、膀胱诸经的要药，但是人们不知道用它，这是很可惜的。）

石龙刍

【原文】

石龙刍，味苦，微寒。主心腹邪气，小便不利，淋闭，风湿，鬼疰，恶毒。久服补虚羸，轻身，耳目聪明，延年。一名龙须，一名草续断，一名龙珠。生山谷。

【译文】

石龙刍，味苦，性微寒。主治腹内有邪气，从而导致的小便不利，形成癃闭，能够治疗风湿、鬼疰、恶毒等症。长期服用能够补益羸弱身体，使身体轻巧，耳聪目明，延年益寿。又叫做龙须、草续断、龙珠。产于山中的深谷处。

【释义】

石龙刍为灯心草科植物石龙刍的全草，多年生草本植物，生长于水田中及潮湿地区。分布广西、浙江等地。

【作用】

1. 通淋：胡须草、木通各三钱，车前草、甘草各二钱。煎服。
2. 治小儿夜啼：石龙刍（干草），烧灰涂乳上饲小儿。
3. 治牙痛：胡须草三钱，煎服。

王不留行

【原文】

王不留行,味苦,平。主金疮止血,逐痛出刺,除风痹,内寒。久服轻身耐老增寿。生山谷。

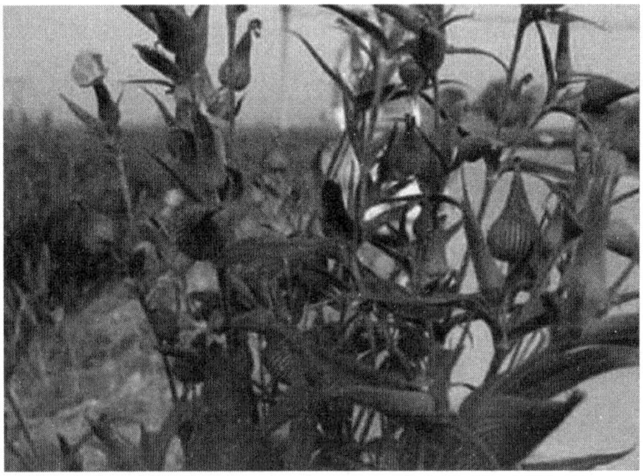

王不留行

【译文】

王不留行,味苦,性平。主治金属创伤有淤血,能消除疼痛,具有拔刺的功效,并能祛除风痹,治疗内寒。长期服用能使身体轻巧,延年益寿。产于山中的深谷处。

【释义】

王不留行为双子叶植物石竹科麦蓝菜的干燥成熟种子。一年生草本植物,呈球形,表面黑色,少数红棕色,略有光泽,有细密颗粒状突起,另有一浅色圆点状肿脐及一浅沟。质坚硬,断面灰白色,角质样。味微涩苦。生于山地、路旁及田间。除华南外,全国各地均产,主产河北。夏季果实成熟,果皮尚未裂开时,割取全株,晒干,使果实自然开裂,然后打下种子,除去杂质,再晒至足干,置干燥处，以备生用或炒用。

【作用】

1. 鼻血不止：用王不留行连茎、叶阴干，煎成浓汁温服。很快见效。

2. 大便后下血：用王不留行研为末，每服一钱，水送下。

3. 刀伤失血：用王不留行 12 克，蒴翟叶 12 克，桑根白皮 12 克，川椒 4 克，甘草 12 克，黄芩、干姜、芍药、厚朴各 3 克，前三味，烧存性，后六味，研为末。两组和匀。治大伤。每服一匙，水送下；治小伤，只须用末敷伤处即可。妇女产后亦可服用。此方名“王不留行散”。

4. 妇女乳少：用王不留行、穿山甲（炮）、龙骨、瞿麦穗、麦门冬，等分为末。每服一钱，热酒调下，服药后再吃猪蹄汤，并一日数次用木梳乳，助乳汁流出。此方名“涌泉散”。

5. 头风白屑。用王不留行、香白芷，等分为末，干掺头上。第二天清晨篦去。

6. 痈疽诸疮。用王不留行、桃枝、茱萸根皮各五两，蛇床子、牡荆子、苦竹叶、蒺藜子各三程式，大麻子一升，以水二头号半，煮取一斗，多次洗患处。此方名“王不留行汤”。

7. 疔肿初起。用王不留行子研为末，加蟾蜍和丸，如黍米大。每服一丸，酒送下。汗出即愈。

松脂

【原文】

松脂，味苦，温。主痈、疽、恶疮、头疡、白秃、疥瘙风气，安五脏，除热。久服轻身，不老，延年。一名松膏，一名松肪。生山谷。

【译文】

松脂。味苦，性温。主治痈、疽、恶疮、头部生疮溃疡、白秃病、疥疮瘙痒有风邪,具有安定五脏、祛除热邪的作用。长期服用能够使身体轻巧,延缓衰老,益寿延年。又叫做松膏、松肪。产于山中的深谷处。

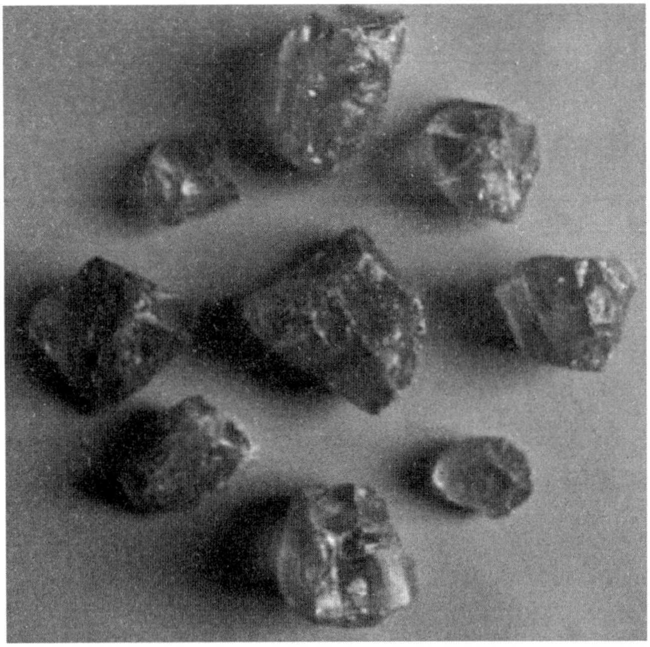

松脂

【释义】

松脂为割开松树树体后流出来的含油树脂。树木生理活动的产物,主要由萜类化合物组成。刚流出的松脂是无色透明的油状液体,暴露在空气中后随萜烃化后物的逐渐挥发而交稠,最后成为白色或黄色的固态物质——毛松香。松脂是制造松香和松节油的原料。

【作用】

1. 关节酸疼:用松脂十五公斤,炼五十遍,每取三升,和炼酥三升,搅稠。每天清晨空心服一匙。一天服在次。服药期间,以面食为好。忌食血腥、生冷、酸物。百日病愈。

2. 肝虚目泪:用炼过的松脂半公斤、米五十公斤、水七十升、曲五十公斤造酒频饮。

3. 妇女白带:用松香五两、酒二升,煮干,捣烂,加酒、糊做成丸子,如梧子大。每服百丸,温酒送下。

4. 风虫牙痛:把松脂在滚水中泡化,漱口,痛即止。

5. 龋齿有孔:有棉裹松脂塞孔中。

6. 久聋不听:用炼松脂三两,巴豆一两,和捣成丸,薄棉裹定塞耳中,一天二次。

7. 一切肿毒:用松香八两、铜青二钱、蓖麻仁五钱,同捣作膏,摊贴患处。

8. 疥癣湿疮:有松香研为末,加轻粉少许,先以油涂疮上,再撒上药末。几次即见效。

9. 阴事宜湿痒:用松香末卷入纸筒内,每筒加花椒三粒,油浸三日,令纸筒燃烧滴油,取油搽患处。搽油前,以淘米水把患处洗净。

槐实

【原文】

槐实,味苦,寒。主五内邪气热,止涎唾,补绝伤,五痔,火疮,妇人乳瘕,子脏急痛。生平泽。

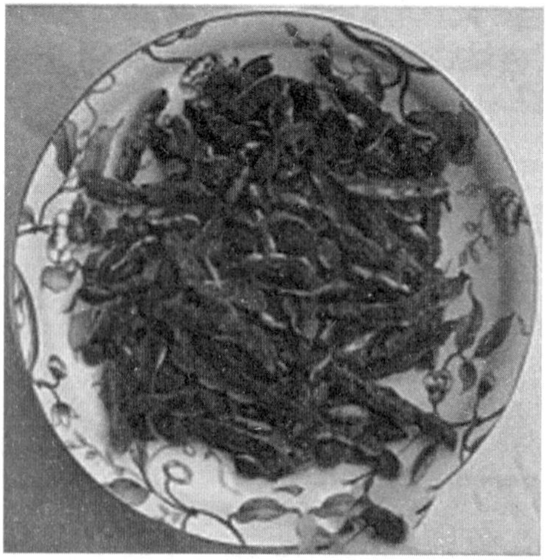

槐实

【译文】

槐实，味苦，性寒。主治五脏内的热邪之气，能消止涎唾，续补极度损伤，治疗五种痔疮、火伤成疮、妇女乳房结块及子宫急痛。产于水草丛生的平地。

【释义】

槐实即槐角，为豆科落叶乔木槐树的成熟果实。槐树的花蕾称为槐花，性味功效类似于槐实，可以相互作用。

【作用】

1. 肠风泻血：用槐角（去梗，炒）一两，地榆、当归（酒焙）、防风、黄芩、枳壳（麸炒）各半两，共研为末，加酒、糊做成丸子，如梧子大。每服五十丸，米汤送下。此方名“槐角丸”。

2. 大肠脱肛：用槐实、槐花等分，炒为末，蘸羊血炙熟吃（用猪肾去皮蘸末炙熟吃亦可），以酒关下。

3. 内痔、外痔：用槐角一半，捣成汁，晒，浓，取地胆为末，同煎成丸，如梧子大。每服十丸，水送下。做丸时，也作成挺子，纳肛门内。地胆末可用苦参末代替。

4. 目热昏暗：用槐角、黄连各二两，共研为末，加蜜做成丸子，如梧子大。每服二十丸，浆水送下。每天二次。

肉苁蓉

【原文】

肉苁蓉，味甘，微温。主五劳七伤补中，除茎中寒热痛，养五脏，强阴，益精气，多子，妇人症瘕。久服轻身。生山谷。

【译文】

肉苁蓉，味甘，性微温。主治身体的五种劳损七种损伤，能祛除阴茎发寒发热的疼痛症状，具有调养五脏，益养阴精，使人精气强旺、多生子嗣的功效，还可以治疗妇女症瘕。长期服用能够使身体轻巧。产于山中的深谷处。

【释义】

肉苁蓉，也叫沙漠人参，多年生寄生草本植物，寄生于藜科植物梭梭（盐木）的根上，是世界濒危保护植物。肉苁蓉为名贵中药，有经济价值。它也是古地中海残遗植物，对于研究亚洲中部荒漠植物区系具有一定的科学价值。主产内蒙、甘肃、新疆、青海。生于湖边、沙地梭梭林中。

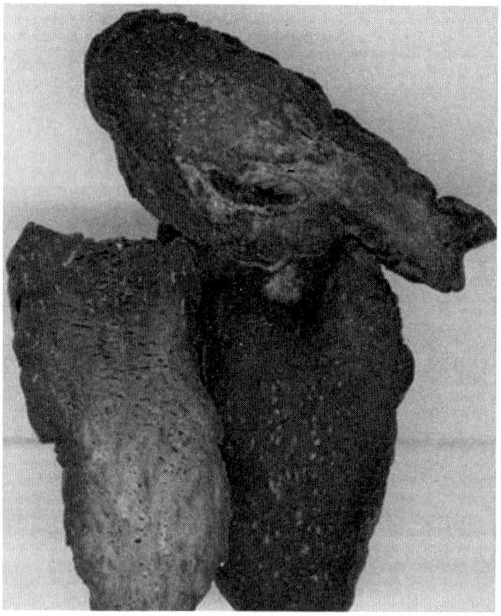

肉苁蓉

【作用】

1. 劳伤，精败面黑，用肉苁蓉四两，水煮烂，切薄研细，炖羊肉吃。

2. 肾虚白浊：用肉苁蓉、鹿茸、山药、白茯苓，等分为末，加米糊做成丸子，如梧子大，每服三十丸，枣汤送下。

3. 汗多便秘（年老或体虚的病人），用肉苁蓉（酒浸，焙过）二两、沉香末一两，共研为末。加麻子杜汁糊成丸子，如梧子大。每服七、八丸。白开水送下。

4. 消中易饥（按：患此病者常多食，但身体很消瘦），用肉苁蓉、山萸、五味子等分，共研为末，加蜜做成丸子，如梧子大。每服二十丸，盐酒送下。

5. 破伤风（口禁，身强直），用肉苁蓉切片晒干，烧成烟熏伤处，累效。

防风

【原文】

防风,味甘,温。主大风头眩痛,恶风,风邪目盲无所见,风行周身骨节疼痹,烦满。久服轻身。一名铜芸。生川泽。

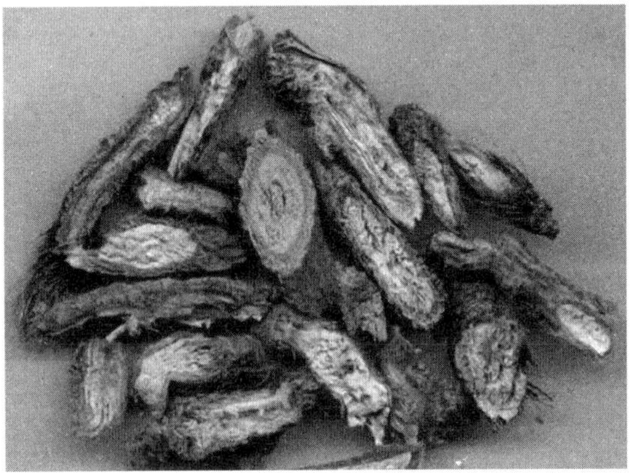

防风

【译文】

防风,味甘,性温。主治严重风邪导致的头痛眩晕、怕风,风邪所致的眼盲视物不清,因风行全身而使骨骼关节疼痛麻痹、胸中烦闷。长期服用能够使身体轻巧。又叫做铜芸。产于河流沼泽等水草丛生的地方。

【释义】

防风为双子叶植物伞形科防风的干燥根,多年生草本,全体无毛,根粗壮,茎基密生褐色纤维状的叶柄残基,野生于丘陵地带山坡草丛中,或田边、路旁,高山中、下部。分布东北、内蒙古、河北、山东、河南、陕西、山西、湖南等地。

【作用】

1. 自汗不止:用防风,去掉芦头(按:芦头是指接近根部的叶柄残基),每服二钱，浮麦煎汤送下。又方：防风用面炒过，猪皮煎汤送下。

2. 盗汗：用防风二两、芎一两、人参半两，共研为末。每服半钱，临睡时服。

3. 老人便秘：用防风、枳壳（麸炒）各一两，甘草半两，共研为末。每服二钱，饭前服，开水送下。

4. 偏头风与正头风：用防风、白芷，等分为末。每服二、三匙。童便五升煎至四升，分两次送药服下。

5. 破伤风（牙关紧闭）：用天南星、防风，等分为末。每服二、三匙。童便五升煎至四升，分两次送药服下。

6. 小儿解颅（按：指囟门久不闭合）：用防风、白及、柏子仁，等分为末，乳汁调涂囟门。一天换药一次。

7. 妇女崩中：用防风（去芦头），炙赤为末，每服一钱，以面糊酒调下。此方称“独圣散”。

8. 中乌头、芫花、野菌等毒：用防风煎汁服。

枸杞

【原文】

枸杞，味苦，寒。主五内邪气，热中消渴，周痹。久服坚筋骨，轻身不老。一名杞根，一名地骨，一名枸忌，一名地辅。生平泽。

【译文】

枸杞，味苦，性寒。主治体内五脏的邪气，消除热邪消渴、全身疼痛麻痹。长期服用能够使筋骨强壮，身体轻巧，延年不老。又叫做杞根、地骨、枸忌、地辅。产于平原水草丛生的地方。

【释义】

枸杞为双子叶植物药茄科植物枸杞的成熟果实。枸杞全国大部分地区有分布。枸杞分布宁夏、甘肃、新疆、内蒙古、青海等地。夏、秋果实成熟时采摘，除去果柄，置阴凉处晾至果皮起皱纹后，再暴晒至外皮干硬、果肉柔软即得。遇阴雨可用微火烘干。

【作用】

1. 肾经虚损，眼目昏花，或云翳遮睛：和枸杞子半公斤，好酒润透。分作四份：一份用蜀椒一两炒，一份用小茴香一两炒，一份用芝麻一两炒，一份用川楝肉一两炒。炒后拣出枸杞，加熟地黄、白术、白茯苓各一两，共研为末，加炼蜜做成丸子，每天服适量。此方名“四神丸”。

2. 壮筋骨，补精髓：用枸杞根、生地黄、甘菊花各半公斤，捣碎，加水一百升，煮取汁五十升，以汁炊糯米三十公斤，拌入细曲，照常法酿酒，待熟澄清，每日饮三碗。此方名“地骨酒”。

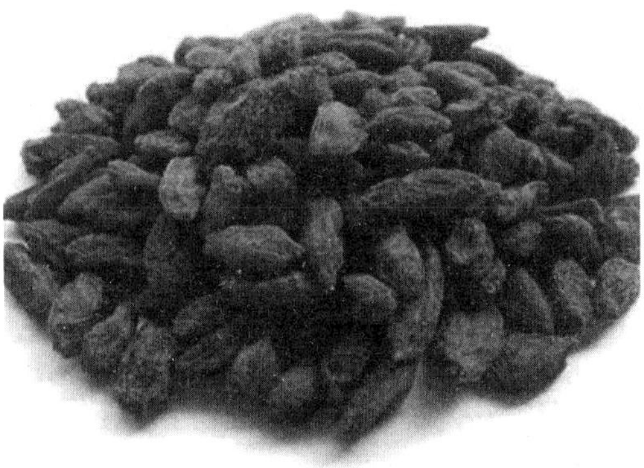

枸杞

3. 骨蒸烦熟(包括一切虚劳烦热及大病后烦热)：用地骨皮二两、防风一两，甘草(炙)半两，和匀后。每取五钱，加生姜五片，水煎服。此方名“地仙散”。

4. 肾虚腰痛：和枸杞根、杜仲、萆和半公斤，好酒三十升浸泡，蜜封土罐中再放锅内煮一天，常取饮服。

5. 赤眼肿痛：用地骨皮 1.5 公斤，加水三十升，煮成三升，去渣，放进盐一两，再煮成二程式，频用洗眼和点眼。

6. 小便出血：用新地骨皮洗净，捣取自然汁。无汁则加水煎汁。每服一碗，加一点酒，饭前温服。

7. 风虫牙痛：用枸杞根白皮，煎醋含漱。

8. 口舌糜烂(膀胱移热于小肠,口舌生疮,心胃热,水谷不下):用柴胡、地骨皮各三钱,水煎服。此方名“地骨皮汤”。

9. 男子下疳:先以浆水洗过。再搽地骨皮末,即可生肌止痛。

10. 妇女阴肿或生疮:用枸杞根煎水多洗。

11. 痈疽恶疮,脓血不止:有地骨皮不拘多少,洗净,刮去粗皮,取出细穰以地骨皮煎汤洗,令脓血尽,以穰敷贴患处,很快见效。

12. 足趾鸡眼,作痛作疮:用地骨皮同红花研细敷涂。

13. 目涩有翳:用枸杞叶、车前叶各二两,捣出汁,以桑叶裹悬阴地一夜。取汁点眼,不过三、五次,即见效。

14. 五劳七伤,房事衰弱:用枸杞叶二两半,切细,加粳米三两,豉汁适量,一起煮成粥。每日食用,有效。

茯苓

【原文】

茯苓,味甘,平。主胸胁逆气忧恚,惊邪恐悸,心下结痛,寒热烦满。咳逆,口焦舌干,利小便。久服安魂养神,不饥延年。一名茯菟。生山谷。

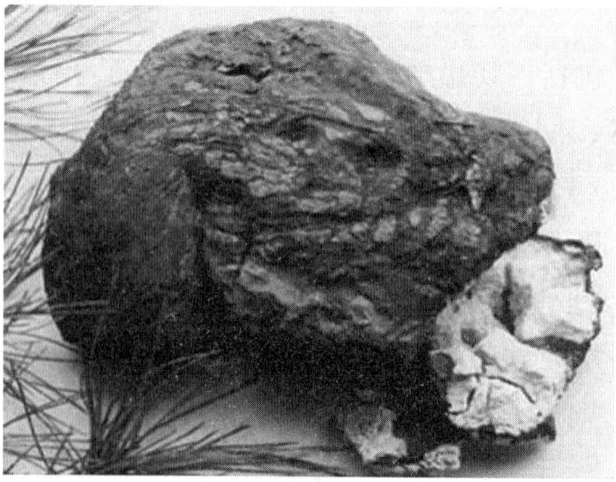

茯苓

【译文】

茯苓，味甘，性平。主治忧郁导致的胸胁间气逆上行，因受到惊吓而产生的恐慌心悸，心下胃脘部的聚积疼痛，身体恶寒发热，心中烦满郁闷，咳嗽气逆，口干舌燥；能够通利小便。长期服用能够安魂养神，使人没有饥饿感、延年益寿。又叫做茯菟。产于山中的深谷处。

【释义】

茯苓为多孔菌科真菌茯苓的干燥菌核，多寄生于马尾松或赤松的根部。产于云南、安徽、湖北、河南、四川等地。秋春间采挖，栽培品一般在接种后三年采挖。洗净，热草，逐层铺叠，最上盖以厚麻袋，使其发汗，析出水分，取出，将水珠擦去，摊放阴凉处，待表面干燥后再发汗，如此反复3～4次至表面皱缩，皮色变为褐色，再置阴凉处晾至半干，分部切制，阴干，生用。

【作用】

1. 心神不定，恍惚健忘。用茯苓二两（去皮）、沉香半两，共研为末，加炼蜜做成丸子，如小豆大。每服三十丸，饭后服，人参汤送下。

2. 虚滑遗精。用白茯苓二两、缩砂仁一两，共研为末，加盐二钱，将瘦羊肉切薄片蘸药炙熟吃，酒送下。

3. 浊遗带下（男子元阳虚损，精气不固，小便下浊，余沥常流，梦寐我惊，频频遗泄。妇人白带）。用白茯苓（去皮）四两，挖空一处，填入猪苓四钱半，煮开多次，取出晒干，去掉猪苓，研为末，化黄蜡调成丸子如弹子大。每次服一丸，空心服，唾液送下。以尿清为度，忌米醋。此方名“威喜丸”。

4. 小便频多。用白茯苓（去皮）、干山药（去皮，在白矾水中渍过，焙干），等分为末。每服二钱，米汤送下。

5. 小便淋沥不禁。用白茯苓、示茯苓，等分为末，加不揉洗去筋，控干，以酒煮地黄汁捣成膏调为丸子，如梧子大。每嚼一丸，空心服，盐酒送下。

6. 滑痢不止。用白茯苓一两、木香（煨）半两，共研为末，每服二钱，紫苏木瓜汤送下。

7. 妊娠水肿，小便不利，恶寒。用赤茯苓（去皮）、葵子各半两，共研为末。每服二钱，水送下。

8. 突然耳聋。用黄蜡不拘多少,和茯苓末细嚼。茶汤送下。

9. 痔漏。用赤、白茯苓(去皮)、没药各二两,破故纸四两,在石臼中捣成一块,酒浸数日,取出,放入木笼蒸熟,晒干为末,加酒,糊做成丸,如梧子大。每服二十丸,酒送下。

10. 水肿尿涩。用茯苓皮、椒目,等分煎汤,每日饮服。有效为止。

酸枣仁

【原文】

酸枣仁,味酸,平。主心腹寒热邪结气聚,四肢酸疼湿痹。久服安五脏,轻身延年。生川泽。

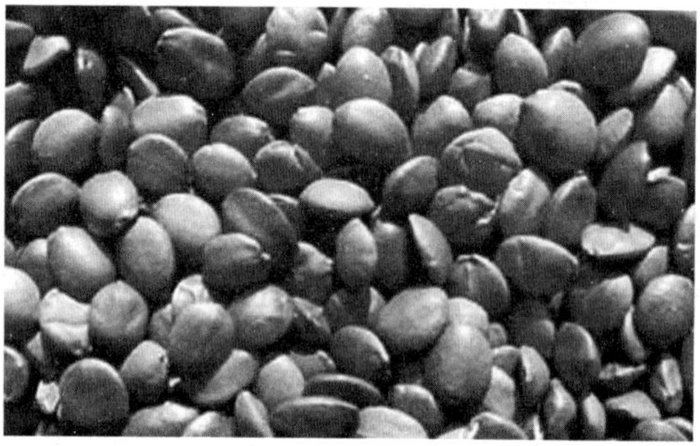

酸枣仁

【译文】

酸枣仁,味酸,性平。主治胸腹有寒热邪气凝聚滞留、气不畅行,四肢酸疼的湿痹症。长期服用能够使五脏安宁,身体轻巧,延年益寿。产于河边池泽的水草丛生处。

【释义】

酸枣仁为鼠李科植物酸枣的种子,是落叶灌木或小乔木,生长于阳坡或干燥瘠土处,常形成灌木丛。分布于辽宁、内蒙古、河北、河南、山东、山西、陕西、甘肃、安徽、江苏等地。

【作用】

1. 胆风沉星(胆风毒气,虚实不调,昏沉多睡)。用酸枣仁一两(生用)、蜡茶二两,以生姜汁涂炙微焦为散。每取二钱,加水七分煎至六分,温服。

2. 胆虚不眠(心多惊悸)。用酸枣仁一两,炒香,捣为散。每服二钱,竹叶汤调下。又方:再加人参一两、辰砂半两、乳香二钱半,调炬蜜做成丸子服下。

3. 振悸不眠。用酸枣仁二公斤,茯苓、白术、人参、甘草各二两,生姜六两,加水八升,煮成三分,分次服。此方称“酸枣仁汤”。

4. 虚烦不眠。用酸枣仁二公斤,知母、干姜、茯苓、芎各二两,甘草(炙)一两,先以水一斗煮枣仁,得汁七程式,再放入其余各药同煮,最后得汁,分次服下。此方名“酸枣仁汤”。

5. 骨蒸不眠。用酸枣仁一两,加水二碗研绞取汁,下粳米 0.2 升煮粥。粥熟后,再下地黄汁 0.1 升,煮匀吃下。

6. 盗汗,用酸枣仁、人参、茯苓,等分为末,每服一钱,米汤送下。

五味子

【原文】

五味子,味酸,温。主益气,咳逆上气,劳伤羸瘦,补不足,强阴,益男子精。一名会及。生山谷。

【译文】

五味子,味酸,性温。主要功效为益气,能够治疗咳嗽气喘,身体劳损、形体瘦弱,补充不足,具有补虚强阴的功效,增益男子精液。又叫做会及。产于山中的深谷处。

【释义】

五味子,俗称山花椒、秤砣子、药五味子、面藤、五梅子等,五味子是多年生落叶藤本,植株可供观赏。为木兰科植物五味子(习称“北五味子”)或华中五味子(习称“南五味子”)的干燥成熟果实。五味子只特指北五味子的干燥成熟果实。而南五味子特指华中五味子的干燥成熟果实。

【作用】

1. 生脉散:人参10克,麦门冬15克,五味子6克。加水煎汤服。源于《内外伤辨惑论》。本方以人参益气生津,五味子益气生津、敛肺止汗,麦门冬养阴生津。用于气阴不足,体倦自汗,短气懒言,口渴咽干,脉虚无力;或久咳伤肺,气阴两伤,干咳短气,自汗。

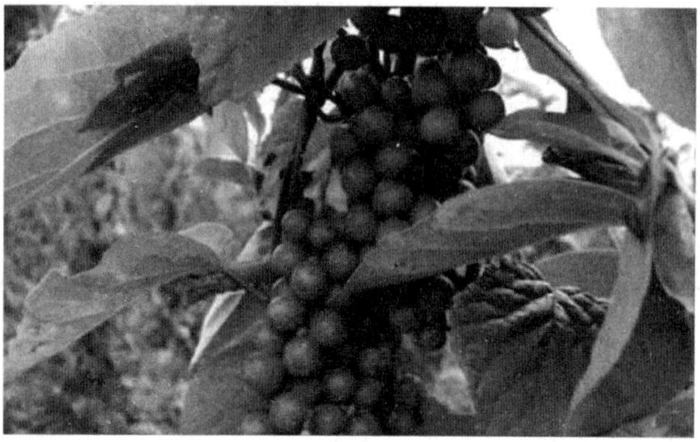

五味子

2. 五味子膏:五味子250克,加水适量,煎熬取汁,浓缩成稀膏,加等量或适量蜂蜜,以小火煎沸,待冷备用。每次服1~2匙,空腹时沸水冲服。源于《本草衍义》、《医学入门》。五味子有补气敛肺、祛痰止咳和补肾涩精的作用,故可有不同的用法。用于肺虚咳嗽、短气;或肾虚遗精、滑精、虚羸少气。

3. 五味子散:五味子18克,吴茱萸6克。一同炒香,研为细末。每日2次,每次6克,米饮送服。源于《本事方》。本方用五味子补肾固涩,吴茱萸散寒燥湿。用于脾肾虚寒有腹泻,久泻不止。

旋花

【原文】

旋花，味甘。温。主益气，去面皯黑色。媚好。其根，味辛，主腹中寒热邪气，利小便。久服不饥，轻身。一名筋根花，一名金沸。生平泽。

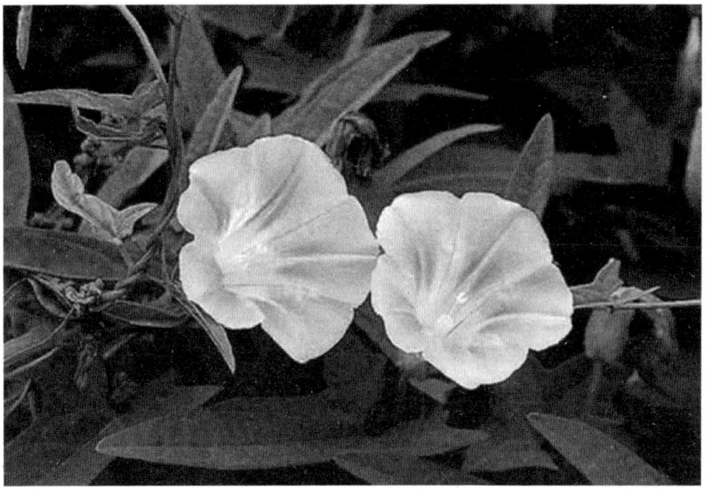

旋花

【译文】

旋花，味甘，性温。主要功效是益气，能够去掉面部枯焦黝黑，使皮肤容颜靓丽。它的根，味道辛涩，主治腹中的寒热邪气，具有使小便通畅的作用。长期服用可使人没有饥饿感，身体轻巧。又叫做筋根花、金沸。产于水草丛生的平地。

【释义】

旋花为双子叶植物药旋花科植物篱天剑的花朵，多年生草本植物。全株不被毛。茎缠绕，有细棱。叶形多变，叶片三角状卵形或宽卵形。种子黑褐色，表面有小疣。生于路旁、溪边草丛、农田边及山坡林缘,我国大部分地区有分布。6~7月开花时采收,晾干。

【作用】

腹中寒热邪气(用根),脸上黑痣。亦利小便,续筋骨,合刀伤,治丹毒,补劳损,益精气。

卷二 中品药材

石膏

【原文】

石膏,味辛,微寒。主中风寒热,心下逆气,惊,喘,口干舌焦,不能息,腹中坚痛,除邪鬼,产乳,金疮。生山谷。

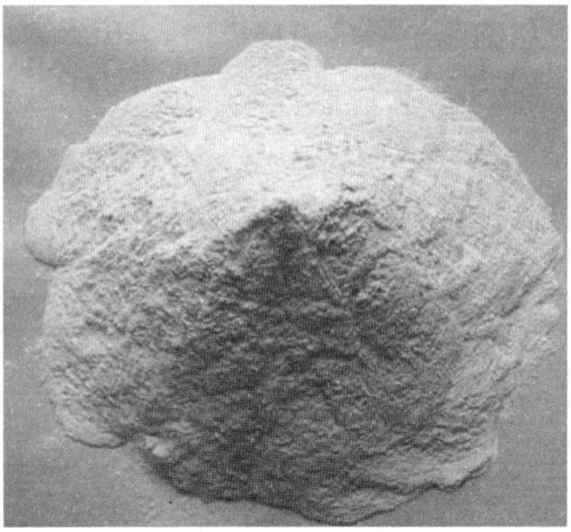

石膏

【译文】

石膏,味辛,性微寒。主治中风引起的身体恶寒发热,心腹间内气逆行,心惊、气喘、口干舌燥而呼吸困难,腹部坚硬疼痛,可以驱除邪气恶鬼,还具有催生的功效,能治疗金属器械造成的创伤。产于山中的深谷处。

【释义】

石膏又名二水石膏、生石膏。

【作用】

1. 伤寒发狂。用石膏二钱、黄连一钱,共研细。甘草煎汤,冷时送下。此方名“鹊石散”。

2. 小儿丹毒。用石膏粉一两调水涂搽。

3. 骨蒸劳(外寒内热,附骨而蒸,身体消瘦,饮食无味,四肢渐细,脚上浮肿)。用石膏十两,研细,水调服。每服一茶匙,一天两次。

4. 肺热喘嗽。用石膏二两、炙甘草半两,共研为末,每服三钱,生姜蜜汤送下。

5. 痰热喘嗽。用石膏、凝水石各五钱,研细,人参汤送下。

6. 胃火牙痛。用石膏一两,火煅,淡酒淬过。加防风、荆芥、细辛、白芷各五分,共研细。天天擦牙,有效。

7. 老人风热(内热,目赤,头痛,视物模糊)。用石膏三两、竹叶五十片、砂糖一两、粳米 0.3 升,先以水三大碗煎石膏、竹叶,煮成二大碗,去渣取汁,加米煮粥,调糖吃下。

8. 头风流泪。用煅石膏二两、川芎二两、炙甘草半两,共开为末。每服一钱,葱白茶汤调下。一天服二次。

9. 头痛,心烦,流鼻血。用石膏、牡蛎各一两,研细。每服二钱,新汲水送下。同时用水调少量药滴鼻内。

10. 风热性筋骨痛。用石膏三钱、面粉七钱,研细,加水调匀,锅里煅红。冷定后化在滚酒中,趁热服下。盖被发汗。连服药三日,病愈。

11. 雀目(按:即黄昏后不能视服)。用石膏粉一钱放在两薄片猪肝中,外用绳捆好,在沙锅中煮熟,取出切食。每天吃一次。

12. 湿温,烦渴,多汗。用石膏、炙甘草,等分为末,每服两小匙,热水送下。

13. 水泻,腹内如雷鸣。用火煅石膏,加米饭和成丸子,如梧子大,外以铅丹为衣。每服二十丸,米汤送下。

14. 妇女乳痈。用石膏煅红,研细。每服三钱,温酒送下。服药后,再喝酒至醉即安睡。如此再服药一次,即见效。

15. 油伤火烧。用石膏粉敷上。

16. 刀伤。用石膏、沥表，等分为末，扑洒伤处，不要沾水。

17. 疮口不收。用石膏烧红，研以二两，加铅丹半两，共研为末，洒疮上。此方名“红玉散”。

18. 口疮咽痛。用石膏煅过，取三两，加丹砂三钱半，共研细，点患处。

磁石

【原文】

磁石，味辛，寒。主周痹风湿，肢节中痛，不可持物，洗洗酸消，除大热烦满及耳聋。一名玄石。生山谷。

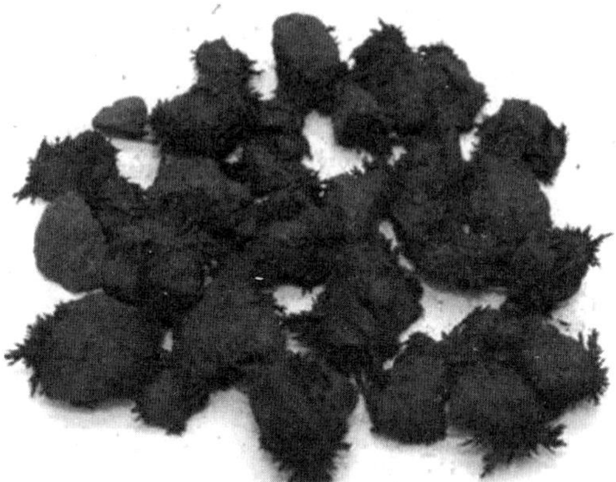

磁石

【译文】

磁石，味辛，性寒。主治全身麻痹、风湿阻滞所造成的四肢关节疼痛，无法拿起物品，肌肉寒冷酸痛，能够消除严重的发热、胸中烦闷胀满以及耳聋的症状。又叫做玄石。产于山中的深谷处。

【释义】

磁石为氧化物类矿物磁铁矿的矿石。

【作用】

用于头目眩晕、耳鸣、耳聋、虚喘、惊痫、怔仲。内服煎汤,或入丸、散;外用研末调敷。

阳起石

【原文】

阳起石,味咸,微温。主崩中漏下,破子脏中血,症瘕结气,寒热,腹痛,无子,阳痿不起,补不足。一名白石。生山谷。

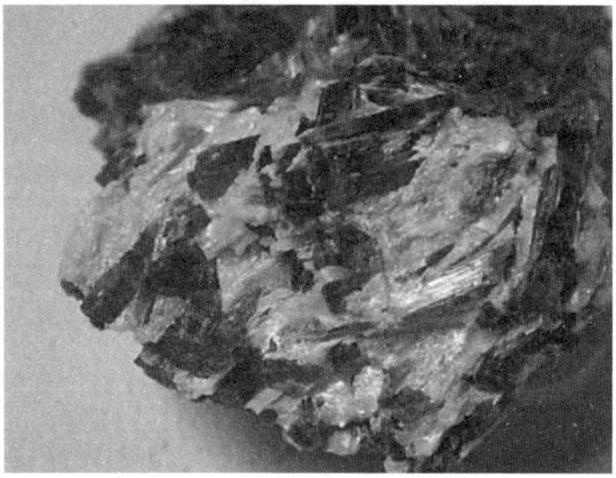

阳起石

【译文】

阳起石,味咸,性微温。主治妇女非经期阴道出血,消除子宫内的淤血,消散症瘕形成的郁结邪气、恶寒发热、腹中疼痛、治疗不孕症、阳痿不举,补充身体不足。又叫做白石。产于山中的深谷处。

【释义】

阳起石为硅酸盐类矿物,它是透闪石中的镁离子2%以上被二价铁离子置换而成的矿物,它也是闪石系列中的一员,这类矿物常被称为闪石石棉。阳起石的晶体为长柱状、针状或毛发样。颜色由带浅绿色的灰色至暗绿色,具玻璃光泽。透明至不透明,晶体的集合体为不规则块状、扁长条状或短柱状,大小不一。白色、浅灰白色或淡绿白色,具有丝一样的光泽。比较硬脆,也有的略疏松。折断后的断面不平整,断面可见纤维状或细柱状。

【作用】

1. 丹毒肿痒。用阳起石煅后研细,清水调搽。

2. 滑精(元气虚寒,精滑不禁,手足常冷,大便溏泄)。用阳起石煅后研细,加钟乳粉等分,再加酒煮过的附子末,调一点面粉把药合成丸子,如梧子大。每服五十丸,空心服,米汤送下。直至病愈为止。

3. 阳痿阴汗。用阳起石煅后研细,每服二钱,盐酒送下。

长石

【原文】

长石,味辛,寒。主身热,四肢寒厥,利小便,通血脉,明目,去翳眇,下三虫,杀蛊毒。久服不饥。一名方石。生山谷。

【译文】

长石,味辛,性寒。主治身体发热,四肢发冷,能通畅小便,疏通血脉,提高视物能力,去除眼中翳膜,杀灭蛔、赤、蛲三虫,杀死蛊毒。长期服用可使人没有饥饿感。又叫做方石。产于山中深谷处。

【释义】

长石是长石族岩石的总称,它是一类含钙、钠和钾的铝硅酸盐类矿物。为地壳中最常见的矿物,比例达到60%,在火成岩、变质岩、沉积岩中都可出现。长石是火成岩的主要矿物成分,对于岩石的分类具有重要意义。

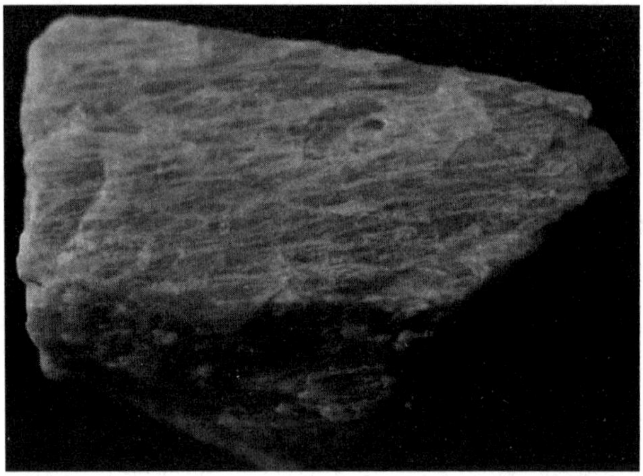

长石

【作用】

1.《本经》:"主身热,四肢寒厥,利小便,通血脉,明目去翳眇。"

2.《别录》:"主胃中结气,止消渴,下气,除胁肋肺间邪气。"

雄黄

【原文】

雄黄,味苦,平。主寒热鼠瘘,恶疮,疽、痔,死肌,杀精物恶鬼邪气,百虫毒,胜五兵。炼食之,轻身神仙。一名黄金石。生山谷。

【译文】

雄黄,味苦,性平。主治伤寒发热、鼠瘘,恶疮,疽、痔致肌肤麻木坏死,能治疗精神失常症,驱除邪气,杀灭虫毒,功效胜于五种兵器。炼制后服用,可使人身体轻巧,精神爽快。又叫做黄金石。产于山中深谷处。

【释义】

雄黄是砷硫化物矿物之一。单斜晶系，单晶体呈细小的柱状、针状，但少见；通常为致密粒状或土状块体。橘红色，条痕呈浅橘红色。金刚光泽，断口为树脂光泽。性脆，熔点低。用炭火加热，会冒出有大蒜臭味的白烟。置于阳光下曝晒，会变为黄色的雌黄和砷华，所以保存应避光以免受风化。加热到一定温度后在空气中可以被氧化为剧毒成分三氧化二砷，即砒霜。

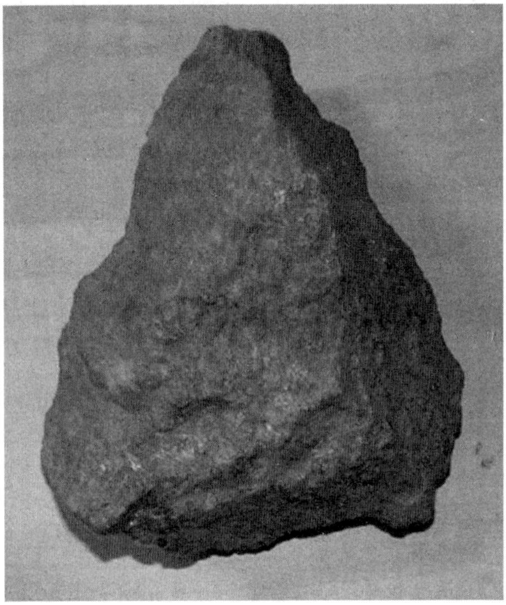

雄黄

【作用】

1. 骨蒸发热（按：即今之肺结核）。用雄黄一两，加入小便一升。另取方圆尺的石板一块，以炭火烧热，把雄黄尿汁淋在石上，垫上薄毡，令病人解衣顶被坐石上，勿使漏风。几次之后，病状即逐渐减轻。

2. 伤寒咳逆。用雄黄一钱、酒一杯，同煎，病人趁热嗅其气。

3. 阴部蚀烂，痛痒不已。用雄黄半两烧于瓶中，熏下部，有效。

4. 偏头风。用雄黄、细辛，等分研细。每次取二、三分吹入鼻中，左痛吹右，右痛吹左。此方名“至灵散”。

5. 腹胁痞块。用雄黄、白矾各一两，共研为末，加面糊调成膏，摊纸上，贴痞块处。贴至大便畅泄乃愈。

6. 胁下痃癖(按:胁下觉有积聚,呼吸时常抽痛)。用雄黄一两、巴豆五钱,同研细。加白面二两,滴水做成丸子,如梧子大。每服二十四丸。以开过几次再放冷以后的水冲服。大便畅通,病即转好。此方名“煮黄丸”。

7. 酒癖(饮酒过度引起头晕、恶心、呕吐,长期不愈)。用皂角子大的雄黄六小块、巴豆(连皮油)十五个、蝎子尾巴十五个,共研为末,加面粉五两半,滴水做成丸子,如豌豆大。丸子将干时放于麸中炒香。炒后,取丸子放水里观察。凡是浮在水面的就是好的,收存起来。每服二丸,温酒送下。此方名“酒征丸”。

8. 油癖(特别喜欢吃油,缺油即病)。用雄黄半两,研末,水调服。

9. 症瘕积聚。用雄黄二两,研细。水飞九次,放入新竹筒中,以蒸饼一块封住筒口,蒸七次。再用上等粉脂一两,和成丸子,如绿豆大。每服七丸。酒送下。一天服三次。

10. 阴肿。用雄黄、矾石各二两,甘草 30 厘米,加水五升,煮成二升,浸肿处。

11. 食物中毒。用雄黄、青黛,等分为末,每服二钱,新汲水送下。

12. 虫毒。用雄黄、生矾等分,加蜡做成丸药,如梧子大。每服七丸,开水送下。

13. 便血。用雄黄不拘多少,放入枣内,用线捆好,煎汤。另用铅一两,熔化后,倒入汤中同煮。自早至晚,不断添开水。煮毕,取出研细,做成丸子,如梧子大。每服三十丸,空心服。用原有的铅汤送下。三服血止。

14. 暑天泄痢。用雄黄水飞九次,放在竹铅内蒸七次,研末,与蒸饼混合,做成丸子,如梧子大。每服七丸,甘草汤送下。一天服三次有效。

15. 疯狗咬伤。用雄黄五钱、麝香二钱,研细,酒送下。分两次服完。

16. 百虫入耳。烧雄黄熏耳内,虫自出。

17. 马汗疮(按:牧马人多生这种疮,初起肿痛,后感烦热,重者可致死)。用雄黄、白矾各一钱,乌梅三个,巴豆一个,合研为末,油调敷疮。

18. 刀伤。用雄黄一粒,半豆大,放入伤口内,另取雄黄五钱,小便送服。凡刀伤感染,毒入内部者,服此药有效。

19. 打伤发肿。用雄黄二分、密陀僧一分,共研为末,水调敷伤处。极见效。

20. 白秃头疮。用雄黄、猪胆汁调匀敷上。

21. 眉毛脱落。用雄黄末一两，调醋搽。

22. 疔疮恶毒。先用针刺毒疮的四边及中心，再以雄黄粉敷上。又方：用雄黄、蟾蜍各五分，共研为末，和葱、蜜捣丸，如小米大。以针刺破疮顶，将药插入。

23. 喉痹（按：此即喉风。喉部不能吞咽，气闭欲死）。用雄黄磨新汲水一盏灌下，吐出恶物即愈。

24. 牙痛。用雄黄和枣肉，捏成小丸，塞牙齿空洞中。

25. 走马牙疳，臭烂出血。用豆大的雄黄七粒，每粒包入一个去了核子的淮枣中，再用铁丝把枣子穿成一串，烧化为末。每次取少量搽患处，让涎流出。搽药至病愈为止。

26. 耳流脓汁。用雄黄、雌黄、硫磺，等分为末，吹耳内。

27. 多年臁疮。用雄黄二钱、陈皮五钱，卷入布中成精捻子，烧烟熏疮，令热水流出。

28. 红鼻头。用雄黄、硫磺各五钱，水粉二钱，乳汁调敷。三、五次后可愈。

雌黄

【原文】

雌黄，味辛，平。主恶疮，头秃，痂疥，杀毒虫虱，身痒，邪气诸毒。炼之久服轻身，增年不老。生山谷。

【译文】

雌黄，味辛，性平。主治恶疮、头秃疮、痂疥疮，具有杀灭毒虫虱子、治疗身体瘙痒、祛邪气、解除各种毒性的功效。炼制后长期服用，能够使人身体轻巧，延年益寿。产于山中的深谷处。

【释义】

雌黄是一种单斜晶系矿石，主要成分是三硫化二砷，有剧毒。雌黄单晶体的形状呈短柱状或者板状，集合体的形状呈片状、梳状、土状等。雌黄的颜色呈柠檬黄色，条痕呈鲜黄色，半透明，金刚光泽至油脂光泽，灼烧时熔融，产生青白色的带强烈的蒜臭味的烟雾。

【作用】

1. 心痛吐水，不下饮食。用雌黄二两、醋二斤，慢火煎成膏，加干蒸饼和丸，如梧子大。每服七丸，姜汤送下。

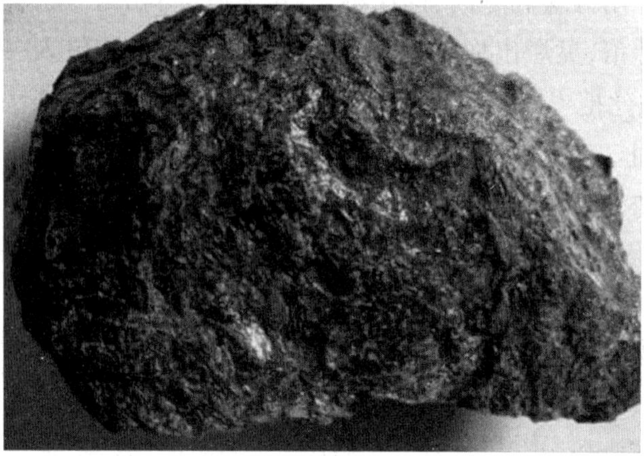

雌黄

2. 癫抽筋。用雌黄、炒铅丹各一两，共研为末，加麝香少许，在牛乳汁半升中熬成膏，仔细捣匀，做成丸子，如麻子大。每服三、五丸，温水送下。

3. 小便不禁。用雌黄一两半，研细。加干姜半两、盐四钱，同炒成黄色，合研为末。再加水和蒸饼，做成丸子，如绿豆大。每服十丸至二十丸，空心服，盐汤送下。

4. 癞疮。用雌黄粉加醋和鸡蛋黄调匀，搽疮上。

5. 牛皮顽癣。用雌黄粉加水银粉，调猪油搽患处。

石硫黄

【原文】

石硫黄，味酸，温，有毒。主妇人阴蚀，疽，痔，恶血，坚筋骨，除头秃，能化金、银、铜、铁奇物。生山谷。

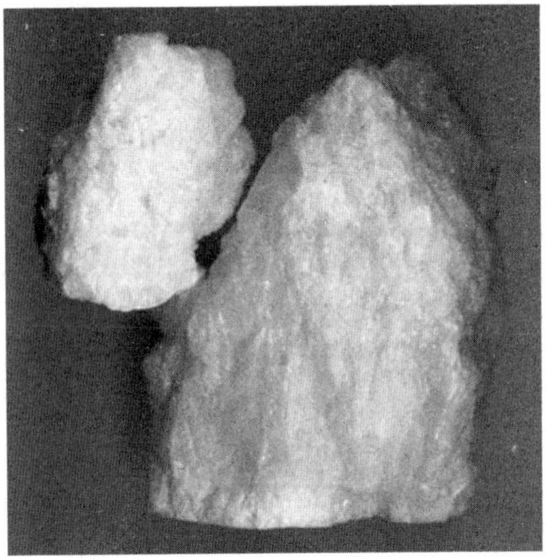

石硫黄

【译文】

石硫黄，味酸；性温，有毒。主治妇女的内外阴瘙痒溃烂发炎的阴蚀症、阴性脓疡、痔疮、淤血症，具有强筋壮骨、治疗头秃的功效，能够化解金、银、铜、铁等奇硬之物。产于山中深谷处。

【释义】

石硫黄即硫磺，为自然元素类硫黄族矿物自然硫，主要用含硫物质或含硫矿物经炼制升华的结晶体。

【作用】

外治用于疥癣，秃疮，阴疽恶疮；内服用于阳痿足冷，虚喘冷哮，虚寒便秘。内服炮制后入丸散服；外服研末油调涂敷患处。

水银

【原文】

水银，味辛，寒。主疥瘘痂疡，白秃，杀皮肤中虱，堕胎，除热，杀金、银、铜、锡毒，熔化还复为丹，久服神仙不死。生平土。

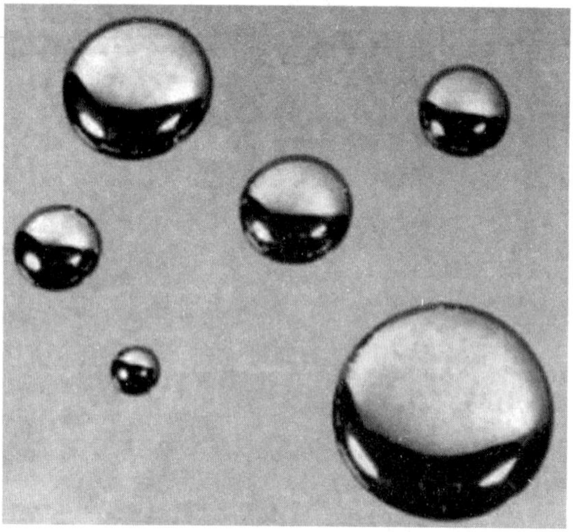

水银

【译文】

水银，味辛，性寒。主治疥疮及形成的瘘疮、痂结疮疡、白秃病，能够杀死皮肤中的虱虫，堕胎，除热毒，还可以杀灭金、银、铜、锡等有毒物质，熔化后能还原为丹药。长期服用能使人长命百岁。产于平地的土壤中。

【释义】

水银即汞，在各种金属中，汞的熔点是最低的，只有 -38.87℃，也是唯一在常温下呈液态并易流动的金属。比重13.595，蒸气比重6.9。它的化学符号来源于拉丁文，原意是“液态银”。

【作用】

1. 急惊风。用水银半两、生南星一两、麝香半分，共研细，加石脑油，捣成泥，做丸子，如绿豆大。每服一丸，薄荷汤送下。

2. 反胃吐食。用黑铅、水银各一钱半，结砂、硫磺各五钱，官桂一钱，共研细，分两次服。一半米汤、一半姜汗，调在一个碗中把药送下。

3. 胆热鼻血。用水银、丹砂、麝香等分，研细，每服半钱，新汲水送下。

4. 血汗不止。方同上。

5. 胎动(母欲死，子尚活)。用水银、丹砂各半两，合研匀，加牛膝半两，水五大碗，煎汁。吃药时，还吃半茶匙蜂蜜。

6. 胎死腹中。用水银二两，令产妇吞服，殆胎立出。

7. 误吞金银饰物。服水银一两，立出。又方：水银一两，分两次服。服第二次后，立出。

8. 头上生虱。用水银和蜡烛油擦头，虱一夜死尽。

9. 口疮。用水银一分、黄连六分、水二升，都成0.5升，喝一点含在口中，一天十次，有效。

10. 白癜风。用水银擦几次，可愈。

11. 肛门虫痒。用水银、枣膏各二两，研匀，棉花裹成小球，送进肛门，次日虫出。

12. 一切恶疮。用水银、黄连和粉锡(熬黄)各一两，研匀，敷疮上。

13. 小儿痘后眼睛生翳。用水银一钱、虢丹(铅丹)五钱，研捣成丸药六粒，糊在坩埚中，火煅一天。取出，用薄棉裹好，左翳塞右耳，翳自掉下。

干姜

【原文】

干姜，味辛，温。主胸满，咳逆上气，温中止血，出汗，逐风湿痹，肠澼下痢。生者尤良。久服去臭气，通神明。生川谷。

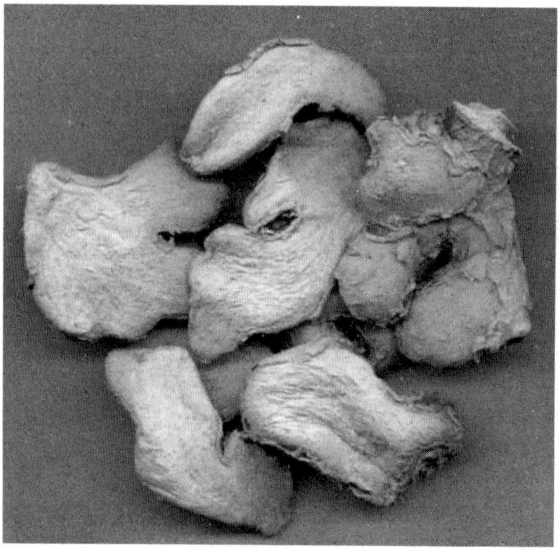

干姜

【译文】

干姜，味辛，性温。主治胸中烦满、咳嗽气逆，具有温补中气、使流血停止的功效，并且能使人发汗，逐除风湿痹痛，治疗肠泻痢疾。生姜的疗效尤其好。长期服用能去除恶臭之气，使人神清气爽。产于山川河谷地带。

【释义】

干姜为姜科植物姜的干燥根茎。我国大部分地区有栽培。主产四川、贵州。冬季采挖，除去茎叶及须根，洗净晒干或低温干燥。

【作用】

1. 脾胃虚冷，吃不下饭。和白干姜在浆水中煮透，取出焙干，捣为末，加陈米粥做成丸子，如梧子大。每服三十至五十丸，白开水送下。其效极验。

2. 头晕吐逆。用干姜（炮）二钱半、甘草（炒）一钱二分，加水一碗半，煎至五成服下。有效。

3. 水泻。用干姜（炮）研为末，稀饭送服二钱即愈。

4. 血痢。用士姜烧存性，放冷，研为末。每服一钱，米汤送下。极效。

5. 脾寒疟疾。用干姜、高良姜，等分为末。每服一钱，加水一碗，煎至七成服下。又方：干姜炒黑为末临发病时，以温酒送服三钱。

6. 咳嗽上气。用干姜（炮）、皂荚（炮，去皮、子及有蛀部分）、桂心（紫色，去皮），一起捣烂，筛过，取等分，加炼蜜同调成丸子，如梧子大。每服三丸，水送下。咳嗽发时即服，一天服三至五次。禁食葱面油腥。有特效。

7. 吐血不止。用干姜为末，童便调服。

8. 赤眼涩痛。用白姜末，水调贴足心。

9. 牙痛。用川姜（炮）、川椒，等分为末，敷搽患处。

10. 痈疽初起。用干姜一两炒紫，研为末，醋调敷痈四周，留头。

11. 瘰疬不收。用干姜为末，加姜汁调成糊，以黄丹为衣，每日随疮大小放药。追脓尽生肉合口，即可停药。如仍不俣，加葱白汁调大黄涂搽好愈。

葛根

【原文】

葛根，味甘，平。主消渴，身大热，呕吐，诸痹，起阴气，解诸毒。葛谷，主下痢十岁已上。一名鸡齐根。生川谷。

【译文】

葛根，味甘，性平。主治消渴症、身体严重发热、恶心呕吐以及各种痹症，能使气、津液旺盛，解除各种毒素。葛的种子，主治下痢长达十年以上者。又叫做鸡齐根。产于山川河谷地带。

【释义】

葛根为豆科植物野葛或甘葛藤的干燥根。生于山坡草丛、路旁、疏林中较阴湿处。主产湖南、浙江、河南、广东。秋、冬季采挖，趁鲜切成厚片或小块，干燥。

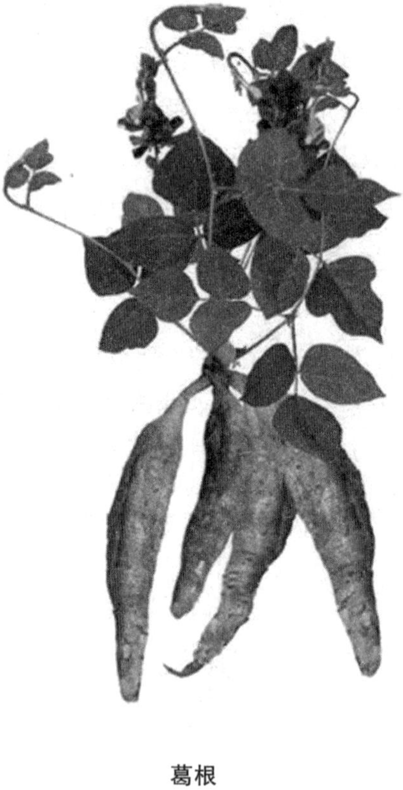

葛根

【作用】

1. 伤寒（初觉头痛，内热脉洪）。用葛根四两，加水两升、豉一公斤，同煮成半升服。加生姜汁更好。

2. 烦躁热渴。用葛粉四两，拌入泡过粟米一夜的水中，煮熟，加米汤同服。

3. 心热吐血。用生葛根捣汁半升，一次服完。

4. 热毒下血。用生葛根一公斤，捣汁一升，加藕一公斤服下。

5. 酒醉不醒。饮生葛根汁二升便愈。

茈胡

【原文】

茈胡，味苦，平。主心腹肠胃中结气，饮食积聚，寒热邪气，推陈致新。久服轻身明目，益精。一名地薰。生山谷。

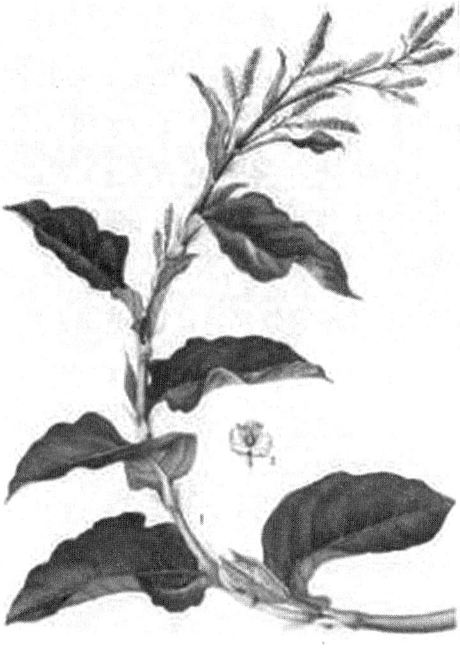

茈胡

【译文】

茈胡，味苦，性平。主治腹内肠胃有气积聚不散、饮食积聚不消化，能驱除寒热邪气，并能推陈出新。长期服用能使身体轻巧，眼睛明亮，增益精气。又叫做地薰。产于山中深谷处。

【释义】

茈胡即柴胡，为伞形科植物柴胡或狭叶柴胡的干燥根。按性状不同，分别习称“北柴胡”及“南柴胡”。春、秋二季采挖，除去茎叶及泥沙，干燥。

【作用】

1. 伤寒余热（伤寒之后，体瘦肌热）。用柴胡四两、甘草一两，每用二钱，煎服。

2. 小儿骨热（十五岁以下小儿遍身如火，盗汗、咳嗽、烦渴，日渐黄瘦）。用柴胡四两、丹砂三钱，共研为末，拌猪胆汁和饭蒸熟，做成丸子，如绿豆大。每服一丸，桃仁、乌梅汤送下。一天服三次。

3. 虚劳发热。用柴胡、人参等分，每服三钱，加姜枣同水煎服。

4. 湿热黄疸。用柴胡一两、甘草二钱半，白茅根一小把，加水一碗，煎至七成，适当分次服完。

5. 眼睛昏暗。用柴胡二钱半、决明子七钱半，共研为末，人乳调匀，敷眼上。

6. 积热下痢。用柴胡、黄芩等分，半酒半水煎至七成，待冷定后空心服下。

芎藭

【原文】

芎藭，味辛，温。主中风入脑头痛，寒痹筋挛缓急，金疮，妇人血闭舞子。生川谷。

【译文】

芎藭，味辛，性温。主治中风进入脑部而引发的头痛、寒痹造成的筋脉结聚拘挛，能舒缓挛急的症状，治疗金属创伤，妇人闭经、不孕不育。产于山川河谷地带。

【释义】

芎藭即川芎，多年生草本，叶似芹，秋开白花，有香气。根茎皆可入药。芎藭以四川产的质量最好，故而常被称为川芎。

【作用】

1. 治诸风上攻，头目昏重，偏正头痛，鼻塞声重，伤风壮热，肢体烦疼，肌肉蠕动，膈热痰盛，妇人血风攻疰，太阳穴疼，及感风气。薄荷叶（不见火）八两，川芎、荆芥（去梗）各四两，香附子（炒）八两（别本作细辛去芦一两），防风（去芦）一两半，白芷、羌活、甘草（爁）各二两；上药为细末，每服一钱，食后茶清调下，常服头目清。（《局方》川芎茶调散）

2. 治偏头疼。京芎细锉，酒浸服之。（《斗门方》）

3. 治首风旋晕，眩急，外合阳气，风寒相搏，胃膈痰饮，偏正头疼，身拘倦。川芎一斤，天麻四两。上为末，炼蜜为丸，每两做十丸。每服一丸，细嚼，茶酒下，食后。（《宣明论方》川芎丸）

4. 治风热头痛。川芎一钱，茶叶二钱。水一钟，煎五分，食前热服。（《简便单方》）

5. 治妊娠腹中痛（胞阻）。芎劳二两，阿胶二两，甘草二两，艾叶三两，当归三两，芍药四两，干地黄六两。右七味以水五升，清酒三升合煮，取三升，去渣，纳胶令消尽，温服一升，日三服，不瘥，更作。（《金匮要略》胶艾汤）

6. 治妇人妊孕五七月，因事筑磕着胎，或子死腹中，恶露下，疼痛不止，口噤欲，用此药探之，若不损则痛止，子母俱安，若胎损立便逐下。当归六两（洗，去，切，焙干，秤）、川芎四两（洗）。上粗末，每服二钱，水一小盏，煎令泣泣干，酒一大盏，止一沸，去渣，温服，口噤灌之，如人行五、七里再进，不过三服便生。（《本事方》佛手歌）

7. 治产后血晕。当归一两，川芎五钱，荆芥穗（炒黑）二钱。水煎服。（《奇方类编》）

8. 治产后心腹痛。川芎（洗，锉）、桂心（不见火，锉）、木香（锉，怀干）、当归（去芦须，洗，锉，焙）、桃仁（去皮、尖并双仁，炒黄）各一两。上为细末。每服一钱，热酒调下，如不欲饮酒，即用水一盏，药末二钱，煎至七分，带热服。（《卫生家宝方》川芎散）

9. 治新产块痛。当归八钱，川芎三钱，桃仁十四粒（去皮，尖，研），黑姜五分，炙草五分，用黄酒、童便各半煎服。（《傅青主男女科》生化汤）

10. 治小儿脑热，好闭目，太阳痛或目赤肿。川芎、薄荷、朴硝各二钱，为末，以少许吹鼻中。（《全幼心鉴》）

当归

【原文】

当归，味甘，温。主咳逆上气，温疟寒热洗洗在皮肤中，妇人漏下绝子，诸恶疮疡、金疮。煮饮之。一名乾归。生川谷。

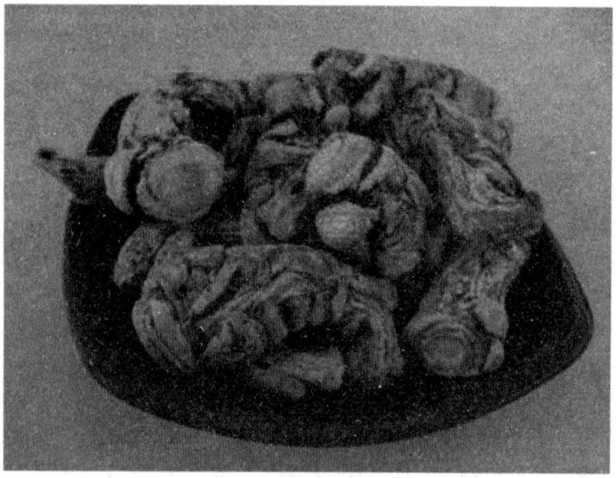

当归

【译文】

当归，味甘，性温。主治咳嗽气逆，温疟引起的发冷发热、皮肤内凉痛，妇女非经期阴道出血、不孕症，长期不愈的恶疮、金属创伤。煎煮服用。又叫做乾归。产于山川河谷地带。

【释义】

当归为多年生草本。茎带紫色。生于高寒多雨山区。主产甘肃、云南、四川;多栽培。

【作用】

1. 血虚发热(困渴大饮,目赤面红,脉洪大而虚,重按无力。如作为热症而服白虎汤必致死亡)。空当归身二钱(酒洗)。棉黄氏一两(蜜灸),水煎,作一次空心温服。一天吃两剂。此方名“当归补血汤”。

2. 失血过多(伤胎、产后、崩中、金疮、拔牙等出血过多,心烦眩晕,不省人事)。用当归二两、川芎一两,每用五钱,加水七分、酒三分,煎至七成。一天服两次。

3. 鼻血不止。用当归,焙干,研细。每服一钱,米汤调下。

4. 小便出血。用当归四两,锉碎,加酒三升,煮成一升,一次服下。

5. 头痛欲裂。用当归二两,加酒一升,煮成0.6升饮下。一天服两次。

6. 手臂疼痛。用当归三两,切细,酒浸三天后饮之。饮尽,再配药照饮,病好为止。

7. 久痢不止。用当归二两、吴茱萸一两,同炒香。去掉茱萸,单以当归研末,加蜜做成丸子,如梧子大。每服三十丸,米汤送下。此方名“胜金丸”。

8. 大便不通。用当归、白芷,等分为末。每服二钱,米汤送下。

9. 妇女百病。用当归四两、地黄二两,共研细,加蜜做成丸子,如梧子大。每服十五丸,饭前服,米汤送下。

10. 月经逆行,从口鼻出。先以京墨磨汁服下,次用当归尾、红花各三钱,加水一杯半,煎至八成,温服。

11. 少女闭经。用当归尾、没药各一钱,共研为末。红化泡酒送下,一天服一次。

12. 妇女脐下气胀,月经不调,常作呕,睡不好。用当归四钱、干漆(烧存性)二钱,共研为末,加炼蜜做成丸子,如梧子大。每服十五丸,温酒送下。

13. 小产后流血不止。用当归一两、葱白一把。每服五钱,加酒一碗半,煎至八成温服。

14. 妊娠胎动(腹痛,下血,口噤欲死)。用当归二两、芎一两,碎为粗末。每服三钱,以水一碗煎至将干,加酒一碗再煎开水后温服。过半小时,又服一次。不过三、五服,即可见效。此方名“神妙佛手散”。子尚活,可保胎;子已死,即产下。

15. 产后血胀(腹痛牵引到胁痛)。用当归二钱、炮干姜五分,研细。每服三钱,加水一碗,煎至八成,放少许盐醋,热服。

16. 产后腹痛如绞。用当归末五钱,白蜜0.1升,水一碗,共煎,分两次服。无效时,再服一剂。

17. 产后自汗、大热、气短、腰脚剧痛。用当归三钱,黄芪、白芍药(酒炒)各二钱,生姜五片,加水一碗半,煎至七成,温服。

18. 产后中风(口吐涎沫,手脚抽筋,不省人事)。用当归、荆芥穗,等分为末。每服三钱,加水一碗半,酒和童便各少许,共煎至七成灌服。如能吞下,即可救。

19. 小儿胎寒,好哭。用当归末一小撮(如小豆大)灌下,一昼夜灌三、四次。

20. 小儿脐湿(或红肿,或出水,不早治,成脐风)。用当归末敷搽。加一点麝香更好。又方:当归末、胡粉等分,和匀搽患处。

21. 汤火伤溃烂成疮。用麻油四两,煎当归一两至焦黄。去渣留油,加入黄蜡一两,搅成膏。等冷定后,取膏摊贴患处。

麻黄

【原文】

麻黄,味苦,温。主中风、伤寒头痛,温疟,发表出汗,去邪热气,止咳逆上气,除寒热,破症坚积聚。一名龙沙。生山谷。

【译文】

麻黄,味苦,性温。主治中风、伤寒引起的头痛,能治疗温疟,具有解表发汗、驱除热邪之气的作用,还能止咳消喘,逐除恶寒发热,攻克体内肿块及郁结聚积。又叫做龙沙。产于山中深谷处。

【释义】

麻黄为麻黄科植物草麻黄、中麻黄或木贼麻黄的草质茎。

【作用】

1. 流行热病(初起阶段)。用麻黄一两,水煎至半干,去渣留汁,加米及豉,煮成粥。先以热水洗澡,然后食粥,汗出即愈。

2. 伤寒黄疸。用麻黄一把,去节,棉裹,加酒五升,煮至半升,一次服完,微汗见效。此方名“麻黄醇酒汤”。

3. 黄肿、脉沉、小便不利。用麻黄四两,加水五升煮,去沫,再加甘草二两,煮成三升。每服一升。盖厚被让出汗。不汗,须再次服药。注意避风寒。此方名“甘草麻黄汤”。

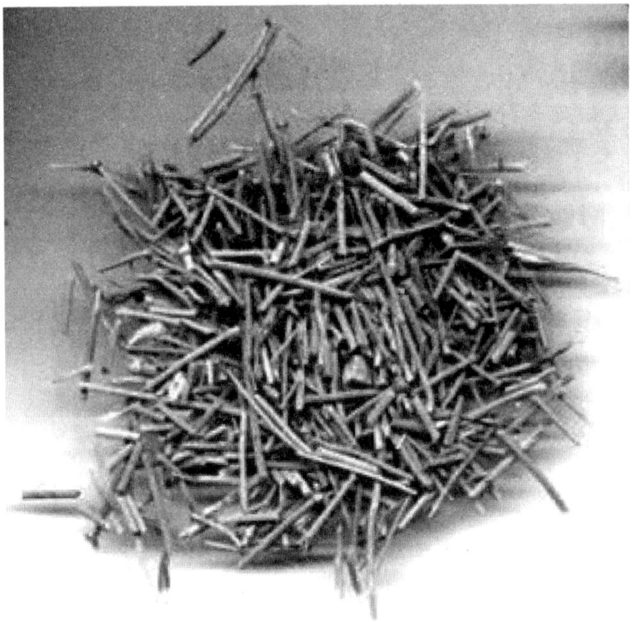

麻黄

4. 风痹冷痛。用麻黄(去根)五两、桂心二两,共研为末,加酒二升,以慢火熬成糖稀。每服一匙,热酒调下,汗出见效。注意避风。

5. 产后腹痛,血下不止。用麻黄去节,研成末。每服一匙,一日二、三服,血下尽即上。

6. 心下悸病(按:即心胆怯惧,胸部不快)。用半夏、麻黄,等分为末,加炼蜜和丸,如小豆大。每服三丸,水送下。一日服三次。此方名“半夏麻黄丸”。

7. 中风。用麻黄(去根)在慢火上煎熬,逐步加水,最后熬成膏,收存备用。每服一、二匙,热汤送下。

8. 盗汗、阴汗。用麻黄根、牡蛎粉,共研为末,扑身上。又方:麻黄根、椒目,等分为末。每服一钱,酒送下。外用麻黄根、旧蒲扇,共研为末,扑身上。

9. 诸虚自汗(夜卧更甚,久则枯瘦)。用黄芪、麻黄根各一两,加牡蛎(淘米水浸洗后煅过)一起制成散剂。每服五钱,以水二碗,小麦百粒煎服。

10. 阴囊湿疮。用麻黄根、石硫磺各一两,米粉 0.1 升,共研为末,涂敷患处。

通草

【原文】

通草,味辛,平。主去恶虫,除脾胃寒热,通利九窍、血脉、关节,令人不忘。一名附支。生山谷。

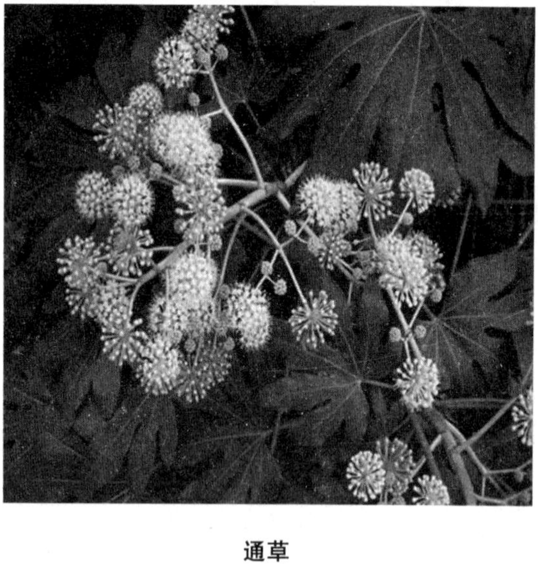

通草

【译文】

通草,味辛,性平。主要功效是能驱除人体寄生虫,解除脾胃内的发寒发热,使九窍通利、血脉舒通、关节通畅,提高记忆力。又叫做附支。产于山中深谷处。

【释义】

通草为五加科植物通脱木茎髓，为灌木或小乔木；幼枝、叶背及花序被白或褐色星状毛；髓大，白色，纸质。生于向阳山坡、屋旁、路边及杂木林中。主产台湾、贵州、广西、云南。秋季砍伐2～3年生的茎，截成一定长度，趁鲜顶出茎髓，晒干，切片。

【作用】

上能通心清肌、治头痛、利九窍，下能泄湿热、利小便、通大肠，治遍身拘痛。
通草根：可治项下瘿瘤。
通草子：厚肠胃，令人能食，止渴，利小便。

栝楼根

【原文】

栝楼根，味苦，寒。主消渴，身热，烦满大热，补虚安中，续绝伤。一名地楼，生川谷及山阴地。

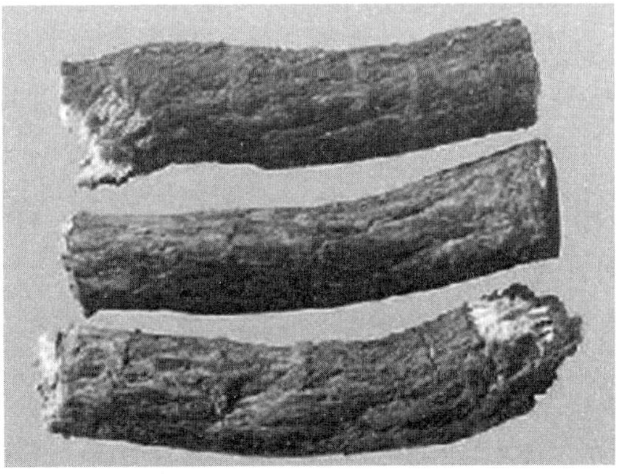

栝楼根

【译文】

栝楼根,味苦,性寒。主治消渴症、身体发热、胸中烦满严重发热,具有补养虚损、安和内脏的作用,能接续筋骨折断伤。又叫做地楼。产于河谷地带或山阴之地。

【释义】

栝楼为栝楼的根,为多年生草质藤本。块根肥大,圆柱形。茎多分枝,卷须细长。单叶互生,具长柄。雌雄异株,花白色,雄花成总状花序;雌花单生于叶腋,果实近球形,成熟时金黄色。种子多数,扁长椭圆形。花期 7 月至 8 月,果熟期 9 月至 10 月。产苏南、苏北各地,生长于向阳山坡、山脚、石缝、田野草丛中。分布于我国北部至长江流域各地。

【作用】

1. 痰咳不止。用栝楼仁一两、文蛤七分,共研为末,以浓姜汁调成丸子,如弹子大,噙口中咽汁。又方:熟栝楼十个、明矾二两,共捣成饼,阴干,研为末,加糊做成丸子,如梧子大。每服五十至七十丸,姜汤送下。

2. 干咳。用熟栝楼捣烂,加蜜等分,再加白矾一钱,共熬成膏,随时口含回汁。

3. 痰喘气急。用栝楼二个、明矾如枣大一块,同烧存性,研细,以熟萝卜蘸食。药尽病除。

4. 肺痿咳血。用栝楼五十个(连瓤瓦焙)、乌梅肉五十个(焙过)、杏仁(去皮尖,炒)二十一个,共研为末;另将猪肺一片切薄,掺末一小撮入内,炙熟,冷嚼回下。一天二次。

5. 妇女夜热(痰嗽,月经不调,形瘦)。用栝楼仁一两,青黛、香附(童便浸,晒)各一两五钱,共研为末,加蜜调匀,口中噙化。

6. 黄疸。用青栝楼焙过,研为末。每取一钱,加水半碗,煎至七成,临睡时服,五更有黄物泻下,即为见效。此方名为"逐黄散"。

7. 小便不通,腹胀。用栝楼焙过,研为末。每服二钱,热酒送下。服至病愈为止。

8. 吐血。泥封栝楼,煅存性,研为末。每服三钱,糯米汤送下。一天服二次。

8. 屙血。用栝楼一个，烧灰，加赤小豆半两，共为末。每服一钱，空心服，酒送下。

10. 咽喉肿痛，不能发声。用栝楼皮、白僵蚕（炒）、甘草（炒）各二钱半，共研为末。每服三钱半，姜汤送下。一天服二次。或以棉裹半钱含咽亦可。此方名“发声散”。

11. 诸痈发背。用栝楼捣为末，每服一匙，水送下。

12. 风疮疥癣。用生栝楼一、二个，打碎、酒泡一日夜，取酒热饮。

13. 消渴。取大栝楼根（天花粉），去皮，切细，水泡五天，每天换水。五天后取出捣碎，过滤，澄粉，晒干。每服一匙，水化下。一天服三次。亦可将药加入粥中及乳酪中吃下。又方：用栝楼根切薄，炙过，取五两加水五升煮至四升，随意饮服。

14. 小儿热病。用栝楼根末半钱，乳汁调服半钱。

15. 天泡湿疮。用天花粉、滑石，等分为末，水调搽涂。

16. 折伤肿痛。用栝楼根捣烂涂患处，厚布包住，热除，痛即止。

苦参

【原文】

苦参，味苦，寒。主心腹结气，症瘕，积聚，黄疸，溺有余沥，逐水，除痈肿，补中明目止泪。一名水槐，一名苦识。生山谷及田野。

【译文】

苦参，味苦，性寒。主治心腹间有邪气郁结、症瘕，能消除积聚，治疗黄疸病、小便淋漓不尽，还能逐除水湿，消除痈肿，补益内脏，使眼睛明亮，治疗泪流不止。又叫做水槐、苦识。生长于山中深谷处及田野上。

【释义】

苦参为双子叶植物豆科苦参的干燥根。

【作用】

1. 热病发狂。用苦参末,加蜜调成丸子,如梧子大。每服十丸,薄荷汤送下。也可用苦参末二钱,水煎服。

2. 伤寒结胸(伤寒流行时,感病四、五日,胸满痛,大发烧)。用苦参一两,加醋三升,煮成1.2升,服后能吐即愈。

3. 谷疸(头昏、心慌、发黄。这是大病后暴食伤胃所引起)。用苦参二两、龙胆0.1升,共研为末,加牛胆调药成丸,如梧子大。每服五丸,生大麦煎汁送下。一天服三次。

4. 毒热足肿。用苦参煮酒多擦。

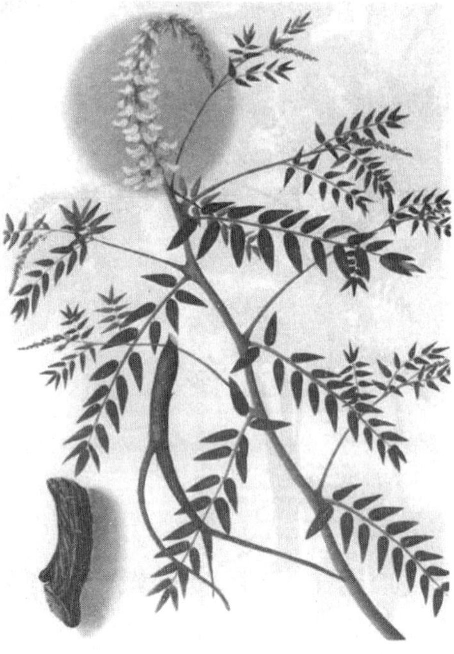

苦参

5. 梦遗食减。用苦参三两、白术五两、牡蛎粉四两,共三为末;另取雄猪肚一个,洗净,在沙罐中煮烂,和药捣匀,做成丸子,如小豆大。每服四十丸,米汤送下。每天服三次。久服能使身体转健,食量增加,不再梦遗。

6. 饮食中毒。用苦参三两,苦酒一升半,煮成0.8升,分两次服,取吐即愈。

7. 血痢。用苦参炒焦为末,滴水做成丸子,如梧子大。每服十五丸,米汤送下。

8. 脱肛。用苦参、五倍子、陈壁土等分，煎汤洗患处，并以木贼末敷上。

9. 齿缝出血。用苦参一两、枯矾一钱，共研为末。一天擦齿三次，有效。

10. 鼻疮流脓发臭。用苦参、枯矾各一两，生地黄汁0.3升，加水煎浓，随时滴疮上。

11. 遍身风疹（痛不可忍，涎痰多，夜难睡）。用苦参末一两，另用皂角二两，在水一升中揉滤取汁，瓦器内熬成膏，和药末做成丸子，如梧子大。每服三十丸，饭后服，温水送下。

12. 大风癞（按：即麻风）。用苦参五两，切片，浸在酒三斗中，过一个月后，每取取酒饮0.1升。一天三次。宜常服不断。又方：苦参末二两，缝在猪肚子中煮熟，把药去掉。病人先饿一天，第二天早晨，饮清水一碗后，即取食猪肚，如吐出，须再吃。过一、二时后，以肉汤调"无忧散"五、六钱服下。有恶物排出时，即为见效。再服皂角一斤（去皮，去子）煮汁，汁中调入苦参末，另加何首乌末二两、防风末一两半、当归末一两、芍药末五钱、人参末三钱，一起做成丸子，如梧子大。每服三十至五十丸，温酒或茶送下。一天服三次。同时，还用麻黄、苦参、荆芥煎水洗癞。又方：治大风癞及热毒、风疮、疥癣等，用苦参（去皮，晒干）一斤、枳壳（麸炒）六两，共研为末，加蜜为丸，如梧子大。每服三十丸，温酒送下。一天服三次（白天两次，夜间一次）。

13. 皮肤疥癞，手足坏烂，时出黄水。用苦参三十一两、荆芥穗十六两，共研为末，滴水糊成丸子，如梧子大。每服三十丸，茶送下。

14. 上下诸瘘（或在颈部，或在下部）。用苦参五升，在苦酒一斗中浸泡三、四天后服下。

15. 瘰疬结核。用苦参末四两，加牛膝汁调成丸子，如绿豆大。每服二十丸，热开水送下。

16. 汤火伤。用油调苦参末敷伤处。

18. 赤白带下。用苦参二两、牡蛎粉一两五钱，共研为末；另以雄猪肚一个，在水三碗中煮烂后，再捣成泥，和药末做成丸子，如梧子大。每服百丸，温酒送下。

芍药

【原文】

芍药，味苦，平。主邪气腹痛，除血痹，破坚积，寒热，疝瘕，止痛，利小便，益气。生川谷及丘陵。

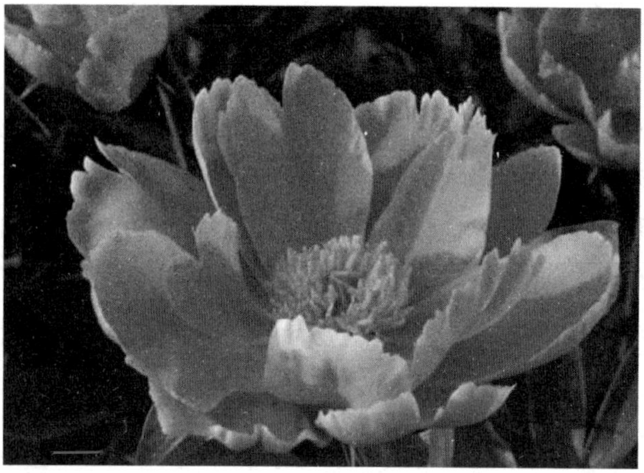

芍药

【译文】

芍药，味苦，性平。主治邪气郁结引起的腹中疼痛，消除血管痹阻，破除体内肿块积聚，治疗身体的发寒发热，具有止痛、通利小便、补益元气的功效。产于山川河谷地带或土丘陵墓之上。

【释义】

芍药是多年生宿根草本植物，高1米左右。具纺锤形的块根，并于地下茎产生新芽，新芽于早春抽出地面。初出叶红色，茎基部常有鳞片状变形叶，中部复叶二回三出，小叶矩形或披针形，枝梢的渐小或成单叶。花大且美，有芳香，花生枝顶或生于叶腋；而牡丹花只生于枝顶，这是牡丹与芍药的区别之一。芍药花瓣白、粉、红、紫或红色，花期5~8月。

【作用】

1. 腹中虚痛。用白芍药三钱、炙甘草一钱，加水二碗，煎成一碗温服。夏月加黄芩五分，恶寒加肉桂一钱，冬月大寒再加桂一钱。

2. 骨痛。用芍药二分、虎骨一两，炙后研细，装入布袋放在酒三升中泡五天。每次饮酒0.3升，一天三次。

3. 脚气肿痛。用芍药六两、甘草一两，共研为末，白开水送下。

4. 消渴。用白芍药、甘草，等分为末。每用一钱，水煎服。一日服三次。有特效。

5. 鼻血不止。用芍药研细，每服两匙，水送下。

6. 鼻血、咯血。用白芍药一两、犀角末二钱半，共研细，新水冲服一茶匙。血止为限。

7. 崩中下血（小腹痛）。用芍药一两（炒黄）、柏圳六两（微炒）。每服二两，加水一升，煮成0.6升。又方：将上方中的两味药，共研为末。每服二钱，酒送下。

8. 月经不停。用白芍药、香附子、熟艾叶各一钱半，水煎服。

9. 赤白带长期不愈。用白芍药三两、干姜半两，锉碎黄，捣成末。每服二匙，空心服，水送下。一天服二次。又方：芍药炒黑，研为末，酒送服。

10. 刀伤。用白芍药一两，熬黄，研细。每服二钱，酒或米汤送下。同时可用药末敷伤处。

11. 木舌肿满。用赤芍药、甘草煎水热漱。

12. 鱼骨鲠喉。用白芍药嚼细咽汁。

蠡实

【原文】

蠡实，味甘，平。主皮肤寒热，胃中热气，风寒湿痹，坚筋骨，令人嗜食。久服轻身。花、叶，去白虫。一名剧草，一名三坚，一名豕首。生川谷。

【译文】

蠡实，味甘，性平。主治皮肤的恶寒发热、胃部的热邪之气，能消除风湿痹痛，具有强壮筋骨、增加食欲的功效。长期服用能使身体轻巧。它的花和叶，可以杀灭白虫。又叫做剧草、三坚、豕首。产于山川河谷地带。

【释义】

蠡实即马蔺，亦称马莲（花、草）、马兰（花）、紫蓝草、兰花草、箭秆风、山必博、蠡实、旱蒲，是鸢尾科鸢尾属多年生草本宿根植物。在我国广泛分布于东北、华北、西北等地。从生态学角度看，以草原区分布较为普遍。马蔺抗逆性强，尤其耐盐碱，是盐化草甸的建群种。由于马蔺具有独特的生态生物学特性和利用价值，近年来逐渐被用作水保护坡、园林绿化观赏地被建设的优良材料。

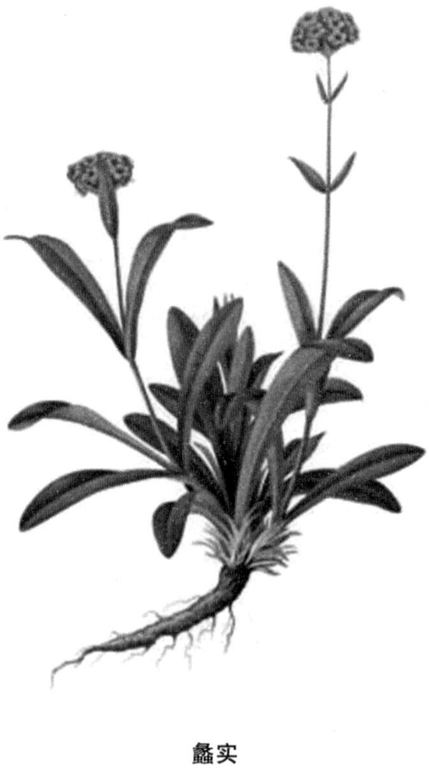

蠡实

【作用】

1. 寒疝诸疾。用马蔺子一公斤，每日取一把，拌面煮食，食尽一升见效。

2. 喉痹。用蠡实0.1升，升麻五分，加水一升，煎至0.3升，再加蜜少许搅匀慢慢饮下。又方：马蔺子八钱、牛蒡子六钱，共研为末，每服一匙，空心服，温水送下。又方：马蔺根叶二两，加水一升半，煮成一碗，慢慢饮下。又方：用马蔺根捣汁0.3升，蜜0.1升，慢火合熬，点喉部，一天点五至七次。

3. 水痢。用马蔺子和等量的面粉（牛骨灰亦可），空心服一匙，米汤送下。又方：马蔺子、干姜、黄连各等分，研为散，每服二匙，热汤送下。极有效。忌猪肉和冷水。

4. 肠风下血。用马蔺子（研破，酒浸数日，晒干）半公斤，何首乌二两半，雄黄、雌黄各四两，共研为末，以原业浸泡马蔺子的酒调末成丸，如梧子大。每服三十丸，温酒送下。一天服三次。

5. 小便不通。用马蔺花（炒）、茴香（炒）、葶苈（炒），共研为末。每服一钱，酒送下。

6. 痈疽。用马蔺花和牛膝一同煎服。

瞿麦

【原文】

瞿麦，味苦，寒。主关格，诸癃结，小便不通，出刺，决痈肿，明目去翳，破胎堕子、闭血。一名巨句麦。生川谷。

【译文】

瞿麦，味苦，性寒。主治关格癃闭结、膀胱热结而造成的小便不通，可使肉中之刺自出，能消除痈肿，具有使眼睛明亮、去除翳膜的作用，还可破胎使之堕下，治疗妇女闭经。又叫做巨句麦。产于山川河谷地带。

【释义】

瞿麦为石竹科植物瞿麦和石竹的干燥地上部分。全国大部分地区有分布，主产于河北、河南、辽宁、江苏等地。夏、秋二季花果期采割，除去杂质，晒干，切段生用。

【作用】

1. 石淋。用瞿麦子捣为末，每服一匙，酒送下。一天服三次，三日后可下石。

2. 小便不利。用瞿麦二钱半，栝楼根二两，大附子一个，茯苓、山芋各三两，共研为末，加蜜和丸，如梧子大。每服三丸，一天服三次，如无效。每服可加至七、八丸，以小便通畅、腹中温暖为见效。

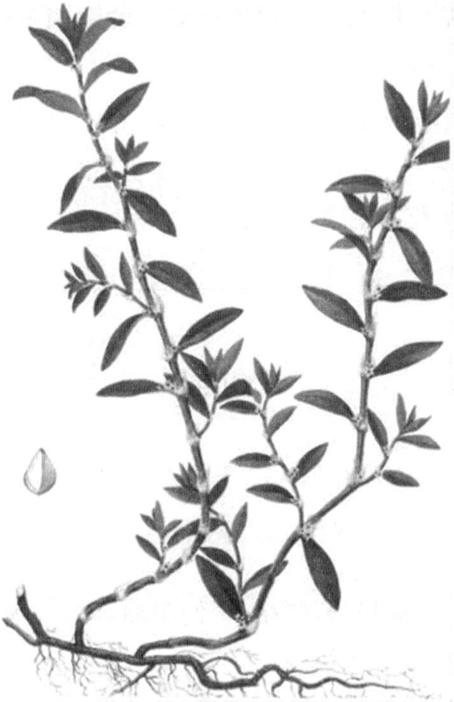

瞿麦

3. 下焦结热（小便淋闭或有血出，或大小便出血）。用瞿麦穗一两、甘草（炙）七钱五分、山栀子仁（炒）五钱，共研为末。每次取七钱，加连须葱头七个、灯心草五十根、生姜五片、水二碗，煎至七成，随时饮服。此方名“立效散”。

4. 子死腹中，或发作后几天还生不下。用瞿麦煮成浓汁服下。

5. 眼睛红肿、生疮。用瞿麦炒黄、研细。以鹅涎调匀涂眼边。用瞿麦捣汁涂眼亦有效。

6. 鱼脐疔疮（按：此疮初起时，隆肿狭长，一端有白色突出点，形状像鱼脐，因此得名。是一种险症)。用瞿麦烧灰,调油敷患处。

7. 咽喉骨鲠。用瞿麦研末,每服一匙,水送下。一天服二次。

8. 竹木人肉。用瞿麦研为末,每服一匙,一天服三次,或用瞿麦煮汁服。一天服三次。

元参

【原文】

元参,味苦,性微寒。主腹中寒热,积聚,女子产乳余疾,补肾气,令人目明。一名重台。生川谷。

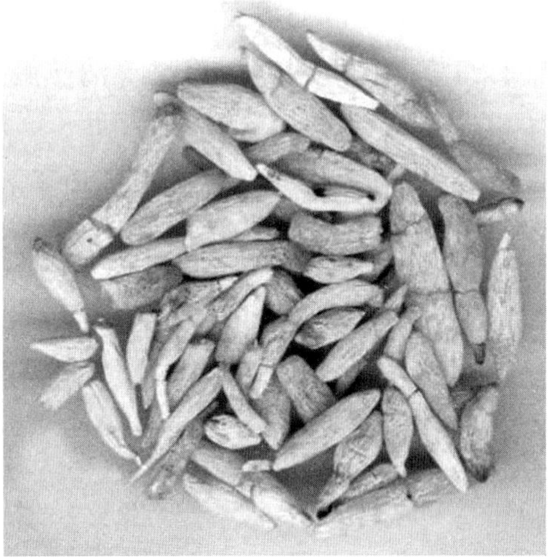

元参

【译文】

元参,味苦,性微寒。主治腹中的发寒发热、积聚不散、女子生育时所遗留下各种疾病,具有补益肾气的作用,还能使人眼睛明亮。又叫做重台。产于山川河谷地带。

【释义】

元参为玄参科多年生草本植物玄参的根,主产于浙江、四川、湖北等地。生于溪边、山坡林下及草丛中。主产浙江。

【作用】

1. 清热凉血。本品味咸性寒,能入血分而清热凉血。用于温热病热入营血,常配生地、丹皮等同用,如营血汤。

2. 养阴清热。本品质润多液,能养阴生津。用于热病伤津,常配麦冬、生地等同用,如增液汤。

3. 泻火解毒。本品味兼苦而性寒,并有清热泻火的作用,泻火所以解毒(热毒)。用于温热病发斑,热毒盛之咽痛、目赤、耳肿等症。常配麦冬、生地、黄芩、连翘等同用,治疗咽喉肿痛和白喉有良效。

4. 软坚散结。本品味咸能软坚,性寒能清热,以清热软坚而消散郁结之痰火。用治疗痰火结核、瘰疬等症,常配牡蛎,贝母等清热解毒、软坚散结的药同用,如消瘰丸。

此外,本品有用于脱疽(如血栓闭塞性脉管炎),常配银花、当归、甘草等同用,如四妙勇安汤,亦取本品有清热解毒、软坚散结的作用。

淫羊藿

【原文】

淫羊藿,味辛,寒。主阴痿绝伤,茎中痛,利小便,益气力,强志。一名刚前。生山谷。

【译文】

淫羊藿,味辛,性寒。主治男子阳痿、阴精衰绝、阴茎疼痛,能使小便通利,增益气力,提高记忆力。又叫做刚前。产于山中深谷处。

【释义】

淫羊藿为小檗科植物,心叶淫羊藿,淫羊藿、箭叶淫羊藿、柔毛淫羊藿、巫山淫羊藿、或朝鲜淫羊藿的干燥地上部分。夏、秋季茎叶茂盛时采割,除去粗梗及杂质,晒干或阴干。

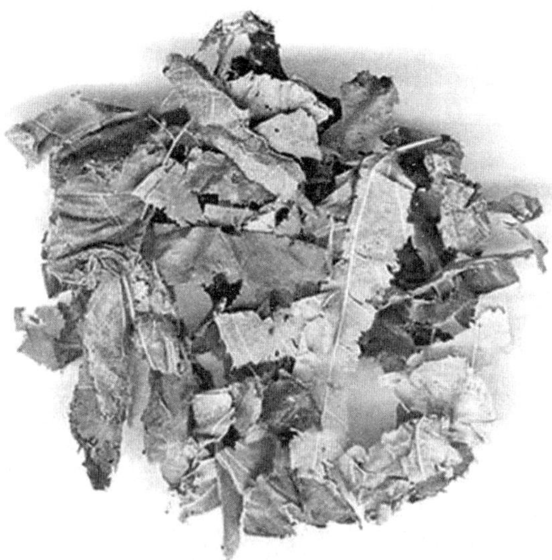

淫羊藿

【作用】

1. 阳痿,腰膝冷。用淫羊藿半公斤,酒一斗浸泡三天后,常饮服。此方名“仙灵脾酒”。

2. 偏风不遂。服仙灵脾酒。

3. 咳嗽,气不顺,腹满不思饮食。用淫羊藿、覆盆子、五味子(炒)各一两,共研为末,加熟蜜做成丸子,如梧子大。每服二十丸,姜茶送下。

4. 日昏生翳。用淫羊藿、生王瓜(既红色的小栝楼),等分为末。每服一钱,茶送下。一天服二次。

5. 病后青盲(病不久者)。用淫羊藿一两、淡豆豉一百粒,水一碗半煎成一碗,一次服完。

6. 小儿雀目。用淫羊藿根、晚蚕蛾各半两,炙甘草、射干各二钱半,共研为末,另取羊肝一块,切开,纳入上制药末二钱,把肝扎紧,和黑豆0.1升、淘米水一碗同煮熟。分两次吃完。

7. 痘疹入目。用淫羊藿、威灵仙,等分为末。每服五分,米汤送下。

8. 虚火牙痛。用淫羊藿煎汤,不时漱口,很有效。

黄芩

【原文】

黄芩,味苦,平。主诸热,黄疸,肠澼泄痢,逐水,下血闭,恶疮疽蚀,火疡。一名腐肠。生川谷。

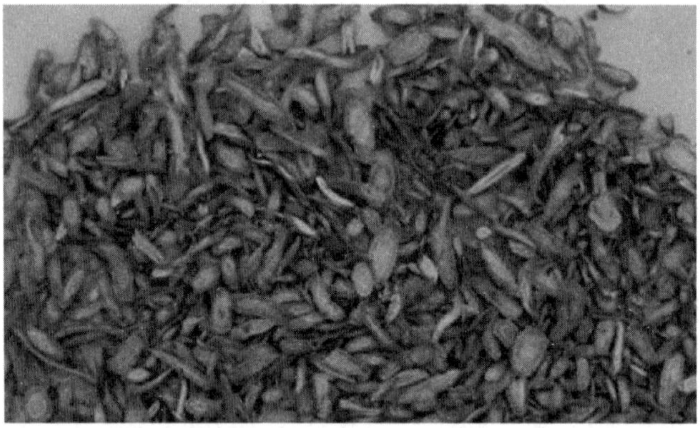

黄芩

【译文】

黄芩,味苦,性平。主治各种发热,黄疸病,痢疾腹泻,能祛除水湿,女子经闭,恶疮、疽疮溃烂,被火烧伤形成的疮疡。又叫做腐肠。产于山川河谷地带。

【释义】

黄芩为唇形科植物黄芩的干燥根。春、秋二季采挖,除去须根及泥沙,晒后除去粗皮,晒干。

【作用】

1. 男子五劳七伤、消渴不生肌肉，妇女带下、手足寒热，宜服“三黄丸”。

2. 胸部积热。用黄芩、黄连、黄蘗，等分为末。加蒸饼做成丸子，如梧子大。每服二三十丸，开水送下。此方名“三补丸”。

3. 肤热如火烧，骨蒸(结核)痰嗽等。用黄芩一两，加水二杯，煎成一杯，一次服下。

4. 肝热生翳。用黄芩一两、淡豉三两，共研为末。每服三钱，以熟猪肝裹着吃，温汤送下。一天服二次。忌食酒、面。

5. 吐血、鼻血、下血。黄芩一两，研末，每取三钱，加水一碗，煎至六成，和渣一起温服。

6. 血淋热痛。用黄芩一两，水煎，热服。

7. 妇女绝经期的年龄已过，仍有月经或月经过多。用黄芩心二两，浸淘米水中七天，取出炙干再浸，如此七次，研细，加醋加糊做成丸子，如梧子大。每服七十丸，空心服，温酒送下。一天服二次。

8. 安胎清热。用芩、白术，等分为末，调米汤做成丸子，如梧子大。每服五十丸，开水送下。药中加神曲亦可。

9. 产后血渴，饮水不止。用黄芩、麦门冬，等分为末，水煎，温服。

石龙芮

【原文】

石龙芮，味苦，平。主风寒湿痹，心腹邪气，利关节，止烦满。久服轻身明目，不老。一名鲁果能，一名地椹。生川泽石边。

【译文】

石龙芮，味苦，性平。主治风寒湿痹症，能驱除心腹间邪气。具有舒通关节、消止胸中烦闷胀满的功效。长期服用能使身体轻巧，目光明亮，延缓衰老。

又叫做鲁果能、地椹。产于河边泽畔靠近乱石处。

【释义】

石龙芮又名野芹菜。毛茛科毛茛属，二年生草本。高20~40厘米，叶有光泽，浅或深3裂，裂片常再分2~3裂，接近花的叶狭细而不裂。花黄色有光泽，生于枝梢。果密集呈长椭圆形，春、夏季采全草，洗净鲜用或晒干入药，可治食道癌、乳腺癌等。

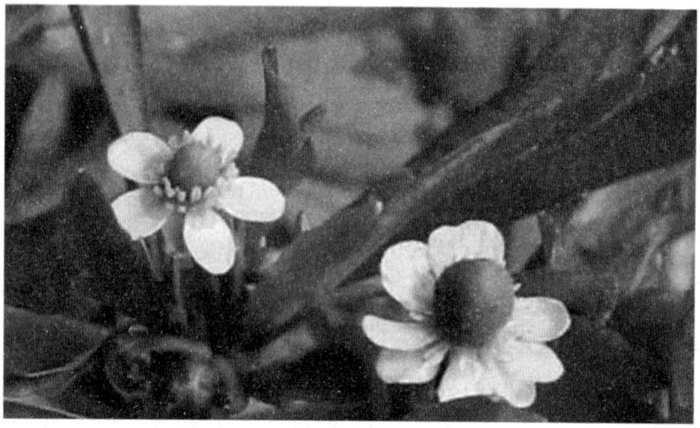

石龙芮

【作用】

1. 淋巴结结核：干全草适量，用油熬成膏状涂敷。
2. 疟疾：鲜全草适量捣烂，于发作前6小时敷大椎穴。
3. 痈肿、蛇咬伤：鲜全草捣烂绞汁涂患处。
4. 慢性下肢溃疡：熬膏涂患处。

注意：不能内服。误食可致口腔灼热，随后肿胀，咀嚼困难，剧烈腹泻，脉搏缓慢，呼吸困难，瞳孔散大，严重者可致死亡。

茅根

【原文】

茅根，味甘，寒。主劳伤虚羸，补中益气，除淤血，血闭，寒热，利小便。其苗，主下水。一名兰根，一名茹根。生山谷、田野。

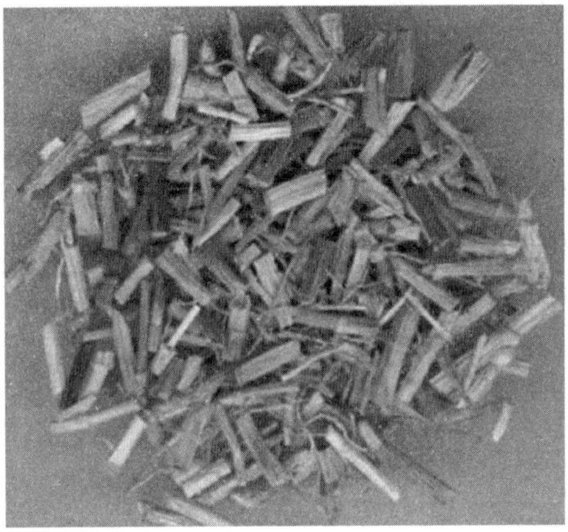

茅根

【译文】

茅根，味甘，性寒。主治身体劳伤虚损，具有补中益气的功效，能活血化淤，治疗经闭，逐出恶寒发热之症，通利小便。它的苗，主要功效是祛除水湿。又叫做兰根、茹根。产于山中的深谷处及田间荒野之上。

【释义】

茅根又名茅草、白茅草、白茅根，为禾本科茅根属多年生草本植物。株高20～80厘米。根壮茎白色，横走于地下，密集，节部生有鳞片，先端尖有甜味。杆丛生，直立，单叶互生，集于基部，老时基部常有破碎呈纤维状的叶鞘。叶片扁平，条行或条状披针形，夏季开花，圆锥花序圆柱状。花银白色，分枝密集，小穗长3～4毫米，具柄。颖果椭圆形，暗褐色。被白色长柔毛。广布于亚洲、欧洲、非洲温带和热带地区。我国大部分地区都有分布。喜阴耐旱，多生于路旁，草地。

【作用】

1. 温病热哕（胃有伏热，令人胸满，引起气逆，气逆发声称为哕）。用茅根、葛根、葛根各二两半，加水三升煎成一升半。每服一杯，温水送下。哕止即停服。

2. 反胃，食肉即吐。用茅根、芦根各二两，加水四升，煮成二升，一次服下。

3. 肺热气喘。用生茅根一把，口咬细，加水二碗，煮成一碗，饭后温服。三服病愈。此方名"如神汤"。

4. 体虚水肿（小便不利，但饮水很多）。用白茅根一大把，小豆三公斤，加水三升煮干。去茅食品。水随小便排出。

5. 五种黄病（黄疸、谷疸、酒疸、女疸、劳疸。身体微胖，汗出如黄汁）。用生茅根一把，切细，和猪肉一斤同煨汤吃。

6. 小便热淋。用白茅根四公斤，加水十五升，煮成五升，温服。一天服一次。

7. 劳伤尿血。用茅根、干姜等分，加蜜一匙，水二杯，煎成一杯服下。一天服一次。

8. 鼻血不止。用茅根研细，每服二钱，淘米水送下。

9. 吐血不止。用白茅根一把，水煎服。

10. 竹木入肉。用白茅根烧过研末，调猪油涂伤处。

秦艽

【原文】

秦艽，味苦，平。主寒热邪气，寒湿风痹，肢节痛，下水，利小便。生山谷。

【译文】

秦艽，味苦，性平。主治体内的恶寒邪热之气、寒湿风痹、四肢关节疼痛，具有下水气、利小便的功效。产于山中深谷处。

【释义】

秦艽为龙胆科植物秦艽、麻花秦艽、粗茎秦艽或小秦艽的干燥根。前三种按性状不同分别习称"秦艽"和"麻花艽",后一种习称"小秦艽"。多为野生,亦有家种。分布于东北、西北、华北、四川等地。小秦艽分布华北、西北和四川、西藏等省、自治区。秦艽主产于陕西、甘肃等省,小秦艽主产河北、内蒙古和陕西。

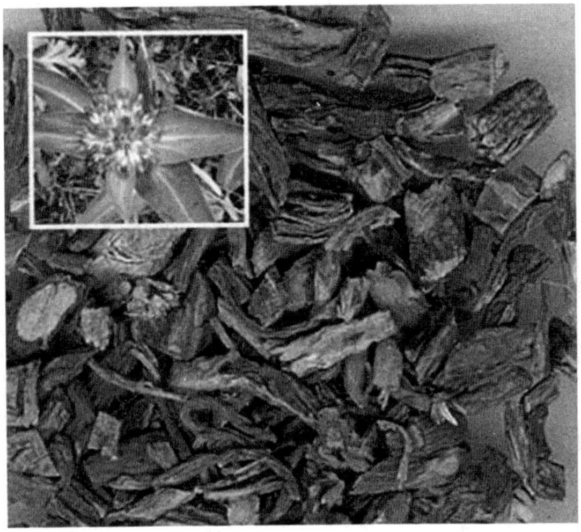

秦艽

【作用】

1. 黄疸。用秦艽半两,浸酒半升中,空腹饮酒。有酒量的人服后易见效。又方:秦艽三两,牛乳一升,煮成0.7升,作两次服下。

2. 暴泻、大渴、大饮。用秦艽二两、炙甘草半两,每服三钱,水煎服。

3. 伤寒烦渴。用秦艽一两,在牛乳一碗中煎到六成,作两次服。

4. 急劳烦热(身体酸疼,骨蒸潮热)。用秦艽、柴胡各一两,甘草五钱,研细。每服三钱,开水调下。

5. 小儿骨蒸潮热,减食瘦弱。用秦艽、炙甘草各一两,每服一至二钱,水煎服。

6. 小便艰难。用秦艽一两,水一碗,煎至六分,分两次服。又方:秦艽、冬葵子,等分为末,每服一小匙,酒送下。

7. 胎动不安。用秦艽、炙甘草、炒鹿角胶各半两,共研为末,每服三钱,又水一大碗、糯米五十粒煎服。又方:秦艽、阿胶(炒)、艾叶,等分为末,每服三钱,以水一大碗、糯米五十粒煎服。

8. 一切疮口不合。用秦艽研末敷上。

百合

【原文】

百合,味甘,平。主邪气腹胀心痛,利大小便,补中益气。生川谷。

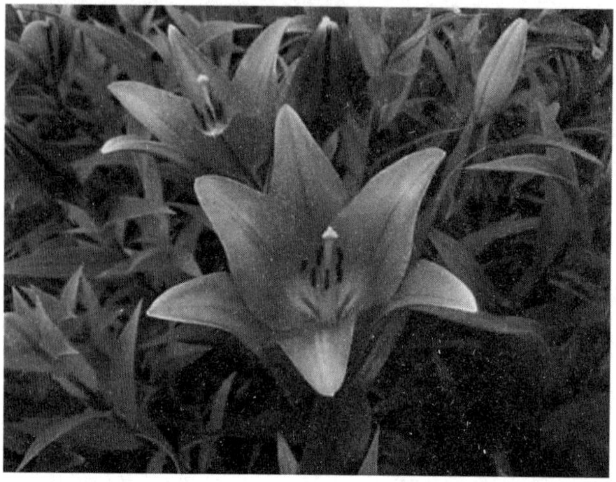

百合

【译文】

百合,味甘,性平。主治邪气阻滞导致的腹部胃部胀痛,能通利大小便,补养内脏,增益气血。产于山川河谷地带。

【释义】

百合是百合科百合属多年生草本球根植物,主要分布在亚洲东部、欧洲、北美洲等北半球温带地区,全球已发现有百多个品种,中国是其最主要的起源地,其中55种产于中国。

【作用】

1. 面合病(伤寒病之后坐卧不安,神志不清,胡言乱语)。如已发汗用百合七枚,水泡一夜,次日清晨以泉水煮取一升;另用知母三两,加水煮取一升。百合汁、知母汁合在一起煮成一升半,分次服。此方名“百合知母汤”。如已吐过,则用百全七枚,水泡一夜,次日清晨以泉水二升煮取一升,加鸡蛋白一个,分两次服。此方名“百合鸡子汤”。

如已泻过,则用百合七枚,水泡一夜,次日清晨以泉水二繁荣昌盛煮取一升;另用代赭石一两、滑石三两,加水二繁荣昌盛煮取一升,是百合汁一起再煮成一升半,分两次服。此方名“百合代赭汤”。如未经汗、吞、下,则用百合枚,水泡一领先,次日清晨以泉水二升煮取一升;另以生地黄汁一升,令两汁合煮成一升半,分两次服。此方名“百合地黄汤”。如病已变成消渴,则用百合一升在水一半中泡一夜,取汗温洗病人,洗毕,令病人吃白汤饼。如病已变成热症,则用百合一两、滑石三两,共研为末,水冲一匙,微泻即见药效。如病已变成腹满作痛,则用百合炒为末,每服一匙,水送下。一天服二次。

2. 肺脏热。烦闷咳嗽。用新百合四两,加蜜蒸软,时时含一片吞津。

3. 肺病吐血。用新百合捣汁,水送服。煮百合吃亦可。

4. 风疹流走。用盐泥二两、百合半两、黄丹二钱、醋一分、唾液四分,捣和敷贴。

5. 疮肿不穿。用野百合同盐捣泥敷涂。

6. 天泡疮。用生百合捣涂,二日即安。或用百合花晒干为末,调菜油涂搽亦有效。

7. 肠风下血。有百合子,酒炒微赤,研为末,开水冲服。

知母

【原文】

知母，味苦，寒。主消渴热中，除邪气，肢体浮肿，下水，补不足、益气。一名虫蚳母，一名连母，一名野蓼，一名地参，一名水参，一名水浚，一名货母，一名蝭母。生川谷。

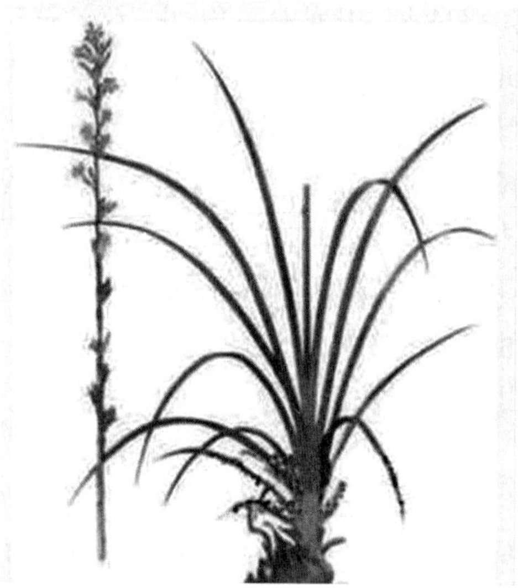

知母

【译文】

知母，味苦，性寒。主治消渴症、体内发热，能驱除热邪之气，治疗肢体浮肿，能使体内水气下泄，补益身体虚损不足、增益气血。又叫做虫蚳母、连母、野蓼、地参、水参、水浚、货母、蝭母。产于山川河谷地带。

【释义】

知母为单子叶植物百合科知母的干燥根茎。春秋二季均可采挖，除去须根及泥沙，晒干，习称“毛知母”；或除去外皮，晒干。置通风干燥处，防潮，以备切片入药，生用，或盐水炙用。

【作用】

1. 痰嗽。用知母、贝母各一两，研细。巴豆三十枚，去油，研匀。每夜，切生姜三片，二面蘸上药末，放在口里细嚼咽下，随即睡觉。次日必泻，痰嗽渐止。体弱者，不用巴豆。

2. 久嗽气急。用知母五钱（去毛切片，隔纸炒过）、杏仁五钱（姜水泡，去皮尖，焙过），同煎服。另以萝卜子、杏仁，等分为末，加米糊做成丸子。每服五十丸，姜汤送下，以绝病根。

3. 妊娠不足月，腹痛欲产。用知母二两，研细，和蜜做成丸子，如梧子大。每服二十丸，米粥送下。

4. 紫癜风疾。用醋磨知母涂搽。

5. 甲疽。用知母，烧存性，研末敷患处。

贝母

【原文】

贝母，味辛，平。主伤寒烦热，淋沥邪气，疝瘕，喉痹，乳难，金疮风痉。一名空草。

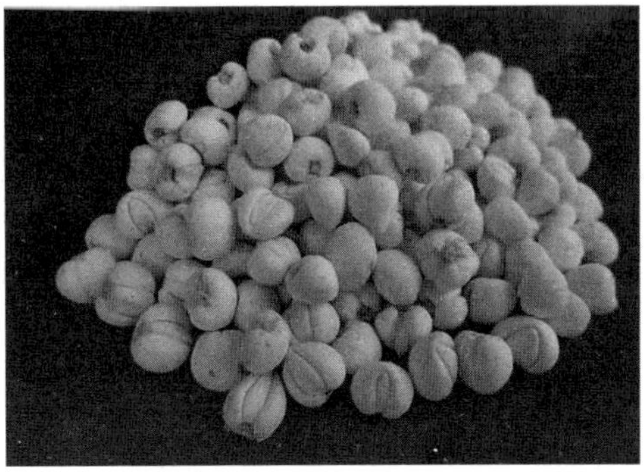

贝母

【译文】

贝母，味辛，性平。主治外感伤寒、内热烦闷，小便淋沥不止、驱除邪气，能治疗疝瘕、喉痹、难产、金属所伤而导致的破伤风。又叫做空草。

【释义】

贝母是多年生草本植物，其鳞茎供药用，有止咳化痰、清热散结之功。产于四川、云南、陕西秦巴山区，甘肃等地。

【作用】

1. 胸膈郁积。用贝母（去心），加姜汁炒后研细，再和姜汁、面糊做成丸子。每服七十丸，开水送下。

2. 化痰降气，止咳解郁。用贝母（去心）一两、姜制厚朴半两，加蜜做成丸子，如梧子大。每服五十丸，开水送下。

3. 小儿百日咳。用贝母五钱、甘草（半生半炙）二钱，共研为末，加沙糖调成丸子，如芡子大，每次以米汤化服一丸。

4. 乳汁不下。用贝母、知母、牡蛎粉等分，研为细末。每服二钱，猪蹄汤调服。此方名“二母散”。

5. 目昏，流冷泪。用贝母一枚、胡椒七料，共研为细末，点眼。

6. 目生弩肉。用贝母、丁香，等分为末，加乳汁调匀点眼。

7. 吐血、鼻血不止。用贝母（炮过），研为细末。每服二钱，温浆水送下。

8. 小儿鹅口，满口白烂。用贝母（去心，研细）半钱，加水五分、蜜少许，煎三沸。取抹患处。

9. 乳痈。用酒送服贝母二钱，另找人吮乳，使之通畅。

10. 紫白癜。用贝母、南星，等分为末。生姜带汁调药搽癜上。

白芷

【原文】

白芷,味辛,温。主女人漏下赤白,血闭阴肿,寒热;风头侵目泪出,长肌肤润泽,可作面脂。一名芳香。生川谷。

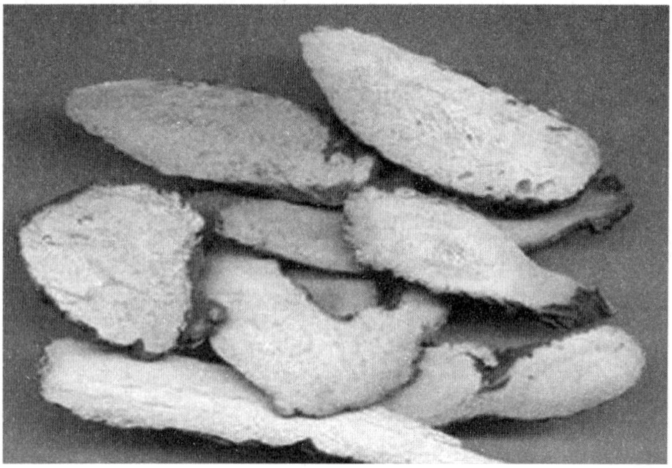

白芷

【译文】

白芷,味辛,性温。主治女子非经期阴道出血、赤白带下,经闭、阴道肿痛,恶寒发热,风邪侵袭头目、流泪不止,具有助长肌肉、润泽肌肤的功效,可制作成面脂。又叫做芳香。产于山川河谷地带。

【释义】

白芷为伞形科植物禹白芷、兴安白芷、川白芷、杭白芷或云南牛防风的根,禹白芷主产河南禹州一带。北方的一些省区有栽培,多自产自销,少数调省外。

【作用】

1. 一切伤寒。用白芷一两、生甘草半两、姜三片、葱白三寸、枣一枚、豉五十粒,加水二碗,煎药服下服汁,煎药服下取汗。不汗再服。此方名“神白散”,或“圣僧散”。

2. 一切风邪。治法同上。

3. 伤风流涕。用白芷一两、荆芥穗一钱,研细。每服二钱,茶送下。

4. 偏正头风。用白芷(炒)二两五钱,川芎(炒)、甘草(炒)、川乌头(半生半熟)各一两,共研为末。每服一钱,细茶薄荷汤送下。

5. 头晕。用白芷洗晒后研细,炼蜜做成丸子,如弹子大。每嚼服一丸,茶汤或荆芥汤送下。

6. 风热牙痛。用刍芷一钱、丹砂五分,共研为末,加蜜做成丸子,如芡子大。常取以擦牙,有效。又方:白芷、吴茱萸等分,泡水漱口,吐去涎水。

7. 眼病。用白芷、雄黄,共研为末,加炼蜜做成丸子,如龙眼大,丹砂为衣。每服一丸,茶送下。饭后服,一天服二次。此方名“还睛丸”。

8. 口齿气臭。用白芷七钱,研细。每服一钱,饭后服,清水送下。

紫苑

【原文】

紫苑,味苦,温。主咳逆上气,胸中寒热结气,去蛊毒,痿蹶,安五脏。生山谷。

【译文】

紫苑,味苦,性温。主治咳嗽气逆、胸中有寒热邪气郁结不散,能祛除蛊毒,治疗下肢痿痼行动不便,能安和五脏。产于山中深谷处。

【释义】

紫苑为多年生宿根花卉。分布于东北、华北及甘肃、安徽等地。紫苑根状茎短,生有多数细根,茎直立,上部多分枝,高1米以上,基生叶大,丛生,匙形,茎生叶较小,披针形;边缘有锐齿。两面疏生小刚毛;头状花序排列成复伞房状,边缘舌状花、淡紫色,中间管状花,黄色;瘦果扁平,冠毛灰白色或淡褐色;花期8~9月,果成熟期9~10月。紫菀是秋季观赏花卉。多用于布置花径,花地及庭院。根可入药,有温肺下气,祛痰止咳和利尿的作用。

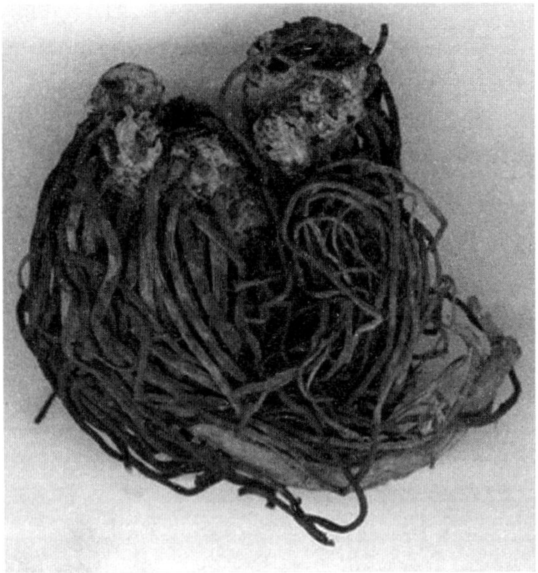

紫菀

【作用】

1. 祛痰镇咳作用。
2. 抗菌作用。
3. 抗癌作用。

紫草

【原文】

紫草,味苦,寒。主心腹邪气,五疸,补中益气,利九窍,通水道。一名紫丹,一名紫芙。生山谷。

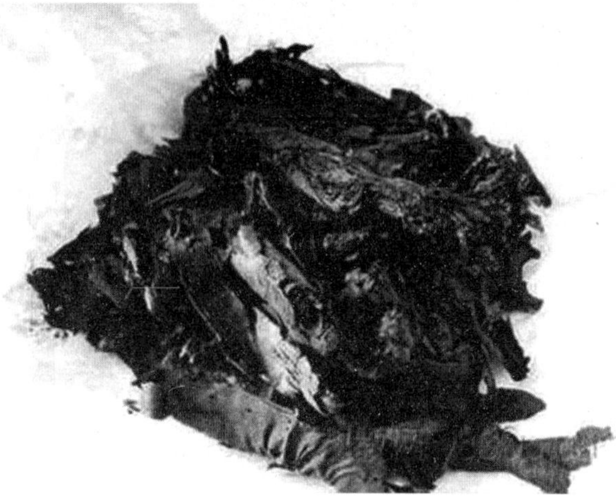

紫草

【译文】

紫草,味苦,性寒。主治心腹间有邪气郁结,各种黄疸病,具有补中益气、通利九窍、使水道畅通的功效。又叫做紫丹、紫芙。产于山中的深谷处。

【释义】

紫草属紫草科植物紫草(硬紫草)和新疆紫草(软紫草)的根。有凉血活血、清热解毒、滑肠通便的作用。分布于新疆、甘肃及西藏西部,东北地区及河北、河南、山西、陕西、宁夏、青海、山东、江苏、安徽、江西、湖北、湖南、广西、四川、贵州等地。

【作用】

1. 婴童疹痘(将出未出、色赤便闭者可用本方,如痘已出而红活、大便利者则忌用)。用紫草二两,锉碎,泡在百沸汤一碗中,盖严勿使漏气。汤温后,服0.05升。改用煎服亦可。

2. 痈疽便闭。用紫草、栝楼子等分,水煎服。

3. 小便淋。用紫草一两,用成散剂,每服二钱,饭前服。井华水送下。

4. 产后淋沥不净。治法同上。

5. 恶虫咬伤。用紫草煎油涂搽。

藁本

【原文】

藁本,味辛,温。主妇人疝瘕,阴中寒肿痛,腹中急,除风头痛,长肌肤,悦颜色。一名鬼卿,一名地新。生山谷。

【译文】

藁本,味辛,性温。主治妇女的疝瘕、阴部因伤寒而产生的肿胀疼痛、腹部挛急,具有消除伤风头痛、促进肌肉增长、使面色润泽和悦的功效。又叫做鬼卿、地新。产于山中深谷处。

【释义】

藁本为伞形科藁本属植物,藁本或辽藁本的干燥根茎及根。秋季茎叶枯萎或次春出苗时采挖,除去泥沙,晒干或烘干。

【作用】

1. 治寒邪郁于足太阳经,头痛及巅顶痛。藁本、川芎、细辛、葱头。煎服。(《广济方》)

2. 治一切风偏正头痛，鼻塞脑闷，大解伤寒及头风，遍身疮癣，手足顽麻。川芎、细辛、白芷、甘草、藁本各等分。为末，每药四两，入煅了石膏末一斤，水和为丸，每一两作八丸。每服一丸，食后薄荷茶嚼下。(《普济方》白龙丸)

3. 治胃痉挛、腹痛。藁本五钱，苍术三钱，水煎服。(《新疆中草药手册》)

4. 治疥癣。藁本煎汤浴之，及用浣衣。(《小儿卫生总微论方》)

5. 干洗头屑。藁本、白芷等分。为末，夜掺发内，明早梳之，垢自去。(《便民图纂》)

6. 治鼻上面上赤。藁本研细末，先以皂角水擦动赤处，拭干，以冷水或蜜水调涂，干再用。(《鸡峰普济方》藁本散)

狗脊

【原文】

狗脊，味苦，平。主腰背强，机关缓急，周痹寒湿膝痛，颇利老人。一名百枝。生川谷。

【译文】

狗脊，味苦，性平。主治腰背僵硬，脊柱关节不利，全身寒湿痹痛、膝部疼痛，对于老年人尤其有利。又叫做百枝。产于河流的谷地。

【释义】

狗脊为蚌壳蕨科植物金毛狗脊的干燥根茎。《植物名实图考》所载狗脊，系乌毛蕨科植物狗脊蕨，其根茎在湖南、江西、广西亦有作狗脊使用者。在华东、华南及四川等地则作为贯众入药。

【作用】

1. 男子各种风疾。用金毛狗脊，盐泥严封煅红，取出去毛。与苏木、川乌头(生用)，等分为末，加醋、糊做成丸子，如梧子大。每服地十丸，温酒盐汤送下。此方名“四宝丹”。

2. 妇女白带。用金毛狗脊（去毛）、白蔹各一两，鹿茸（酒蒸后稍焙）二两，共研为末，加艾煎醋汁，和糯米糊做成丸子，如梧子大。每服五十丸，空心服，温酒送下。

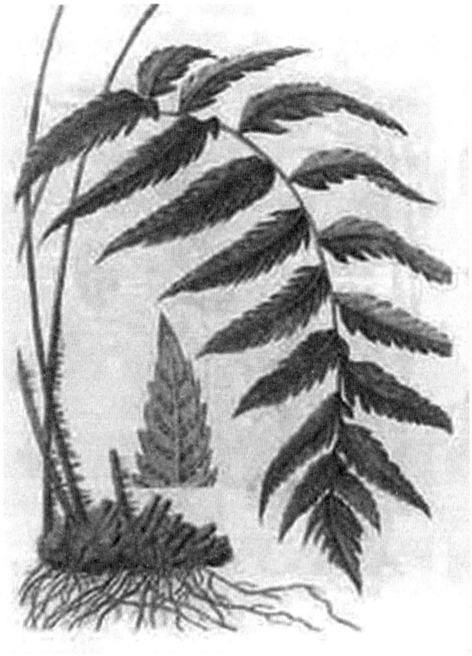

狗脊

3. 固精强骨。用金毛狗脊、远志肉、茯神、当归身，等分为末，加熟蜜做成丸子，如梧子大。每服五十丸，温酒送下。

4. 病后脚肿。除节食以养胃气之外，再用狗脊煎汤浸洗。

萆薢

【原文】

萆薢，味苦，平。主腰背痛，强骨节，风寒湿周痹，恶疮不瘳，热气。生山谷。

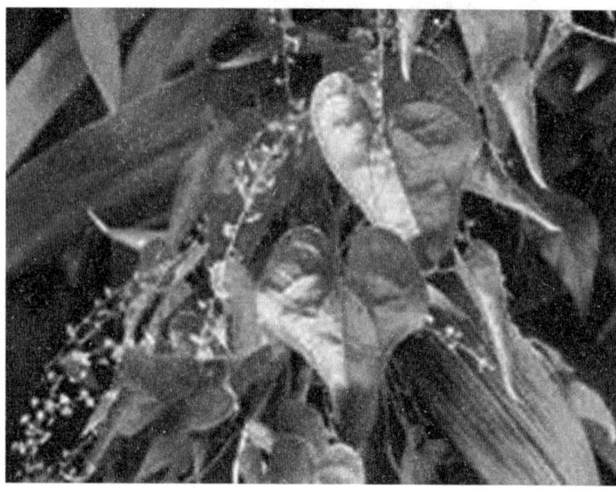

萆薢

【译文】

萆薢，味苦，性平。主治腰背疼痛，骨骼关节僵硬，风寒湿引起的全身麻痹，恶疮久治不愈及其引起的发热症状。产于山中深谷处。

【释义】

萆薢为多年生藤本植物。其叶互生，雌雄异株。根状茎横生，呈圆柱状，表面黄褐色。中医用其根状茎入药，有祛风、利湿等作用。

【作用】

1. 治真元不足，下焦虚寒，小便白浊，频数无度，漩面如油，光彩不定，漩脚澄下，旋如膏糊；或小便频数，虽不白浊，亦能治疗。益智仁、川萆薢、石菖蒲、乌

药各等分。为细末。每服三钱，水一盏半，入盐一捻，同煎至七分，温服，食前。（《杨氏家藏方》革薢分清散）

2. 治小便频数。川萆薢（洗）为细末，酒和为丸如桐子大。每服七十丸，空心、食前，盐汤、盐酒任下。（《济生方》萆薢丸）

3. 治小肠虚冷，小便频数。牛膝（酒浸，切，焙）、续断、芎藭各半两，萆薢二两。上四味，捣罗为末，炼蜜和丸如梧桐子大。空心盐汤下四十丸；或作汤，入盐煎服亦得。（《圣济总录》牛膝丸）

4. 治小便浑浊。鲜萆薢根头刮去皮须，每次二两，水煎服。（《泉州本草》）

5. 治阴痿失溺。萆薢二钱，附子一钱五分。合煎汤内服。（《泉州本草》）

6. 治腰痛，脚气。破故纸（生）、续断、木瓜干、牛膝（酒浸）、杜仲（去皮锉，姜制炒断丝）各一两，萆薢二两。上为末，蜜丸如梧子大。每服五十丸，盐汤、盐酒任下。（《三因方》立安丸）

7. 治小肠气及腰痛。萆薢、杜仲（酥炒去丝）、葫芦巴（生脂麻炒）、破故纸（炒）、小茴香（盐水浸一宿）各一两，胡桃仁（汤去皮）二两。各为末，和丸如梧桐子大。每服三五十丸，空心盐酒送下，或盐汤亦可。（《瑞竹堂经验方》喝起丸）

8. 治脚气肿痛，不能动履，不论寒热虚实，久病暴发皆可。萆薢五钱，黄柏、苍术、牛膝、木瓜、猪苓、泽泻、槟榔各二钱。水二大碗，煎一碗。每日食前服一剂。（《本草切要》）

9. 治丈夫腰脚痹、缓急，行履不稳者。萆薢二十四分，杜仲八分。捣筛。每日，温酒和服三钱，增至五钱。禁食牛肉。（《广利方》）

10. 治风寒湿痹，腰骨强痛。干萆薢根，每次五钱，猪脊骨半斤合炖服。（《泉州本草》）

11. 治肠风，痔漏。萆薢、贯仲等分。捣碎为末。每服二钱，温酒调下，空心，食前服。

营实

【原文】

营实,味酸,温。主痈疽、恶疮结肉,跌筋败疮,热气阴蚀不瘳,利关节。一名墙薇,一名墙麻,一名牛棘。生川谷。

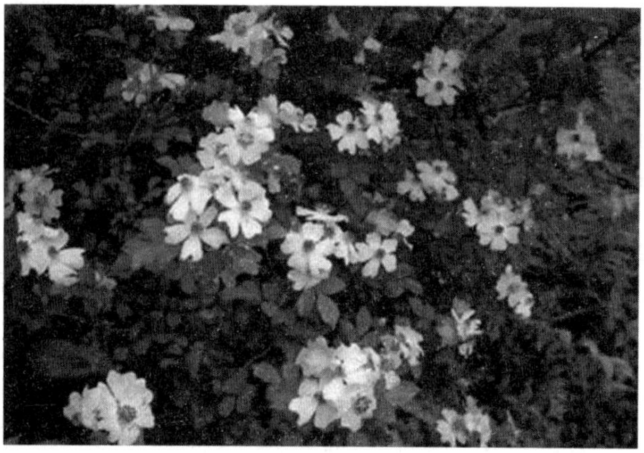

营实

【译文】

营实,味酸,性温。主治痈疽、恶疮使筋肉聚积突起高于皮肤,筋脉受伤形成难以愈合的败疮,阴蚀疮,能使关节通利。又叫做墙薇、墙麻、牛棘。产于河谷地带。

【释义】

营实为蔷薇科植物多花蔷薇的果实。

【作用】

1. 消渴尿多。用蔷薇根一把,水煎,每日服用。

2. 小儿尿床。用蔷薇根五钱,煎酒夜饮。

3. 口咽痛痒(发声不出)。用蔷薇根皮、射干各一两,甘草(炙)半两,每取二钱,水煎服。

4. 口舌糜烂。用蔷薇根,去土,煮成浓汁,温含口中,冷即吐去。

5. 痈肿疖毒。用蔷薇皮交替炙热熨患处。

6. 刀伤肿痛。用蔷薇根烧灰,每服一匙,开水送下。一天服三次。

7. 眼热昏暗。用营实、枸杞子、地肤子各二两,共研为末。每服三钱,温酒送下。

茜根

【原文】

茜根,味苦,寒。主寒湿风痹,黄疸,补中。生川谷。

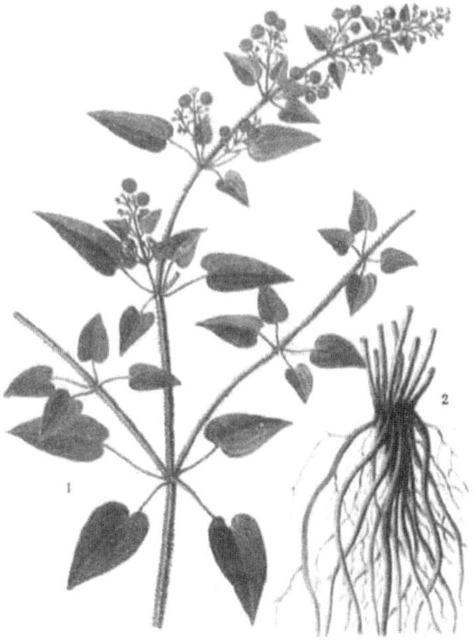

茜根

【译文】

茜根，味苦，性寒。主治风寒湿痹之症、黄疸病，具有补益内脏的功效。产于河流谷地。

【释义】

茜根即茜草根，为茜草科植物茜草的根及根茎。

【作用】

1. 吐血。用茜根一两，捣成末。每服二钱，水煎，冷却，用水调末二钱服亦可。

2. 妇女经闭。用茜根一两，煎酒服。

3. 蛊毒（吐血、下血如猪肝）用茜草根、蘘荷叶各三分，加水四升，煮成二升服。

4. 脱肛。用茜根、石榴皮各一把，加酒一碗，煎至七成，温服。

败酱

【原文】

败酱，味苦，性平。主暴热，火疮赤气，疥瘙、疽、痔、马鞍热气。一名鹿肠。生川谷。

【译文】

败酱，味苦，性平。主治来势凶猛的发热，被火灼伤形成的脓疮、红晕，能治疗疥疮、瘙痒、疽、痔疮及骑马过久而导致的马鞍热疮。又叫做鹿肠。产于河流的谷地。

【释义】

败酱为多年生草本植物。根状茎横走，有陈腐气味；地上茎下部有脱落性倒生粗毛，茎上部近无毛或有一排硬毛。分布广，全国各省都有，生于山坡草丛中。

【作用】

1. 腹痛有脓。用薏苡仁十分、附子二分、败酱五分，共捣为末。每取一匙，加水二升，煎成一升，一次服下。

2. 产后恶露。用败酱、当归各六分，续断、芍药八分，芎䓖、竹茹各四分，生地黄（炒）十二分，加水二升煮成0.8升，空心服下。

3. 产后腹痛。用败酱五两，加水四升，煮成二升，每服0.2升，一天服三次。

4. 蠼螋尿疮。用败酱煎汁涂搽，有效。

白鲜

【原文】

白鲜，味苦，寒。主头风，黄疸，咳逆，淋沥，女子阴中肿痛，湿痹死肌，不可屈伸，起止行步。生川谷。

【译文】

白鲜，味苦，性寒。主治头风，黄疸症，咳嗽气逆，小便淋沥不尽，女子阴部发炎肿痛，湿痹症及肌肤坏死，肢体屈伸困难，举止动作不利。产于河流的谷地。

【释义】

白鲜又名白藓，原产我国。喜温暖湿润和阳光充足环境，较耐寒，耐半阴。怕强光曝晒和积水，宜深厚、肥沃、疏松和排水良好的沙壤土。

【作用】

头风、黄疸、咳逆、风疮、疥癣、赤烂等症。产后中风，但体虚不能服他药的

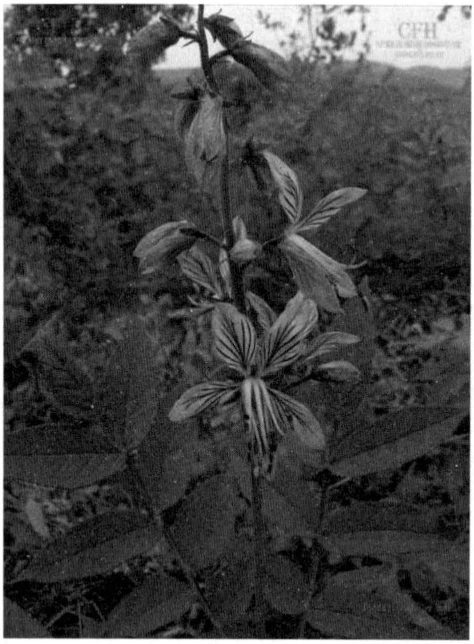

白鲜

病人，可用白癣皮加新汲水三升煮成一升，温服。李时珍指出：白鲜是治各种黄疸病和风痹的药，但许多医生只用之于疮科，这是不够的。

酸浆

【原文】

酸浆，味酸，平。主热烦满，定志益气，利水道，产难，吞其实立产。一名醋浆。生川泽。

【译文】

酸浆，味酸，性平。主治身体发热、胸中烦闷，具有安神益气、通利水道的功效，能治疗难产，吞食其果实后便能立刻生产。又叫做醋浆。产于河流池泽旁边的水草丛生处。

【释义】

酸浆又名红菇娘、挂金灯、戈力、灯笼草、洛神珠等，北方称为菇蔫儿、姑娘儿，以果实供食用。酸浆原产于中国，南北均有野生资源分布。酸浆在中国栽培历史较久，在公元前300年，《尔雅》中即有酸浆的记载。目前在东北地区种植较广泛。其他地区种植较少，仍属稀特蔬菜。

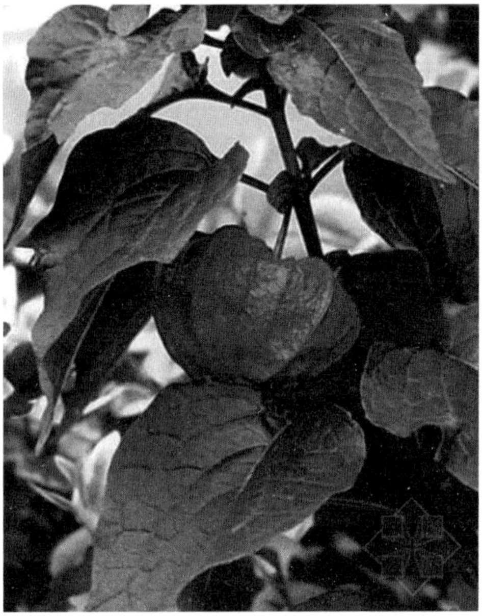

酸浆

【作用】

1. 热咳咽痛。用酸浆草为末，开水送服。此方名“清心丸”。同时还以醋调药末敷喉外。

2. 痔疮。用酸浆叶贴疮上。

3. 肠胃伏热。用酸浆果实五两、苋实三两，马蔺子（炒）、大盐榆白皮（炒）各二两，柴胡、共同苓、栝楼根、闾茹各一两，共研为末，加炼蜜做成丸子，如梧子大。每服三十丸，木香汤送下。

紫参

【原文】

紫参,味苦辛,寒。主心腹积聚,寒热邪气,通九窍,利大小便。一名牡蒙。生山谷。

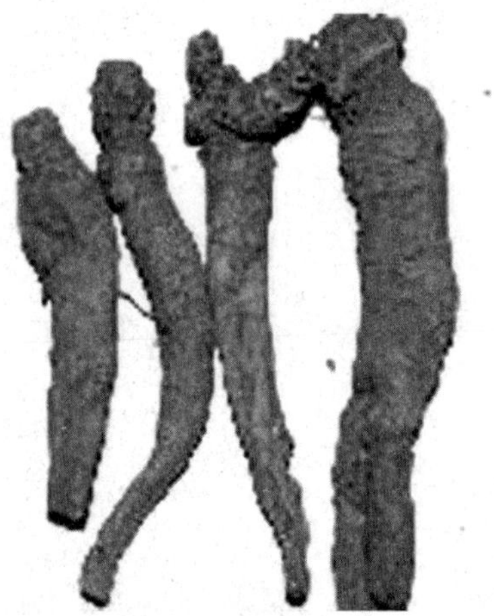

紫参

【译文】

紫参,味苦辛,性寒。主治胃部积聚,驱除寒热邪气,具有通利九窍,有助大小便的功效。又叫做牡蒙。产于山中的深谷处。

【释义】

紫参为唇形科植物华鼠尾的全草,是一年生草本植物,生于山坡、路旁、林缘及草丛中。主产江苏、浙江、安徽亦产。秋季开花时采收,晒干。

【作用】

1. 下痢。用紫参二两半,加水五升,煎成二升。再加入甘草二两,煎至半升,分三次服。此方名“紫参汤”。

2. 吐血不止。用紫参、人参、阿胶(炒),等分为末。每服一钱,乌梅汤送下。又方:与上方基本相同,但减去人参。换为甘草,以糯米汤送下。

3. 脸上酒刺。用紫参、丹参、人参、苦参、沙参和成一两,共为末,加胡桃仁捣烂,和成丸子,如梧子大。每服三十丸,茶送下。

白薇

【原文】

白薇,味苦,平。主暴中风,身热肢满,忽不知人,狂惑,邪气寒热酸疼,温疟洗,发作有时。生川谷。

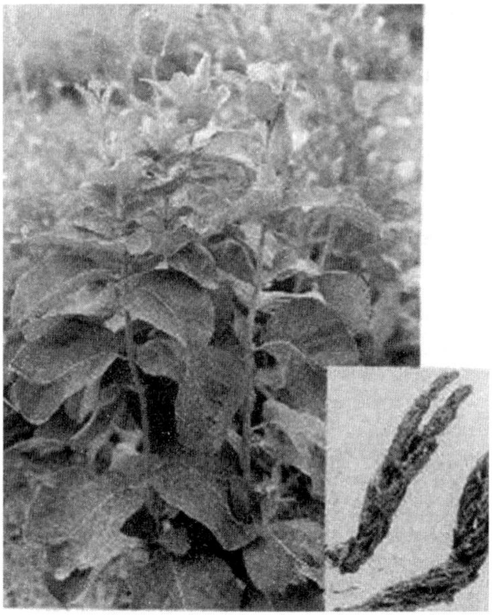

白薇

【译文】

白薇,味苦,性平。主治身体突然申风,全身发热、肢体烦满,精神恍惚、不省人事,癫狂惶惑,风邪导致的恶寒发热、肢体酸痛,温疟引起的发热发冷症状,规律性地发作。产于河流的谷地处。

【释义】

白薇为萝藦科植物白薇或蔓生白薇的干燥根及根茎。春、秋二季采挖，洗净，干燥。

【作用】

1. 肺实鼻塞，不知香臭。用白薇、款冬花、贝母各一两，百部二两，共研为末。每服一钱，米汤送下。

2. 妇女遗尿（不拘胎前产后）。用白薇、芍药各一两，共研为末，每服一茶匙，酒送下。一天服三次。

3. 血淋、热淋。治法同上。

4. 妇女血阙（平时无病，突然昏倒，目闭口禁，过很久才醒悟过来，这种病叫“血阙”，也叫“郁冒”）。用白薇、当归各一两，人参半两，甘草一钱半。每服五钱，加水二碗煮成一碗，温服。此方名“白薇汤”。

5. 刀伤。用白薇研末敷伤口。

6. 妇女产中虚烦呕逆。用白薇同桂树一分，竹皮石膏三分，甘草七分，加枣肉调成丸子。每服一丸，米汤送下。用热者白薇用量加倍。

地榆

【原文】

地榆，味苦，微寒。主妇人乳痓痛，七伤，带下病，止痛，除恶肉，止汗，疗金疮。生山谷。

【译文】

地榆，味苦，性微寒。主治妇人生产时痉挛抽痛、各种虚损性疾病、带下病，具有止痛、去除腐肉、止汗、治疗金属创伤的功效。产于山中深谷处。

【释义】

地榆为多年生草本植物。已知约35种，适应能力强，全部产于北温带，栽培不广泛。花小，无花瓣，聚生成头状或穗状花序。叶互生，羽状复叶，干叶可制饮料。野生山坡、路旁或田边，全国各地都有分布。

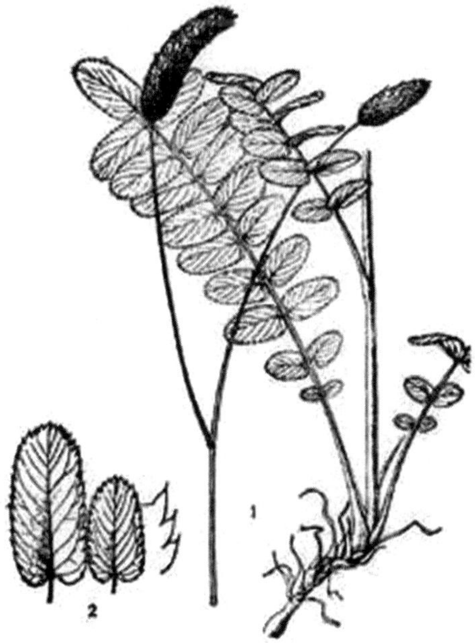

地榆

【作用】

1. 吐血。用地榆三两，加米醋一升，煮沸十多次，去渣汁，饭前热服0.1升。

2. 妇女漏下，赤白不止，人极黄瘦。治方如上。

3. 血痢不止。用地榆晒干，研细。每服二钱，掺在羊血上炙熟食下。又方：单用地榆煎汤，每服0.3升。

4. 赤白下痢。用地榆一斤，加水三升煮成一升半，去渣，熬成膏。每服0.3升，空腹服。一天服两次。

5. 大便下血，长期不愈。用地榆、鼠尾草各二两，加水二升，煮成一升，一次服完。

6. 小儿疳痢。用地榆煮汁。熬如饴糖。服之有效。

7. 毒蛇螫人。用新地榆根捣汁饮下，并以搽伤口。

8. 虎犬咬伤。用地榆煮汁饮下,再以地榆末敷伤口。单用白开水冲服地榆末亦可。

9. 小儿湿疮。用地榆煎成浓汁,一天洗疮两次。

10. 小儿面疮,红肿烧痛。用地榆八两,加水十升,煎成五升,温洗患处。

款冬花

【原文】

款冬花,味辛,温。主咳逆上气善喘,喉痹,诸惊痫寒热邪气。一名橐吾,一名颗冻,一名虎须,一名菟奚。生山谷。

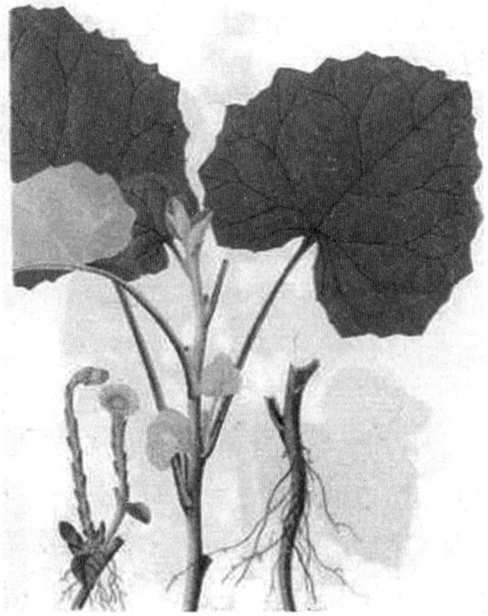

款冬花

【译文】

款冬花,味辛,性温。主治咳嗽气逆时常有哮喘发作,咽喉肿痛,各种惊痫、外感邪气而引起的恶寒发热。又叫做橐吾、颗冻、虎须、菟奚。产于山中深谷处。

【释义】

款冬花为双子叶植物药菊科植物款冬的花蕾，是多年生草本植物，栽培或野生于河边、沙地。分布河北、河南、湖北、四川、山西、陕西、甘肃、内蒙古、新疆、青海、西藏等地。

【作用】

1. 久咳不愈。用早晨取款冬花一小团，拌蜜少许，放有在瓦罐内烧烟，缺罐留一缺口，让烟出，以口吸烟咽下。如此五日，至第六日，吃一餐羊肉包子，从此病愈。

2. 痰嗽带血。用款冬花、百俣，经蒸、焙后，等分为末，加蜜做成丸子，如龙眼大。每天临睡时嚼服一丸，姜汤送下。

3. 口中疳疮。用款冬花、黄连，等分为末，以唾液调成饼子，将蛇床子煎汤漱口将饼子敷患处。

石韦

【原文】

石韦，味苦，平。主劳热，邪气五癃闭不通，利小便水道。一名石韀。生山谷石上。

【译文】

石韦，味苦，性平。主治劳伤引起的发热，邪气聚集引起的小便不通，能通利小便。又叫做石韀。产于山中深谷处的土石之上。

【释义】

石韦为水龙骨科植物石韦，庐山石韦、毡毛石韦、有柄石韦、北京石韦或西南石韦的叶。春、夏、秋均可采收,除去根茎及须根,晒干。

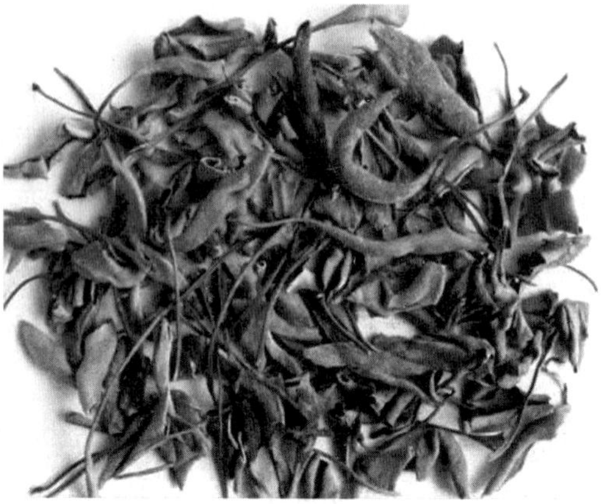

石韦

【作用】

1. 小便淋痛。用石韦、滑石,等分为末,每取一小撮,水送服。
2. 便前有血。用石韦研为末,以茄子枝煎汤送服二钱。
3. 气热咳嗽。用石韦、槟榔,等分为末,每服二钱,姜汤送下。
4. 崩中漏下。用石韦研为末,每服三钱,温酒送下。

马先蒿

【原文】

马先蒿,味苦,平。主寒热,鬼疰,中风湿痹,女子带下病,无子。一名马屎蒿。生川泽。

【译文】

马先蒿,味苦,性平。主治身体的恶寒发热,传染性鬼疰,中风、风湿痹症,女子带下病、不孕症等。又叫做马屎蒿。产于河边泽畔的水草丛生处。

【释义】

马先蒿是玄参科马先蒿属植物的统称。马先蒿是多年生草本植物，花期比一般高山花季还早，五月至六月底开花果实为蒴果，褐色，在七月至八月成熟。

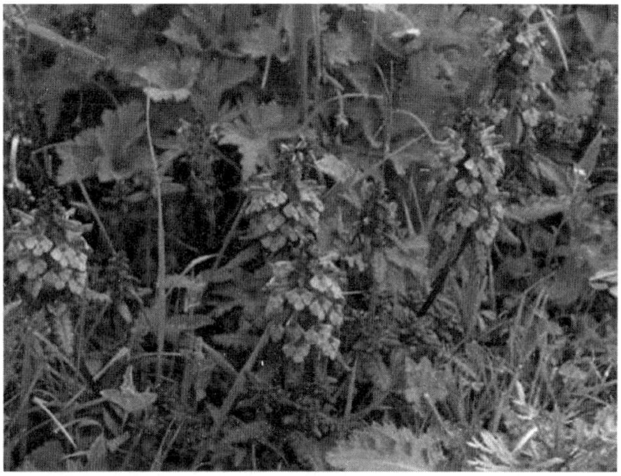

马先蒿

【作用】

祛风利湿，杀虫。用于风湿性关节炎，尿路结石，小便不利。外用治疥疮，外用适量，煎水洗患处。

积雪草

【原文】

积雪草，味苦，寒。主大热，恶疮，痈疽，浸淫，赤熛，皮肤赤，身热。生川谷。

【译文】

积雪草，味苦，性寒。主治严重发热，恶性疮疡，痈肿溃烂，浸淫疮，赤燥疮，皮肤红赤，身体发热。产于河流的谷地处。

【释义】

积雪草，多年生匍匐草本植物，常卷缩成团状，其茎细长，结节生根，密生成。原产于印度，现广泛分布于世界热带、亚热带区，在我国主要分布于长江以南各省。积雪草喜生于湿润的河岸、沼泽、草地中。

【作用】

1. 治外感暑热、鼻咽。积雪草、旱莲草、青蒿（均鲜）各适量，共捣烂取什，用冷开水冲服。

2. 治外感风热。鲜积雪草 60 克，白颈蚯蚓 4 条，共捣烂，水煎后取汁，一日分 3 次服。

女菀

【原文】

女菀，味辛，温。主风寒洗洗，霍乱、泄痢，肠鸣上下无常处，惊痫，寒热百疾。生川谷或山阳。

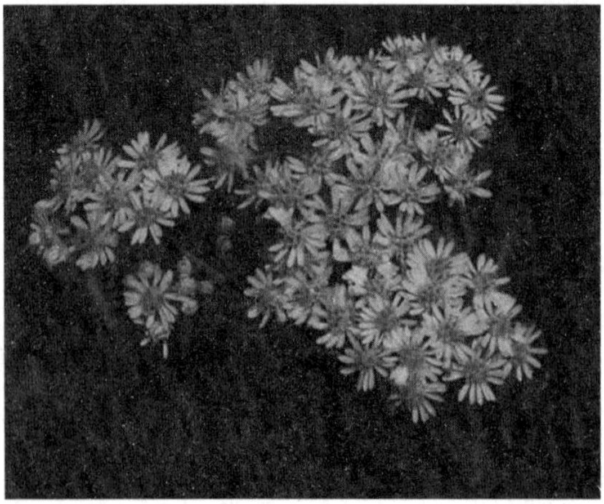

女菀

【译文】

女菀，味辛，性温。主治风寒侵袭造成的皮肤发冷，霍乱，痢疾，肠鸣上下来回作响，惊风癫痫，多种寒热疾病。产于河流谷地或山岳之南。

【释义】

女菀为菊科植物女菀的全草或根，多年生草本植物，生长于湿润处。分布于东北及山东、江苏、浙江、安徽、湖北等地。

【作用】

1. 治咳嗽气喘。女菀五钱，金线吊白米三钱，路边荆五钱，水煎服。
2. 治肠鸣腹泻。女菀五钱，陈皮二钱，菖蒲二钱，水煎服。
3. 治小便短涩。女菀五钱，车前草五钱，水煎服。

蜀羊泉

【原文】

蜀羊泉，味苦，微寒。主头秃，恶疮热气，疥瘙痂，癣虫，疗龋齿。生川谷。

【译文】

蜀羊泉，味苦，性微寒。主治头秃疮，恶性疮疡引起的发热，疥疮瘙痒结痂，蛲虫癣，还能治疗龋齿。产于河流的谷地处。

【释义】

蜀羊泉为多年生直立草本，茎具棱角，多分枝浆果近球形，熟时红色，种子扁圆形。花期夏秋间，果熟期秋末冬初分布于内蒙古、山西、陕西、甘肃、新疆、山东、江苏、安徽、河南及四川等地。夏、秋季割取全草，洗净，切段，鲜用或晒干。

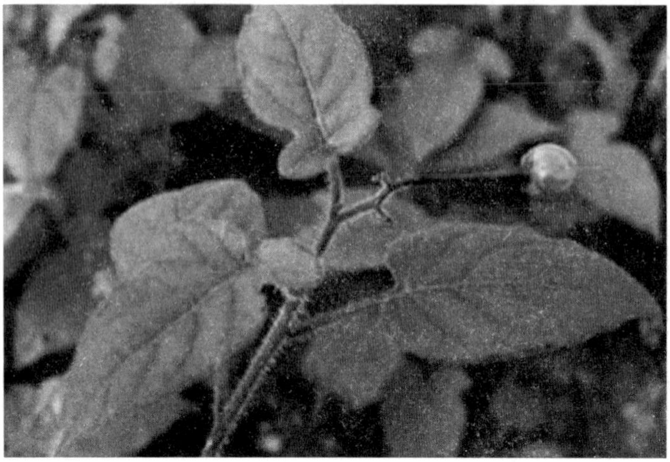

蜀羊泉

【作用】

1. 黄疸。用蜀羊泉一把,捣汁和酒服,三、五次之后,即可见效。
2. 漆疮。用蜀羊泉捣烂涂搽。漆姑之名,由此而来。

海藻

【原文】

海藻,味苦,寒。主瘿瘤气、颈下核,破散结气,痈肿,症瘕,坚气腹中上下鸣,下十二水肿。一名落首。生池泽。

【译文】

海藻,味苦,性寒。主治瘿瘤结气,颈部有核状肿块,可以使结气破解消散,能治疗痈肿、症瘕、腹中邪气上下流动的鸣响,消除多种水肿。又叫做落首。产于沼泽、大海中。

【释义】

海藻是指生长在潮间带及亚潮间带肉眼可见的大型藻类,通常包括绿藻、褐藻及红藻三大类。在古代中国及日本就有利用海藻作为食物的证据，古医典包括《本草纲目》、《本草经集注》、《海药本草》及《本草拾遗》等都有用海藻治疗各种疾病的记载。

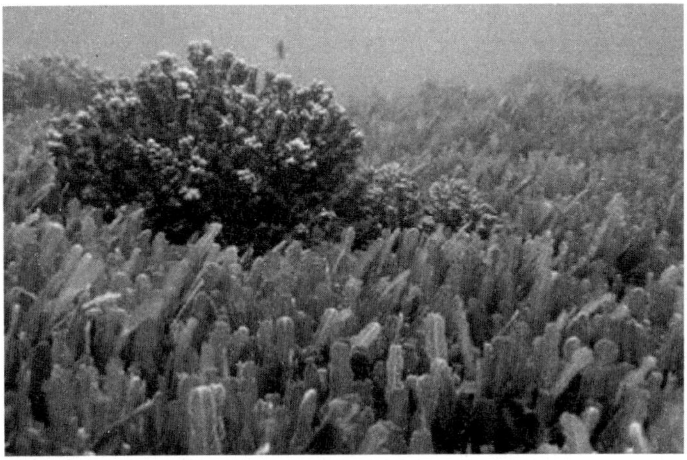

海藻

【作用】

1. 项下瘰疬。用海藻半公斤，装薄布袋中，泡酒 0.2 升。每服 0.2 升，一天服三次。药渣晒干，研为末，每服一匙。一天服三次，此酒名“海藻酒”，连服几剂，即消瘰疬。

2. 蛇盘瘰疬，头项交接。用海藻（荞面炒）、白僵蚕（炒），等分为末，加白梅汤调成丸子，如梧子大。每服六十丸，米汤送下。毒气必泄。

泽兰

【原文】

泽兰，味苦，微温。主乳妇内衄，中风余疾，大腹水肿，身面、四肢浮肿，骨节中水，金疮，痈肿疮脓。一名虎兰，一名龙枣。生大泽旁。

【译文】

泽兰,味苦,性微温。主治产妇内脏有淤血,中风后遗症,腹部水肿,身面四肢浮肿,骨骼关节水肿,金属创伤痈肿形成的脓疮。又叫做虎兰、龙枣。产于湖泊岸边。

【释义】

泽兰为唇形科植物毛叶地瓜儿苗的干燥地上部分。夏、秋季茎叶茂盛时采割,晒干。本品茎呈方柱形,少分枝,四面均有浅纵沟。表面黄绿色或带绿色,节处紫色明显,有白色茸毛;质脆,断面黄白色,髓部中空。叶对生,有短柄;叶片多皱缩,展平后呈披针形或长圆形;上表面黑绿色,下表面灰绿色,密具腺点,两面均有短毛;先端尖,边缘有锯齿。花簇生叶腋成轮状,花冠多脱落,苞片及花萼宿存,黄褐色。无臭,味淡。除去杂质,略洗,润透,切段,干燥。

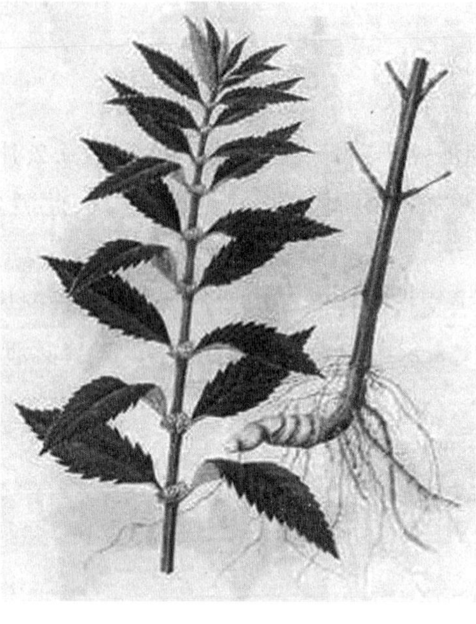

泽兰

【作用】

1. 产后水肿,血虚浮肿。有泽兰、防已,等分为末,每服二钱,醋酒送下。

2. 小儿蓐疮。由大人嚼泽兰心把疮周围封起来,很有效。

3. 疮肿初起。把泽兰捣烂封住,有效。

4. 损伤瘀肿。治法同上。

5. 产后阴翻(产后阴户燥热,变成翻花状)。用泽兰四两,煎汤熏洗。二、三次后,再加枯矾一起煎洗。

防己

【原文】

防己,味辛,平。主风寒温疟,热气诸痫,除邪,大小便。一名解离。生川谷。

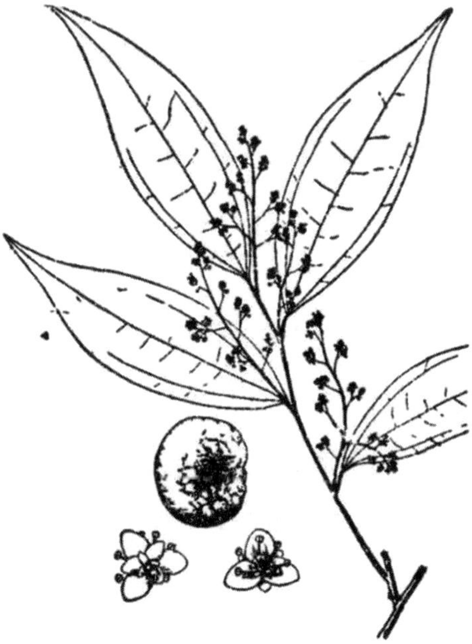

防己

【译文】

防己,味辛,性平。主治外感风寒、温疟,身体发热等各种痫症,能祛除热邪,使大小便通利。又叫做解离。产于河流的谷地处。

【释义】

防己为防己科植物粉防己的干燥根。秋季采挖，洗净，除去粗皮，晒至半干，切段，个大者再纵切，干燥。本品呈不规则圆柱形，半圆柱形或块状，多弯曲。表面淡灰黄色，在弯曲处常有深陷横沟而成结节状的瘤块样。体重，质坚实，断面平坦，灰白色，富粉性，有排列较稀疏的放射状纹理。气微，味苦。主产于浙江、安徽、湖北、湖南、江西等省。

【作用】

1. 汉防己偏于利湿走里，可利小便以消肿；木防己偏于祛风而走外，用于祛风湿以止痛。

2. 用于风湿痹痛，多配伍薏苡仁、滑石、蚕砂等清热除湿之品。对寒湿痹痛，须用温经止痛的肉桂、附子等药同用。用于水肿、小便不利等症，可与椒目、葶苈子、大枣等配伍同用，若属虚证，常与黄耆、茯苓、白术等配伍。

牡丹

【原文】

牡丹，味辛，寒。主寒热，中风瘈疭、痉、惊、痫邪气，除症坚，淤血留舍肠胃，安五脏，疗痈疮。一名鹿韭，一名鼠姑。生山谷。

【译文】

牡丹，味辛，性寒。主治身体的恶寒发热、中风抽搐痉挛、惊恐癫痫等邪气，具有消散淤血、治疗肠胃留滞不通、安宁五脏、消除痈疮的功效。又叫做鹿韭、鼠姑。产于山中的深谷处。

【释义】

牡丹原产于中国西部秦岭和大巴山一带山区，汉中是中国最早人工栽培牡丹的地方，为落叶亚灌木。喜凉恶热，宜燥惧湿，可耐零下30℃的低温，在年平均相对湿度45%左右的地区可正常生长。喜光，亦稍耐阴。要求疏松、肥沃、排水良好的中性壤土或砂壤土，忌粘重土壤或低温处栽植。花期4～5月。多采用嫁接方法进行栽培，因为与芍药同属芍药属，又多选用芍药作为砧木。

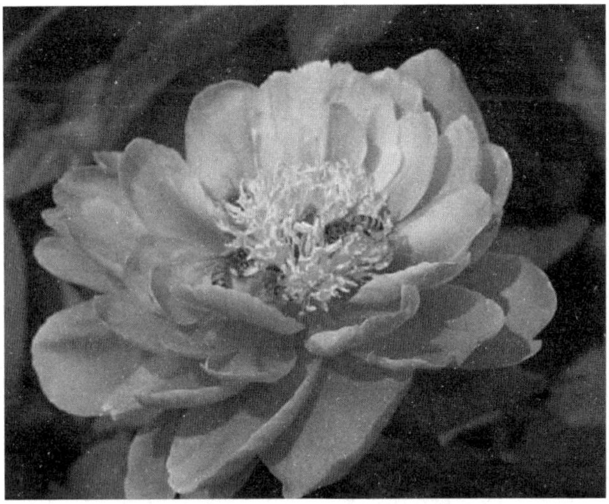

牡丹

【作用】

1. 疝气（觉气胀不能动）。用牡丹皮、防风，等分为末，每服二钱，酒送下。

2. 妇女恶血（血往上冲，脸红易怒）。用牡丹皮半两、干漆（烧至烟尽）半两，加水二杯，煎成一杯服下。

3. 伤损瘀血。用牡丹皮二两、虻虫二十一个（熬过），同捣碎，每天早晨服一匙，温酒送下。

4. 刀伤后内出血。用牡丹皮研细，水冲服少许，瘀血自尿中排出。

5. 下部生疮（已破口）。取牡丹末一匙煎服，一天三次。

爵床

【原文】

爵床,味咸,寒。主腰脊痛,不得著床,俯仰艰难,除热,可作浴汤。生川谷及田野。

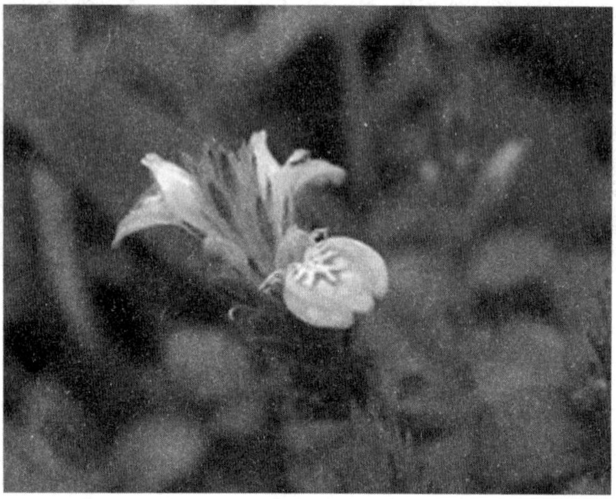

爵床

【译文】

爵床,味咸,性寒。主治腰背疼痛,不能碰到床,低头抬头非常困难,具有祛热的作用,可作为浴汤洗用。产于河流谷地或原野上。

【释义】

爵床为爵床科爵床属植物爵床的全草。夏秋采集,鲜用或晒干。爵床素煎剂对金黄色葡菌有较强的抑菌作用。

【作用】

1. 治感冒发热,咳嗽,喉痛。爵床五钱至一两,煎服。

2. 治疟疾。爵床一两,煎汁,于疟疾发作前三至四小时服下。

3. 治钩端螺旋体病。爵床(鲜)八两,捣烂,敷跳肠肌。

4. 治酒毒血痢,肠红。小青草、秦苑各三钱,陈皮、甘草各一钱,水煎服。

5. 治黄疸,劳疟发热,缓障初起。小青草五钱,煮豆腐食。

6. 治肾盂肾炎。爵床三钱,地葱、凤尾草、海金砂各五钱,艾棉挑(寄生艾叶上的虫蛀球)十个,水煎服,每日一剂。

7. 治乳糜尿。爵床二至三两,地锦草、龙泉草各二两,车前草一两半,小号野花生、狗肝菜各一两(后二味可任选一味,如龙泉草缺,狗肝菜必用)。上药加水1500~2000毫升,文火煎成400~600毫升,其渣再加水1000毫升,文火煎取300~400毫升,供患者多次分服,每日一剂,至少以连续三个月为一个疗程,或于尿转正常后改隔日一剂,维持三个月,以巩固疗效。

8. 治肝硬化腹水。小青草五钱,加猪肝或羊肝同煎服。

9. 治筋骨疼痛。爵床一两,水煎服。

10. 治府积。小青草煮牛肉、田鸡、鸡肝食之。

11. 治雀目。鸡肝或羊肝一具(不落水),青草五钱,安碗内,加酒浆蒸熟,去草吃肝,加阴雄黄五分尤妙。

12. 治口舌生疮。爵床一两,水煎服。

13. 治痈疽疮宛。小青草捣烂敷。

14. 治攊疯。爵床三钱,夏枯草五钱。水煎服,每日一剂。

15. 治跌打损伤。爵床鲜草适量,洗净,捣敷患处。

栀子

【原文】

栀子,味苦。主五内邪气,胃中热气,面赤,酒施鼓鼻,白癞,赤癞,疮疡。一名木丹。生川谷。

【译文】

栀子,味苦。主治五脏内有邪气郁结,胃中有热气蒸腾,导致面部发红、酒糟鼻、白癞、赤癞、疮疡等。又叫做木丹。产于河流的谷地之处。

【释义】

栀子别名黄栀子、山栀、白蟾，是茜草科植物栀子的果实。栀子的果实是传统中药，属卫生部颁布的第一批药食两用资源，具有护肝、利胆、降压、镇静、止血、消肿等作用，在中医临床常用于治疗黄疸型肝炎、扭挫伤、高血压、糖尿病等症。

【作用】

1. 鼻血。用山栀子烧灰吹入鼻中，屡试皆效。

2. 小便不通。用栀子仁十四个、独头蒜一个、盐少许，捣烂贴脐上及阴囊，过一会即通。

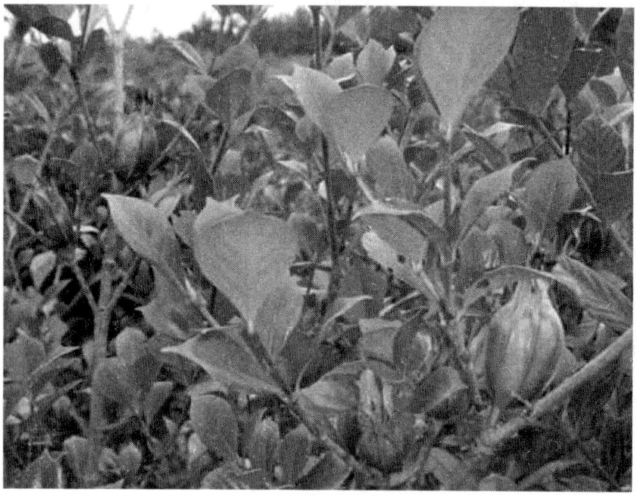

栀子

3. 血淋涩痛。用生栀子、滑石等分，葱汤送服。

4. 下泻鲜血。用栀子仁烧灰，水送服一匙。

5. 热毒血痢。用栀子十四枚，去皮，捣为末，加蜜做成丸子，如梧子大，每服三丸，一天服三次，疗效显著。亦可用水煎服。

6. 临产下简。用栀子烧过，研为末，米汤送服三钱，若上焦热，则连壳用。

7. 热水肿。用栀子烧过，研为末，米汤送服三钱，若上焦热，则连壳用。

8. 霍乱转筋，心腹胀满，吐泻不得。用栀子十几枚，烧过，研为末，熟酒送服。

9. 胃脘火痛。用大栀子七枚(或九枚)炒焦,加水一碗,煎至七成,加入生姜汁饮下,痛立止。如此病是复发,还要加服玄明粉一钱,才能止痛。

10. 热病食劳复(按:指热病之后因饮食不慎或房事不慎而使旧病复发)。用栀子三十枚,加水三升,煎取一升服下,须出微汗为好。

11. 小儿狂躁(蓄热在下,身热狂躁,昏迷不食)。用栀子仁七枚、豆豉五钱,加水一碗,煎至七成服下,或吐或不吐,均有效。

12. 眼来肠秘。用山栀子七个,钻孔煨熟,加水一升,煎至半升,去渣,放入大黄三钱,温服。

13. 风痰头痛。用栀子末和蜜浓敷舌上,得吐即止痛。

14. 火焰丹毒。用栀子捣烂和水涂搽。

15. 眉中练癣。用栀子烧过,研为末,调油敷涂。

16. 伤折肿痛。用栀子、白面同捣烂,敷涂痛处,甚效。

17. 汤烫火烧。用栀子末和鸡蛋清调浓敷涂。

竹叶

【原文】

竹叶,味苦,平。主咳逆上气,溢筋急,恶疡,杀小虫。根,作汤,益气止渴,补虚下气。汁,主风痉。实,通神明,益气。

【译文】

竹叶,味苦,性平。主治咳嗽气逆、筋脉过瘦紧张拘急、恶性疮疡,能杀灭小虫。竹根可煮热汤饮用,具有增益气血、消止口渴、补养虚损、使体内逆气下行的作用。竹汁,主治受风抽搐。竹实,具有使人神清气爽的功效。

【释义】

竹叶即禾本科植物淡竹的叶。

【作用】

1. 上气发热(急热之后饮冷水所引起)。用竹叶一公斤半、橘皮三两,加水十升,煮成五升,细细饮服。三天服一剂。

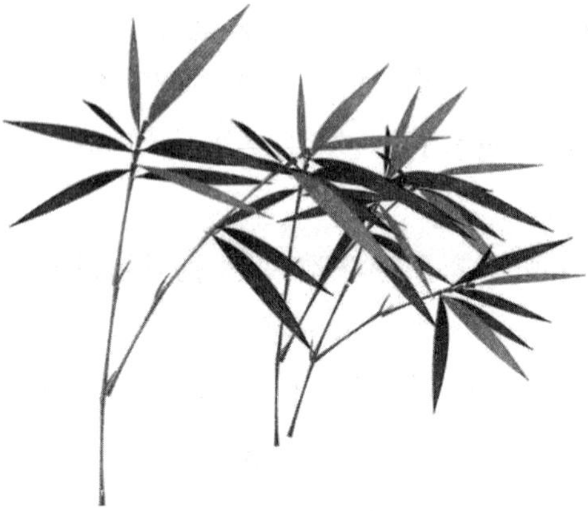

竹叶

2. 时行发黄。用竹叶五公斤(切细)、小麦七公斤、石膏三两,加水十五升,煮取七升,细细饮服。服尽一剂可愈。

3. 牙齿出血。用淡竹叶煎浓汁含漱。

4. 脱肛不收。用淡竹叶煎浓汁热洗。

5. 小儿头疮、耳疮、疥癣。用苦竹叶烧为还想,调猪胆涂搽。

秦皮

【原文】

秦皮,味苦,微寒。主风寒湿痹,洗洗寒气,除热,目中青翳、白膜。久服头不白,轻身。生川谷。

【译文】

秦皮,味苦,性微囊。主治风寒湿痹,皮肤寒冷如同寒风在吹,能消除身体发热,除去眼中的青翳白膜。长期服用头发不易变白,身体轻巧。产于河流的谷地之处。

【释义】

秦皮别名梣皮、鸡糠树、青榔木、白荆树，是木犀科植物苦枥白蜡树、白蜡树、尖叶白蜡树或宿柱白蜡树的干燥枝皮或干皮。春、秋二季剥取，晒干。白蜡树生于山坡、山沟及丛林中。主产陕西、四川、宁夏、云南、贵州、河北。除去杂质，洗净，润透，切丝，晒干。

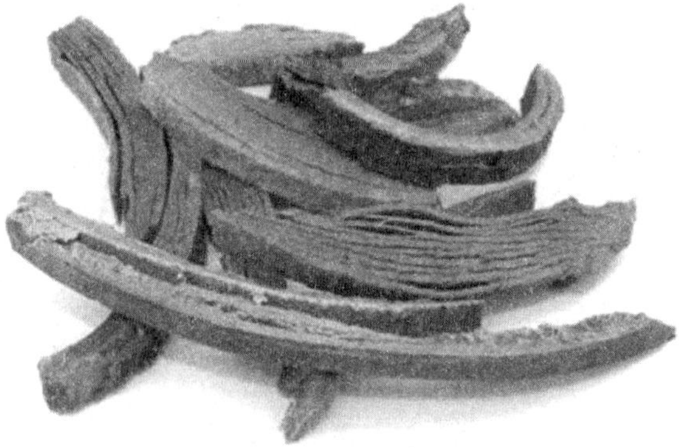

秦皮

【作用】

1. 赤眼生翳。用秦皮一两，加水一升半煮成 0.7 升，澄清后，每日煎温洗眼。此方中亦可加滑石、黄连等分。

2. 眼睛突然肿痛。用秦皮、黄连各一两，苦竹叶半升，加水二升半，煮成 0.8 升，饭后温服。

3. 眼长挑针。用秦皮锉细，和砂糖水同煎，调大黄末一钱服，微泻见效。

4. 血痢多年。用秦皮、鼠尾草、蔷薇根等分，水煎，去渣，再煎浓做成丸子，如梧子大。每服五、六丸，一天服二次。亦可煎服。

秦椒

【原文】

秦椒，味辛，温。主风邪气，温中除寒痹，坚齿发，明目。久服轻身，好颜色，耐老增年，通神。生川谷。

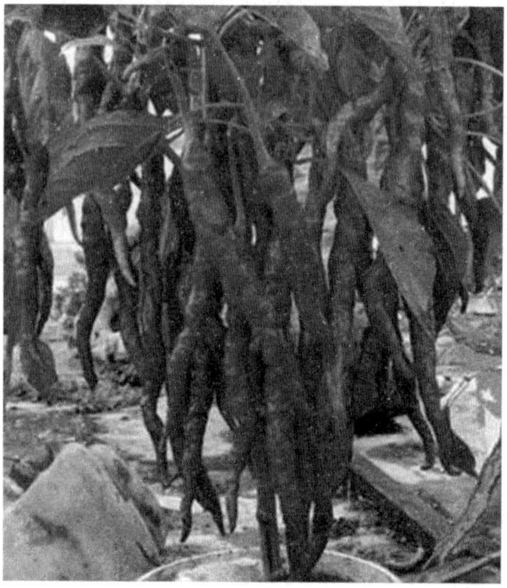

秦椒

【译文】

秦椒，味辛，性温。具有祛除风邪之气、温补内脏、消逐寒痹、坚固牙齿和头发、增强视力的功效。长期服用能使身体轻巧，面色好看，延缓衰老，益寿延年，神清气爽。产于河流的谷地之处。

【释义】

秦椒，是辣椒中的佳品，素有“椒中之王”的美称。主要产于关中八百里秦川，相传在战国时已有种植。秦椒具有颜色鲜红，辣味浓郁，体形纤长，肉厚油大，表面皱纹均匀等特点。分为青、干两种，尤以干椒最为有名，研面油泼后，为佐食佳品。制成辣子酱,香醇适口。秦椒含维生素丙和多种营养成分,经常食用,可以健胃,增加食欲。秦椒素有“椒中之王”的美称,是陕西一项大宗出口商品,畅销国际市场。

【作用】

1. 饮少尿多。用秦椒、瓜蒂各二分,研为末,每服一匙,水送下。一天服三次。

2. 手足心肿。用椒和盐末等分,醋调匀敷肿处。

3. 久患口疮。用秦椒去掉闭口的颗粒然后水海洗面拌煮为粥,空心服,以饭压下。重者可多服几次,以愈为度。

4. 牙齿风痛。用秦椒煎醋含漱。

山茱萸

【原文】

山茱萸,味酸,平。主心下邪气,寒热,温中,逐寒湿痹,去三虫。久服轻身。一名蜀枣。生川谷。

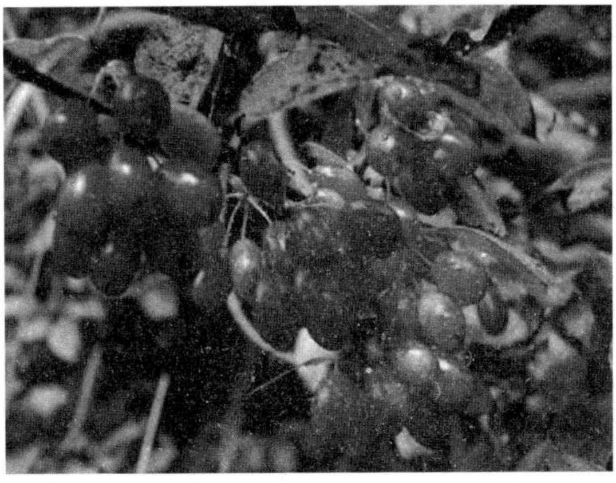

山茱萸

【译文】

山茱萸，味酸，性平。主治心下胃脘部有邪气积聚、身体恶寒发热，能够温补内脏，逐除寒湿痹痛，杀灭蛔、赤、蛲三种寄生虫。长期服用能使身体轻巧。又叫做蜀枣。产于山川河谷地带。

【释义】

山茱萸为山茱萸科植物山茱萸的干燥成熟果肉。山茱萸是落叶灌木或小乔木；老枝黑褐色，嫩枝绿色。核果椭圆形，成熟时红色。浙江、安徽有分布；生于山沟、溪旁或较湿润的山坡。

【作用】

温肝补肾，除一切风，止月经过多，治老人尿频。

紫葳

【原文】

紫葳，味酸，微寒。主妇人产乳余疾，崩中，症瘕血闭，寒热羸瘦，养胎。生川谷。

【译文】

紫葳，味酸，性微寒。主治女子产后的各种后遗症，崩中下血，症瘕、闭经，身体发寒发热，羸弱消瘦，具有养胎的作用。产于河流的谷地之处。

【释义】

紫葳为紫葳科植物紫葳的茎叶，为庭园观赏植物，以气根攀登于他物上；叶为羽状复叶，小叶有齿，花大红色，排成顶生的圆锥花序；花萼管钟状，革质；花冠漏斗状钟形，在萼以上扩大，基部为花盘所围绕；蒴果长，种子多数，压扁，有翅。

【作用】

1. 妇女血崩。用凌霄花为末，每服二钱，酒送下。后服四物汤。

2. 粪后下血。用凌霄花浸酒，随时饮服。

3. 消渴。用凌霄花一两，捣碎，加水一碗半，煎成一碗，分两次服下。

4. 通身风痒。用凌霄花为末，服一钱，酒送下。

5. 大风疠疾。用凌霄五钱，地龙(焙)、僵蚕(炒)、全蝎(炒)各七个，共研为末。每服二钱，温酒送下。以出臭汗为效。

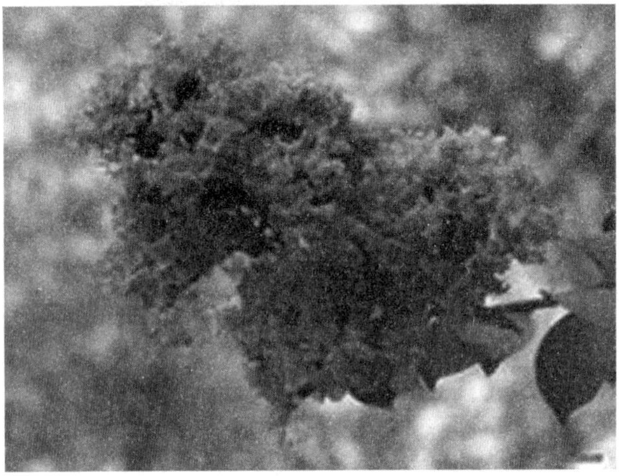

紫葳

6. 悲羊疮(满脸满头，温烂成疮，延及两耳，痒而出水)。用凌霄花及叶煎汤，每日搽洗。

7. 月经不行。用凌霄花为末，每服二钱，饭前服，温酒送下。

猪苓

【原文】

猪苓，味甘，平。主痎疟，解毒，蛊疰不祥，利水道。久服轻身耐老。一名猳猪屎。生山谷。

【译文】

猪苓,味甘,性平。主治痎疟,能解毒,可消除蛊毒、鬼疰等秽浊之气,可使水道通利。长期服用能使身体轻巧,延缓衰老。又叫做猳猪屎。产于山中深谷处。

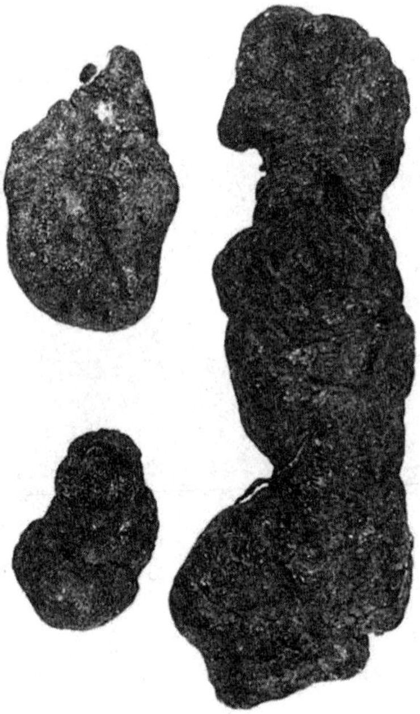

猪苓

【释义】

猪苓为我国常用的菌类药材,已有两千多年的药用历史,在国内外享有盛名。本品为多孔菌科真菌猪苓的干燥菌核。菌核体呈块状或不规则形状,表面为棕黑色或黑褐色,有许多凸凹不平的瘤状突起及皱纹。内面近白色或淡黄色,干燥后变硬,整个菌核体由多数白色菌丝交织而成;菌丝中空,极细而短。子实体生于菌核上,伞形或伞状半圆形,常多数合生,半木质化,表面深褐色,有细小鳞片,中部凹陷,有细纹,呈放射状,孔口微细,近圆形;但孢子呈卵圆形。猪苓在我国分布较广。

【作用】

通身肿满、小便不利:单用一味猪苓为末,热水调服。

水湿内停所致之水肿、小便不利：常与泽泻、茯苓、白术等同用，如四苓散（《明医指掌》）。肠胃寒湿、濡泻无度：常与肉豆蔻、黄柏同用，如猪苓丸（《圣济总录》）。

热淋、小便不通、淋沥涩痛：本品配生地、滑石、木通等，如十味导赤汤（《医宗金鉴》）。

1. 猪苓粥

原料：猪苓 10 克，大米 100 克，白糖少许。

制法：将猪苓择净，放入锅中，加清水适量，水煎取汁，加大米煮粥，待熟时调入白糖，再煮一、二沸即成。

用法：每日 1 剂。

功效：利水渗湿。

适用：小便不利、水肿、泄泻、淋浊、带下等。

2. 猪苓瓜皮鲫鱼汤

原料：猪苓、冬瓜皮各 30 克，鲫鱼 500 克，生姜 4 片。

制法：鲫鱼去鳞、鳃及内脏，洗净；猪苓、冬瓜皮、生姜洗净，与鲫鱼一齐放入砂煲内，加清水适量，武火煮沸后，改用文火煲 2 小时，调味食用即可。

用法：佐餐食用。

功效：健脾去湿，消肿利水。

适用：肝硬化腹水、营养不良性水肿属脾虚水湿内停者。

龙眼

【原文】

龙眼，味甘，平。主五脏邪气，安志，厌食。久服强魂聪明，轻身不老，通神明。一名益智。生山谷。

【译文】

龙眼，味甘，性平。主治五脏之中的邪气，具有使精神安定、治疗厌食症的功效。长期服用能使人精神焕发，耳聪目明，身体轻巧，延缓衰老，神智清明。又叫做益智。产于山中深谷处。

【释义】

龙眼俗称“桂圆”，是我国南亚热带名贵特产，历史上南方“桂圆”北“人参”之称。龙眼果实富含营养，自古受人们喜爱，更视为珍贵补品，其滋补功能显而易见。龙眼除鲜食外，还可加工制干、制罐、煎膏等。龙眼有壮阳益气、补益心脾、养血安神、润肤美容等多种功效，可治疗贫血、心悸、失眠、健忘、神经衰弱及病后、产后身体虚弱等症。现代医学实践证明，它还有美容、延年益寿之功效。龙眼对生产环境比较挑剔，世界上能种植龙眼的地方有限，一般在亚热带、偏温和气候无严重霜冻地区为合适。因此，龙眼历来被人们称为岭南佳果，因其既可鲜吃又可作药用，在市场上供不应求。

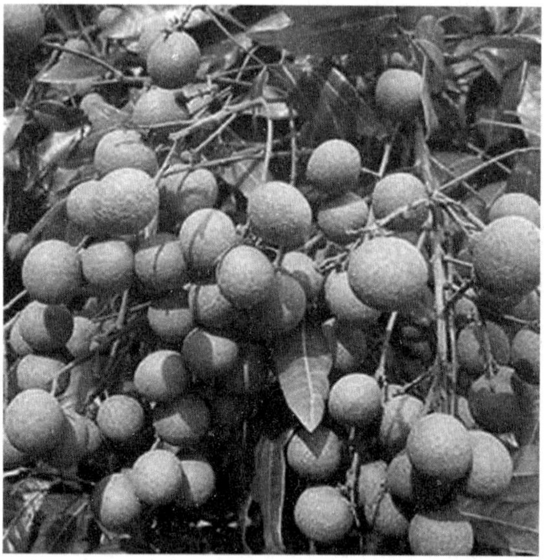

龙眼

【作用】

思虑过度，劳伤心脾，健忘怔忡，虚烦不眠，自汗惊悸：用龙眼肉、酸枣仁（炒）、黄芪（炙）、白术（焙）、茯神各一两，木香半两、炙甘草二钱半，切细。各药配齐后，每服五钱，加姜三惩、枣一枚、水二盅煎成一盅，温服。此方名“归脾汤”。

五加皮

【原文】

五加皮，味辛，温。主心腹疝，气，腹痛，益气疗躄，小儿不能行，疽疮，阴蚀。一名豺漆。

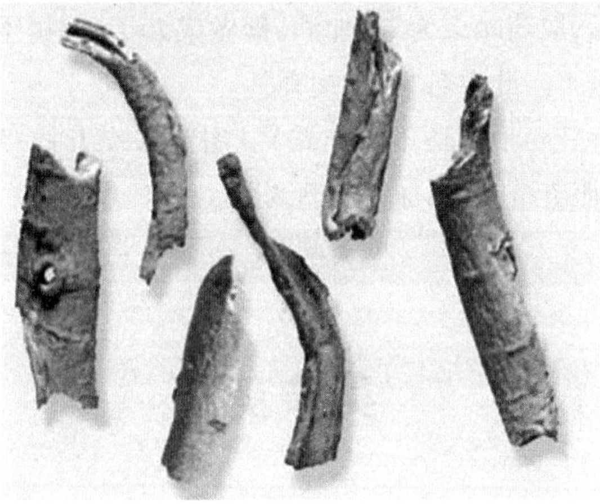

五加皮

【译文】

五加皮，味辛，性温。主治胸腹痛，能增益气血，治疗下肢痿弱，小儿不能行走，还可以治疗疽疮、阴蚀等症。又叫做豺漆。

【释义】

五加皮别名南五加皮、刺五加、刺五甲、五人掌、土五加皮、五爪龙、五加、白刺，为五加科植物细柱五加的干燥根皮。成品呈不规则卷筒状，外表面灰褐色，有稍扭曲的纵皱纹及横长皮孔；内表面淡黄色或灰黄色，有细纵纹。体轻，质脆，易折断，断面不整齐，灰白色。气微香，味微辣而苦。夏、秋二季采挖根部，洗净，剥取根皮，晒干，除去杂质，洗净，润透，切厚片，晒干。

【作用】

1. 风湿痿痹。用五加皮、地榆(刮去粗皮)各半公斤,装袋内,放入好酒二十升中,以坛封固,安大锅内水煮,坛上放米 0.1 升,米熟即把坛取出。等火毒出过,取药渣晒干,做成丸子,每日清晨服五十丸,药酒送下,临卧时再服一次。此方能去风湿、壮筋骨、顺气化痰、添精补髓,功难尽述。

2. 虚劳不足。用五加皮、枸杞根白皮各十公斤,加水,煮成七头号。其中,以四斗浸曲一斗,以三斗拌饭,照常法酿酒,熟后常取饮服。

3. 脚气肿湿,骨节、皮肤疼痛。用五加止四两,浸酒中,远志(去心)四两,亦浸酒中。几日后,取药晒干为末,加酒、糊做成丸子,如梧子大。每服四五十丸,空心服,温酒送下。此方名“五加皮丸”。

4. 小儿行迟(三岁小儿还不会走路)。用五加皮五钱,牛膝,木瓜各二钱半,共研为末。每服五分,米汤加几滴酒调服。

吴茱萸

【原文】

吴茱萸,味辛,温。主温中,下气止痛,咳逆寒热,除湿,血痹,逐风邪,开腠理。根,杀三虫。一名藙。生山谷。

【译文】

吴茱萸,味辛,性温。主要功效是温补内脏,下气止痛,治疗咳嗽气喘、身体的恶寒发热,能祛除湿邪,消散血痹,驱逐风邪,舒理肌肤。它的根能杀灭蛔、赤、蛲三虫。又叫做藙。产于山中深谷处。

【释义】

吴茱萸别名曲药子、伏辣子、茶辣、臭泡子,为芸香科植物吴茱萸的近成熟果实。吴茱萸为灌木或小乔木,蓇葖果紫红色,有粗大腺点,每果含种子 1 粒。

花期6～8月,果期9～10月。生于温暖地带山地、路旁或疏林下。分布于广东、广西、贵州、云南、四川、陕西、湖南、湖北、福建、浙江、江西。8～11月果实尚未开裂时采制,剪下果枝,晒干或低温干燥,除去枝、叶、果梗等。

【作用】

1. 中风(口角偏斜,不能语言)。用茱萸一公斤、姜豉三公斤,合煎开数次,冷后每服半升。一天服三次。微汗即愈。

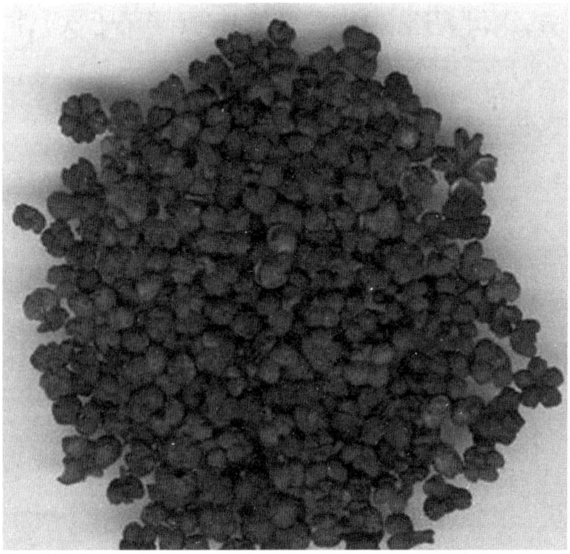

吴茱萸

2. 全身发痒。用茱萸一升,加酒五升,煮成一升半,乘温擦洗,痒即停止。

3. 冬月感寒。用吴茱萸五钱煎汤服,以出汗为度。

4. 呕吐、胸满、头痛。用茱萸一升、枣二十枚、生姜一两、人参一两,加水五升煎成三升,每服0.7升,一天服二次,此方名"吴茱萸汤"。

5. 心腹冷痛。用吴茱萸0.5升,加酒三升煮开,分三次服。

6. 小肠疝气(偏坠疼痛,睾丸肿硬,阴部湿痒)。用吴茱萸(去梗)半公斤,分作四份。四两泡酒,四两泡醋,四两泡开水,四两泡童便。经一夜后,都取出焙干,加泽泻二两,共研为末,以酒和粉调成丸子,如梧子大。每服五十丸,空心服,盐汤或酒送下。此方名"夺命丹",亦名"星斗丸"。

7. 妇女阴寒,久不受孕。用吴茱萸、川椒各一公斤,共研为末,加炼蜜做丸子,如弹子大。裹棉肉纳入阴道中,令子宫开即可受孕。

8. 胃气虚冷,口吐酸水。用吴茱萸在开水中泡七次,取出焙干,加干姜

（炮），等分为末。每服一钱，热汤送下。

9. 转筋入腹。用茱萸（炒）二两，加酒二碗，煎成一碗，分两次服。得泻即愈。

10. 老人多年水泄。用吴茱萸三钱，泡过，取出，加水煎嗔，放一点盐后服下。

11. 赤白痢（脾胃受湿，下痢腹痛，米谷不化）。用吴茱萸、黄连、白芍药各一两，同炒为末，加蒸饼做成丸子，如梧子大。每服二、三十丸，米汤送下。此方名“戊己丸”。又方：用川黄连二两、吴茱萸二两（汤沁七次），同炒香，分别研为末，各与粟米饭做成丸子，如梧子大，收存备用。每服三十丸。赤痢，以甘草汤送服黄连丸；白痢，以干姜汤送服茱萸丸；赤白痢，两丸各用十五粒，米汤送下。此方名“变通丸”。又方：用吴茱萸二两、黄连二两，同炒香，各自为末。以百草霜二两，加饭同黄连做成丸子；以白芍药末二两，加饭同茱萸做成丸子，各如梧子大，收存备用。每服五十丸。赤痢，以乌梅汤送服连霜丸；白痢，以米汤送服茱芍丸；赤白痢，两种药丸各服二十五粒。此方名“二色丸”。

12. 腹中积块。用茱萸一升捣烂，和酒同煮，取出包软布中熨积块处，冷则炒热再熨。块如移动，熨也移动，直至积块消除。

13. 牙齿疼痛。用茱萸煎酒含漱。

14. 老小风疹。用茱萸煎酒涂搽。

15. 痈疽发背。用吴茱萸一升捣为末，加苦酒调涂布上贴患处。

16. 寒热怪病（发寒发热不止，几天后四肢坚硬如石，敲起来发铜器声，日渐瘦弱）。用茱萸、木香等分，煎激发服。

桑根白皮

【原文】

桑根白皮，味甘，寒。主伤中，五劳六极，羸瘦，崩中，脉绝，补虚益气。叶。主除寒热出汗。桑耳，黑者，主女子漏下赤白汁，血病症瘕积聚，阴痛，阴阳寒热无子。五木耳，名檽，益气不饥，轻身强志。生山谷。

【译文】

桑根白皮，味甘，性寒。主治内脏受损，五脏及筋、骨、血等极度受损，身体羸弱消瘦，女子非经期阴道出血，脉搏衰弱间断，具有补虚益气的功效。桑叶，主要功效是治疗发热恶寒，使人发汗。桑树上生长的木耳，黑色的主治女子非经期出血，赤白带下，血病、症瘕积聚，阴部疼痛，祛除发热恶寒及不孕症。楮、榆、柳、槐、桑这五种树上生长的木耳都叫做檽，能补益气血，使人没有饥饿感，轻身健体，增强记忆力。产于山中深谷处。

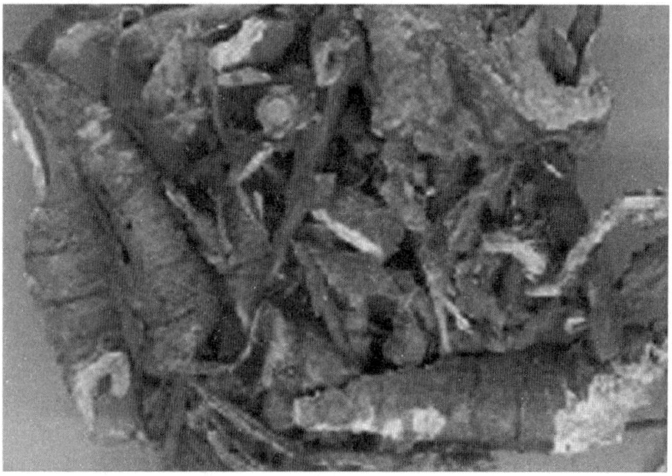

桑根白皮

【释义】

桑根白皮是桑白皮的处方别名，即双子叶植物桑科桑的根皮。

【作用】

1. 咳嗽吐血。用新鲜桑根白皮半公斤，浸淘米水中三宿，刮去黄皮，锉细，加糯米四两，焙干为末。每服一钱，米汤送下。

2. 消渴尿多。用入地三尺的桑根，剥取白皮，炙至黄黑，锉碎，以水煮浓汁，随意饮服，亦可加一点米同煮，但忌用盐。

3. 产后下血。用桑白皮，炙过，煮水饮服。

4. 月经后带红不断。锯桑根取屑一撮，酒冲服。一天服三次。

5. 跌伤。用桑根白皮二公斤半，研为末，取一公斤，煎成膏，敷伤处，痛即止。亦无宿血。

6. 刀伤成疮,用新桑白皮烧灰,与马粪调匀涂疮上,换药数次即愈。

7. 发枯不润。用桑根白皮、柏叶各半公斤,煎汁洗头,有效。

8. 小儿流涎(脾热,胸膈有痰)。用新桑根白皮捣取自然汁服下。

9. 小儿丹毒。用桑根白皮煮汁洗浴,或研为末,调羊膏涂搽。

10. 石痈(坚硬,不作脓)。用桑白皮阴干为末,溶胶和酒调涂,以痈软为度。

彼子

【原文】

彼子,味甘,温。主腹中邪气,去三虫,蛇螫、蛊毒、鬼疰、伏尸。生山谷。

【译文】

彼子,味甘,性温。主治腹中有邪气郁结,能杀灭蛔、赤、蛲三种寄生虫,治疗被蛇咬伤、蛊毒、鬼疰、伏尸等病。产于山中深谷处。

【释义】

彼子即榧子,为红豆杉科植物榧的种子。榧又名野杉、香榧、木榧,为常绿乔木,生长于山坡,野生或栽培。分布于安徽、江苏、浙江、福建、江西、湖南、湖北等地。根皮(榧根皮)、花(榧花)亦供药用。10~11 月间种子成熟时采摘,除去肉质外皮,取出种子,晒干。

【作用】

1. 杀体内寄生虫。用彼子一百枚,去皮,炒熟吃。胃弱的人,用量减半。

2. 令发不落。用彼子三个、胡桃二个、侧柏叶一两,捣烂浸雪水中,梳头发。

3. 突然吐血。先吃蒸饼两、三个,以彼子为末,开水送服三钱。一天服三次。

梅实

【原文】

梅实，味酸，平。主下气，除热烦满，安心，肢体痛，偏枯不仁，死肌，去青黑痣、恶肉。生川谷。

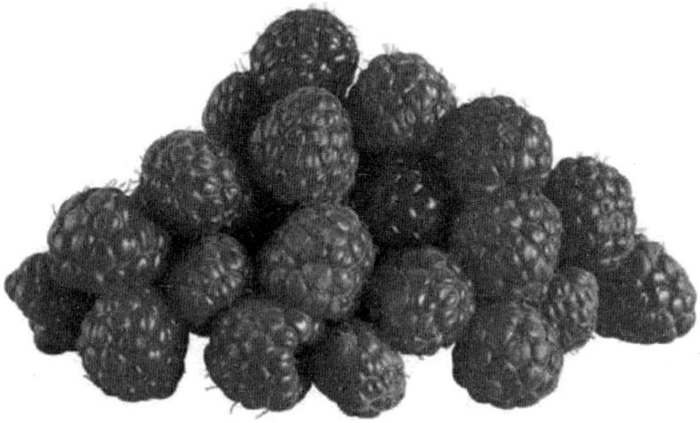

梅实

【译文】

梅实，味酸，性平。主要功效是下气、消气发热和胸中烦满，具有安心养神，消除肢体疼痛，治疗偏枯半身不遂、肌肉麻木不仁的功效，并能去除面部青黑痣及腐恶肉。产于河流的谷地之处。

【释义】

梅实即梅子，是果梅树结的果，但是一般观赏的梅花是另外几种梅。果梅为蔷薇科李属植物。亦称青梅、梅子、酸梅。原产中国，是亚热带特产果树。分布地域范围较广，北自黄河流域南侧，南至广东沿海，西起西藏波密，东达台湾岛，共有 18 个省(市、区)有栽培种或野生种分布。目前，广东、台湾、广西、福建发展较快，浙江、云南、江苏等省市也在大面积栽培。

【作用】

1. 乌梅麦冬汤。乌梅30克,麦门冬15克。加水煎汤,徐徐服用。源于《必效方》。本方取乌梅收涩肠道、止泻痢,以麦门冬与乌梅生津止渴。用于泻痢而口干渴者。无泻痢者亦可服。

2. 乌梅罂粟散。乌梅、罂粟壳各等分。微炒研末,每次3~6克,沸水冲入蜂蜜送下或调服。源于《本草纲目》。罂粟壳为敛肺止咳要药,故可以增强乌梅的疗效。用于久咳不愈。

3. 青梅酒。青梅250克,以白酒适量浸泡。每次服用1杯。本品有和胃止呕、止泻之功。用于夏服肠胃不和,呕吐腹泻。

桃核仁

【原文】

桃核仁,味苦,平。主淤血,血闭症瘕,邪气,杀小虫。桃花,杀注恶鬼,令人好颜色。桃凫,微温。主杀百鬼精物。桃毛,主下血瘕,寒热积聚。无子。桃蠹,杀鬼邪恶不祥。生川谷。

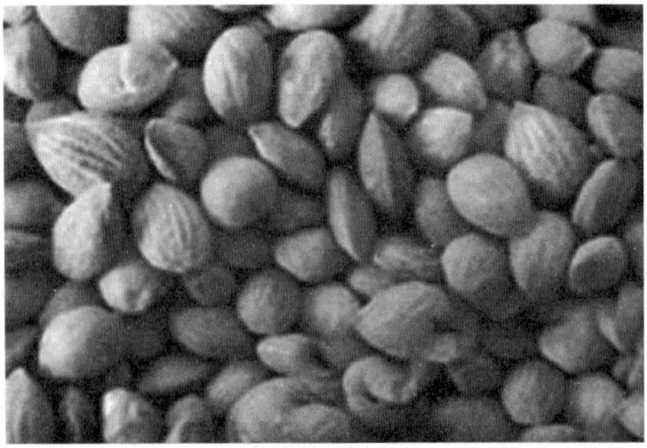

桃核仁

【译文】

桃核仁,味苦,性平。主治淤血症、闭经、症瘕,能祛除邪气、杀灭小虫。桃花,能杀除鬼邪,令人容颜美好。桃凫,性微温,主要功效是杀灭多种鬼精。桃毛,主要消除淤血,身体发冷发烧、寒热之气积聚,治疗不孕症。桃蠹,驱杀秽浊不祥邪气。产于河流的谷地之处。

【释义】

桃核仁,即桃子的核仁。桃核仁呈扁长卵形,表面黄棕色至红棕色,密布颗粒状突起。一端尖,中部膨大,另端钝圆稍扁斜,边缘较薄。尖端一侧有短线形种脐,圆端有颜色略深不甚明显的合点,自合点处散出多数纵向维管束。种皮薄,类白色,富油性。气微,味微苦。

【作用】

1. 半身不遂。用桃仁 2700 枚,去皮类及双仁,放好酒一半三升中浸二十一天,取出晒干,捣细做成丸子,如梧子大。每服二十丸,以原酒送下。

2. 上气咳嗽,胸满气喘。有桃仁三两,去皮尖。加水研汁,和粳米 0.2 升煮粥食。

3. 尸疰鬼疰(按:即肺结核)。用桃仁五十枚,研成泥,加水煮取四升取吐。

4. 崩中漏下。用桃核烧存性,研为末,每服一匙,酒送下。一天服三次。

5. 小儿耳。用桃炒后研细,棉裹塞耳内。

6. 大便不快,里急后得。有桃仁三两(去皮)、吴茱萸二两、食盐一两,同炒熟,去茱萸、食盐,单取桃仁几粒细嚼。

7. 风虫牙痛。用桃仁烧出烟火,安放痛齿上咬住。如此五、六次即愈。

桃枭

1. 疟疾。用桃枭十四枚、巴豆七粒、黑豆一两,研匀,加冷水调成丸子,如梧子大,朱砂为衣。发病日五更服一丸,水送下。服药两次可愈。此方称“家宝通神丸”。

2. 盗汗不止。有桃枭一个,霜梅二个,葱根七个,灯心二根,陈皮一钱,稻根、大麦芽各一撮,加水二盅煎服。

杏核仁

【原文】

杏核仁，味甘，温。主咳逆上气雷鸣，喉痹，下气，产乳，金疮，寒心贲豚。生川谷。

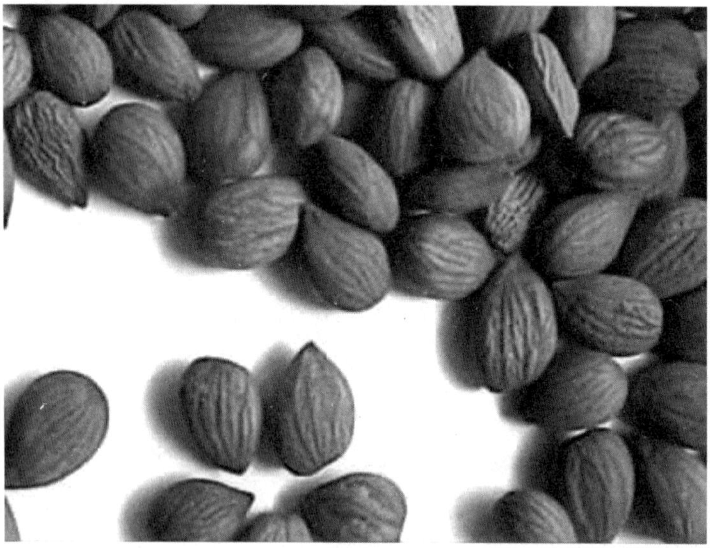

杏核仁

【译文】

杏核仁，味甘，性温。主治咳嗽气逆，哮喘声如雷鸣，喉痹，能使气下行，具有催产的作用，并治疗金属器械疮伤，寒气冲逆心胸的贲豚症。产于河流的谷地之处。

【释义】

杏核仁即杏仁，杏仁分为甜杏仁及苦杏仁两种。我国南方产的杏仁属于甜杏仁（又名南杏仁），味道微甜、细腻，多用于食用，还可作为原料加入蛋糕、曲奇和菜肴中，具有润肺、止咳、滑肠等功效，对干咳无痰、肺虚久咳等症有一定的缓解作用;北方产的杏仁则属于苦杏仁(又名北杏仁),带苦味,多作药用,具有润肺、平喘的功效,对于因伤风感冒引起的多痰、咳嗽、气喘等症状疗效显著;但苦杏仁一次服用不可过多,每次以不高于9克为宜。

【作用】

1. 咳嗽寒热。用杏仁半两,去皮尖,在童便中浸七日,取出,温水淘洗,研如泥,加童便三升煎如膏。每服一钱,熟水送下。

2. 上气喘急。有杏仁、桃仁各半两,去皮类,炒研,加水调生面和成丸子,如梧子大。每服十丸,姜蜜汤送下。以微泻为度。

3. 喘促浮肿,小便淋沥。用杏仁一两,去皮尖,熬后磨细,和米煮粥,空心吃0.2升。

4. 头面风肿。用杏仁捣成膏,调鸡蛋黄涂布上,包头面。药干又涂。七、八次可愈。

5. 偏风不遂,失音不语。生吞杏仁七枚,逐日增加至四十九枚,周而复始。食后饮竹沥,直到病愈。

6. 喉痹痰嗽。用杏仁去皮、熬黄,取三分,加桂末一分,研泥裹含咽汁。

7. 喉热生疮。治方同上。

8. 肺病咯血。用杏仁四十个,以黄蜡炒黄,研青黛一钱加入,捣烂,包在切开的柿饼中,外裹湿纸,煨熟吃下。

9. 血崩。用甜杏仁上的黄皮,烧存性,研为末。每服三钱,空心服热酒送下。

10. 痔疮下血。用杏仁(去皮类及双仁者)加水三升,研磨,滤汁,煎至五成,同米煮粥吃。

11. 耳出脓汁。用杏仁炒黑,捣成膏,裹棉中塞耳内。一天换药三、四次。

12. 鼻中生疮。用杏仁研为末,调乳汁敷涂。

13. 虫牙。有杏仁烧存性,研烂纳虫孔中,人杀虫去风,其痛便止。重者两次可见效。

14. 目中翳遮(但瞳子未破)。用杏仁三公斤,去皮,面裹作三包,火灰中煨熟,去面,研烂,压去油。每取一钱,加铜绿一钱,研匀点眼。

15. 目生努肉,或痒或痛,渐掩瞳仁。用杏仁(去皮)二钱半、腻粉半钱,三角匀,以棉裹箸头蘸药点努肉上。又方:用生杏仁七枚,去皮细嚼,吐于掌中,乘热以棉裹箸头蘸药点弩肉上，不过四、五次可见效。又方：用杏仁研膏，人乳化开，一天点三次。

1 6. 小儿脐烂成风。用杏仁去皮研烂敷涂。

17. 停食不化，气满膨胀。用红杏仁三百粒、巴豆二十粒，同炒色变，去豆不用，研杏为末，桔皮汤调下。

18. 白癜风。用杏仁连皮尖，每晨嚼几粒擦患处令发赤，临卧时再如法擦一次。

19. 诸疮肿痛。用杏仁去皮，研烂，滤取膏，加轻粉、麻油调搽，极效。

蓼实

【原文】

蓼实，味辛，温。主明目，温中，耐风寒，下水气，面目浮肿，痈疡。马蓼，去肠中蛭虫，轻身。生川泽。

【译文】

蓼实，味辛，性温。主要功效是增强视力，温补内脏，具有使人耐受风寒、通利水气的作用，并能消除面目浮肿，痈肿疮疡。马蓼，能去除肠中蛭虫，具有使人身体轻巧的功效。产于河边泽畔水草丛生处。

【释义】

蓼实为蓼科植物水蓼的果实。水蓼生湿地，水边或水中。我国大部分地区有分布。秋季果实成熟时采收，除去杂质，置通风干燥处。

【作用】

1. 治交接劳复，阴卵肿，或缩入腹，腹中绞痛，或便绝。蓼子一大把。水挼取汁，饮一升。干者浓取汁服之。（《补缺肘后方》）

2. 治霍乱烦渴。蓼子一两，香豉二两。每服二钱，水煎服。（《圣惠方》）

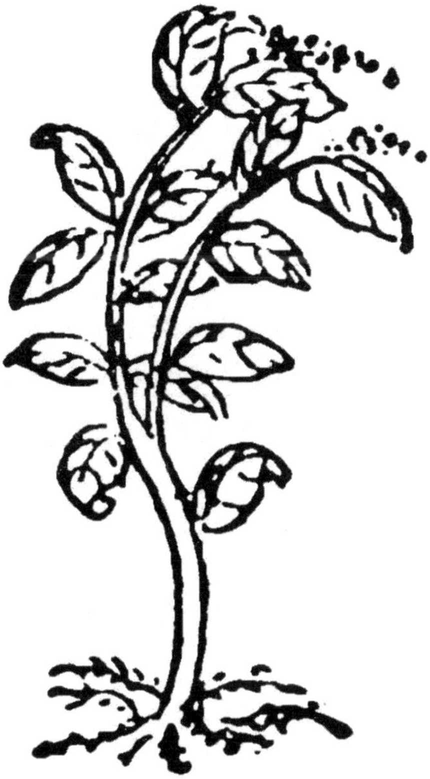

蓼实

3. 治小儿头疮。蓼实捣末，和白蜜、鸡子白涂上。（《药性论》）

4. 治蜗牛虫咬，毒遍身者。蓼子煎水浸之。（《本草拾遗》）

芜荑

【原文】

芜荑，味辛，平。主五内邪气，散皮肤，骨节中淫温行毒，去三虫，化食。一名无姑，一名蕨蘑。生川谷。

【译文】

芜荑，味辛，性平。主治五脏内的邪气积聚，能消散皮肤及关节中的温邪走毒，能杀灭蛔、赤、蛲三种寄生虫，帮助消化食物。又叫做无姑、蕨蘑。产于河流的谷地之处。

【释义】

芜荑为落叶小乔木或灌木，枝常有具木栓质翅，当年生枝绿褐色或褐色，有粗毛；老枝褐色无毛。种子位于翅果的中部。花期4～5月，果熟期5～6月。

【作用】

1. 脾胃有虫，食即痛，面黄无色。用芜荑仁二两，和面炒成黄色，研为末，每服二匙，米汤送下

2. 杀体内寄生虫。用生芜荑、生槟榔各四两，研为末，加蒸饼做成丸子，如梧子大，每服二十丸，开水送下。

3. 久泄，气多粪少。用芜荑五两，捣为末，加饭做成丸子，如梧子大，每日空心于饭前服三十丸，久服能安神保健。

4. 婴孩惊风后失声。用芜荑、神曲、麦蘖、黄连各一钱，分别炒过，共研为末，加猪胆汁调糊做成丸子。如黍米大，每服十丸，木通汤送下。

5. 虫牙作痛。做芜荑仁放蛀齿孔中，很有效。

6. 腹中鳖瘕（平时好酒，血入于酒，则为酒鳖；平时多气，血凝于气，则为气鳖；虚劳痼冷，败血杂痰，则为血鳖。摇头掉尾，如虫之行，上侵人咽，下蚀人肛，或附胁背，或隐胸腹，大则如鳖，小或如钱）。用芜荑炒过煎汤服，同时服暖胃、益血、理中的药物乃可治。若服雷丸、锡灰之类，是不会见效的。

枳实

【原文】

枳实，味苦，寒。主大风在皮肤中，如麻豆苦痒，除寒热结，止痢，长肌肉，利

五脏，益气轻身。生川泽。

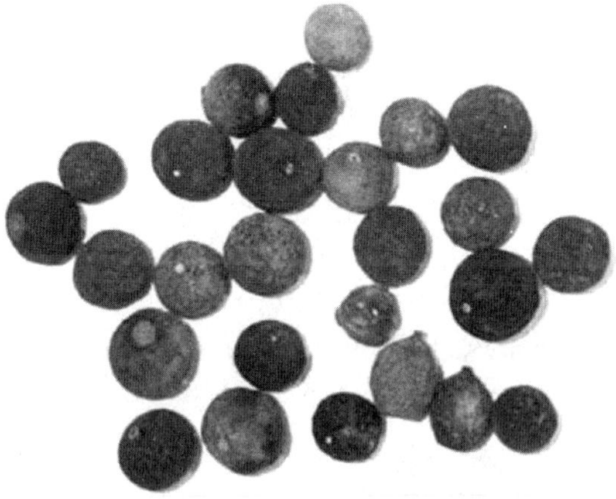

枳实

【译文】

枳实，味苦，性寒。主治风邪侵入皮肤，生出芝麻、豆子般大小的疙瘩，极痒难忍，能够解除寒热邪气积聚，具有治疗痢疾、增长肌肉、调和五脏、增益气力、使身体轻巧的功效。产于河边泽畔水草丛生之处。

【释义】

枳实为芸香科植物酸橙及其栽培变种或甜橙的干燥幼果。5～6月收集自落的果实，除去杂质，自中部横切为两半，晒干或低温干燥，较小者直接晒干或低温干燥。

【作用】

化痰散痞，破气消积。用于积滞内停、痞满胀痛、泻痢后重、大便不通、痰滞气阻胸痹。

厚朴

【原文】

厚朴,味苦,温。主中风,伤寒头痛,寒热,惊悸,气血痹,死肌,去三虫。生山谷。

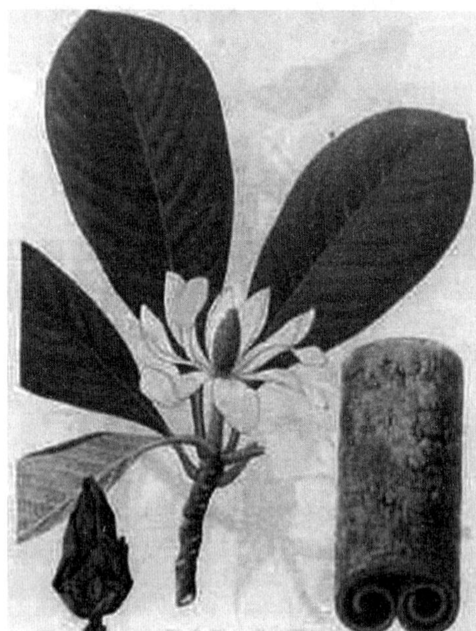

厚朴

【译文】

厚朴,味苦,性温。主治中风、伤寒引起的头痛,身体恶寒发热,惊悸不安,气血阻痹,肌肉麻木不仁,能杀灭蛔、赤、蛲三种寄生虫。产于山中深谷处。

【释义】

厚朴别名川朴、紫油厚朴,为木兰科植物厚朴或凹叶厚朴的干燥干皮、根皮及枝皮。4 ~6 月剥取,根皮及枝皮直接阴干;干皮置沸水中微煮后,堆置阴湿处,“发汗”至内表面变紫褐色或棕褐色时,蒸软,取出,卷成筒状,干燥。厚朴:刮去粗皮,洗净,润透,切丝,晒干。本品为弯曲丝条状,断面纤维性,外表面黄棕色,内表深紫褐色。姜厚朴:取厚朴丝,照姜汁炙法炒干。本品为弯曲丝条状,断面纤维性,呈紫褐色。

【作用】

1. 脾胃虚损。用厚朴(去皮,切片)、生姜(连皮,切片)一公斤,在水五升中同煮干,去姜,焙朴,再以干姜四两、甘草二两,同厚朴一起,在水五升中煮干,去甘草,焙闰、朴为末加枣肉、生姜同煮熟,去姜,把枣内、药末捣匀做成丸子,如梧子大。每服五十丸,米汤送下。方中再加熟附子亦可。此方名“厚朴煎丸”。

2. 痰呕逆。饮食不下。用厚朴一两、姜汁炙黄,研为末,每服二匙,米汤调下。

3. 腹前胀满。用厚朴(制)二两半,甘草、大黄各三两,枣十枚,大枳实五枚,桂二两,生姜五两,加水一培,煎成四升,温服 0.8 升。一天服三次,呕吐者再加半夏 0.5 升。此名“厚朴七物汤”。

4. 气胀心闷,饮食不下,久患不愈。用厚朴以姜汁炙焦后研为末。每服二匙,陈米汤调下,一天服三次。

5. 反胃、下泻。治方同上。

6. 霍乱腹痛:用厚朴(炙)四两、桂心二两、枳实五枚、生姜二两,加水六升,煎取二升,分三次服下。此方名“厚朴汤”。

7. 久痢:用厚朴三两、黄连三两,加水三升,煎成一升,空心细细服下。

8. 大肠干结:用厚朴(生研)、猪脏(煮熟捣烂)和成丸子,如梧子大。每服三十丸,姜水送下。

9. 尿浑浊:用厚朴(姜汁炙)一两、白茯苓一钱,加水、酒各一碗,煎成一碗,温服。

10. 月经不通:有厚朴三两(炙过,切细),加水三升,煎成一升,分两次空心服下。三、四剂之后,即见特效。方中如桃仁、红花亦可。

卫矛

【原文】

卫矛，味苦，寒。主女子崩中下血，腹满汗出，除邪，杀蛊毒、鬼疰。一名鬼箭。生山谷。

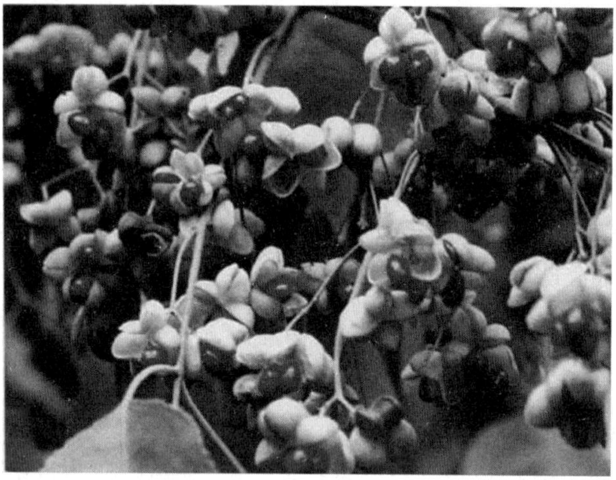

卫矛

【译文】

卫矛，味苦，性寒。主治女子子宫崩漏出血，腹部胀满，出虚汗，具有除邪解毒，治疗蛊毒、鬼疰的功效。又叫做鬼箭。产于山中的深谷处。

【释义】

卫矛别名鬼箭羽、麻药、八树、篦梳风，指的是卫矛科卫矛属植物，以根、带翅的枝及叶入药。分布在广东、陕西、湖南等省份。全年采根，夏秋采带翅的枝及叶，晒干。

【作用】

1. 产后败血（脐腹坚胀，恶露不快）。用当归（去苗，炒）、卫矛（去中心木）、红蓝花各一两，每服三钱，以酒一大碗，煎至七成，饭前温服。

2. 疟疾。用卫矛、鲮鲤甲（煤灰）各二钱半，共研为末。每取二、三分，病发时鼻中。又方：用卫矛末一分，砒霜一钱、五灵脂一两，共研为末，病发时冷水冲服一钱。

水芹

【原文】

水芹，味甘，平。主女子赤沃，止血养精，保血脉，益气，令人肥健，嗜食。一名水英。生池泽。

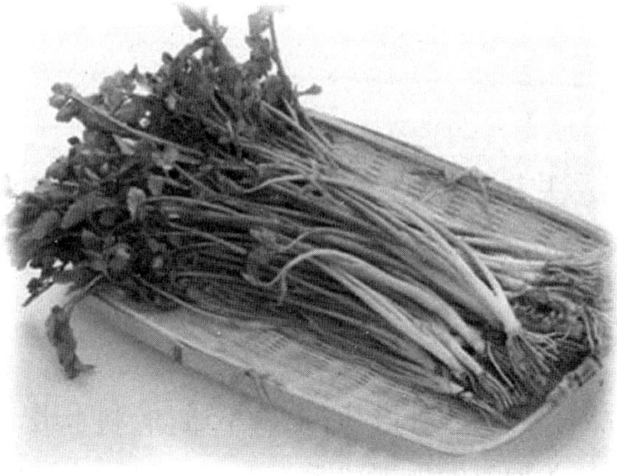

水芹

【译文】

水芹，味甘，性平。主治女子赤带，具有止血养精、保护血脉、增益气血、使人肥健、增强食欲的功效。又叫做水英。产于池塘沼泽的水草丛生处。

【释义】

水芹是水生宿根植物。根茎于秋季自倒伏的地上茎节部萌芽，形成新株，节间短，似根出叶，并自新根的茎部节上向四周抽生匍匐枝，再继续萌动生苗，上部叶片冬季冻枯，基部茎叶依靠水层越冬，次年再继续萌芽繁殖；二回羽状复叶，叶细长，互生，茎具棱，上部白绿色，下部白色；伞形花序，花小，白色；不结实或种子空瘪。

【作用】

1. 小儿吐泻有芹菜切细，煮汁饮服。
2. 小便淋痛。用水芹菜（有白根者）去叶，捣取汁，水冲服。
3. 小便出血。有水芹捣汁，一天服 0.6～0.7 升。

发髲

【原文】

发髲，味苦，温。主五癃，关格不通，利小便水道，疗小儿痫，大人痓，仍自还神化。

【译文】

发髲，味苦，性温。主治五种淋症，关格不通，能利水道，通小便，治疗小儿痫症、大人痉症，还原为原有的生理功能。

【释义】

发髲，即人头发。

【作用】

1. 鼻血不止。用乱发烧灰吹人鼻中。又方：用乱发灰一钱、人中白五分、麝香少许,共研为末,人鼻中。此方名“三奇散”。

2. 肺疽吐血。用发灰残、米醋0.2升、开水一碗,调服。

3. 诸窍出血。用头发、败棕、陈莲蓬,各烧成灰,等分和匀。每服三钱,木香汤送下。

4. 小便尿血。用发灰二钱,醋汤送服。

5. 血淋苦痛。用乱发烧存性,取二钱,加麝香少许,米汤送服。

6. 大便泻血。用乱发半两(烧成灰),鸡冠花、柏叶各一两(研为末)和匀。临卧时以酒送服二钱,次早再饮温酒一杯,即可见效。

7. 月经不通。用男、女孩头发各三两烧灰、斑蝥二十一枚(糯米炒黄)、麝香一钱,共研为末。每服一钱,饭前服,热姜酒送下。

8. 黄疸尿赤。用乱发灰一钱,水送服。一天服三次。

9. 大小便闭。用乱发灰三小撮,水半升送服。

10. 下疳湿疮。用发灰一钱、刺核七个,共烧为末,敷涂患处。

白马茎

【原文】

白马茎,味咸,平。主伤中脉绝,阴不足,强志益气,长肌肉,肥健生子。眼,主惊痫,腹满,疟疾,当杀用之。悬蹄,主惊邪,瘈瘲,乳难,辟恶气鬼毒,蛊疰不祥。生平泽。

【译文】

白马茎,味咸,性平。主治内脏损伤、脉搏间断、阳痿不起,能增强记忆力,补益元气,促进肌肉增长,提高生育能力。马眼,主治惊痫、腹部胀满、疟疾,应当杀马取眼使用。马悬蹄,主治惊痫、抽搐、难产,能祛除污秽邪气、蛊疰不祥。生活于平地水草丛生之处。

【释义】

白马茎,为马科动物马的雄性外生殖器。

【作用】

1.《本经》:主伤中脉绝,阴不起。强志益气,长肌肉,肥健,生子,入丸剂内服。

2.《别录》:主小儿惊痫,入丸剂内服。

3.《药性论》:主男子阳痿,入丸剂内服。

鹿茸

【原文】

鹿茸,味甘,温。主漏下恶血,寒热,惊痫,益气强志,生齿;不老。角,主恶疮、痈肿,逐邪恶气。留血在阴中。

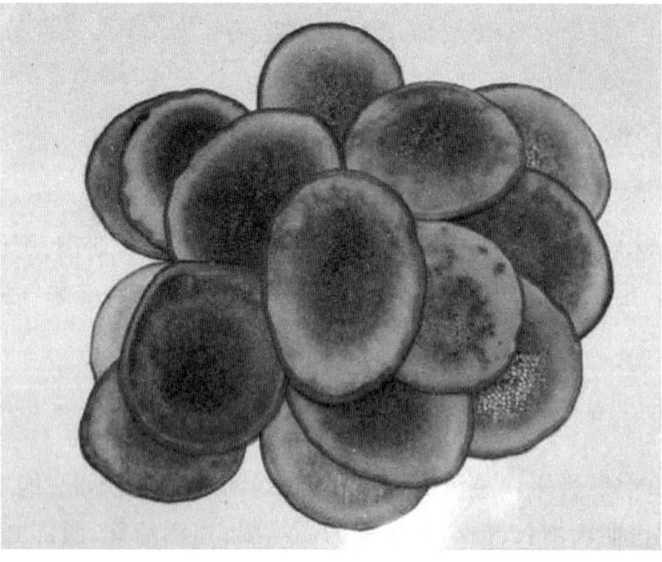

鹿茸

【译文】

鹿茸,味甘,性温。主治女子漏下恶血、身体恶寒发热、惊痫,具有补益元气、增强记忆力、生长牙齿、延缓衰老的功效。鹿角，主治恶疮、痈肿，能逐除邪恶污秽之气，消散阴道中的淤血。

【释义】

鹿茸，为雄鹿的嫩角没有长成硬骨时，带茸毛，含血液。是一种贵重的中药，用作滋补强壮剂，对虚弱、神经衰弱等有疗效。本品为常用中药，由于原动物不同，分为花鹿茸（黄毛茸）和马鹿茸（青毛茸）两种；由于采收方法不同又分为砍茸与锯茸二种；由于枝叉多少及老嫩不同，又可分为鞍子、二杠、挂角、三岔、花砍茸、莲花等多种。

【作用】

1. 身体虚弱，头昏眼黑。用鹿茸（酥炙或酒炙）、鹿角胶（炒成珠）、鹿角霜、阳起石（煅红，酒淬）、肉苁蓉（酒浸）、酸枣仁，柏子仁、黄芪（蜜炙）各一两，当归、黑附子（炮）、地黄（九蒸九焙）各八钱，辰砂半钱，共研为末，加酒，糊做成丸子，如梧子大。每服五十丸，空主服，温酒送下。此方名“斑龙丸”。

2. 阳痿，小便频数。用嫩鹿茸一两（去毛切片），加山药末一两，装布袋内，放入酒坛七天，然后开始饮服，每服一杯。一天服三次。同时将酒中的鹿茸焙干，做丸服。此方名“鹿茸酒”。

3. 阴虚腰痛，不能反侧。用鹿茸（炙）、菟丝子各一两，茴香半两，共研为末，以羊肾两对，酒泡后煮烂，捣如泥，和成丸子，如梧子大。每服三、五十丸，温酒送下。一天服三次。

4. 腰膝疼痛。用鹿茸涂酥，炙紫，研为末。每服一钱，酒送下。

5. 妇女白带。用鹿茸（酒蒸，焙干）二两，金毛狗脊、白蔹各一两，共研为末，以艾煎醋调糯米糊和末做成丸子，如梧子大。每服五十丸，温酒送下，一天服二次。

合欢

【原文】

合欢,味甘,平。主安五脏,利心志,令人欢乐无忧。久服轻身,明目,得所欲。生山谷。

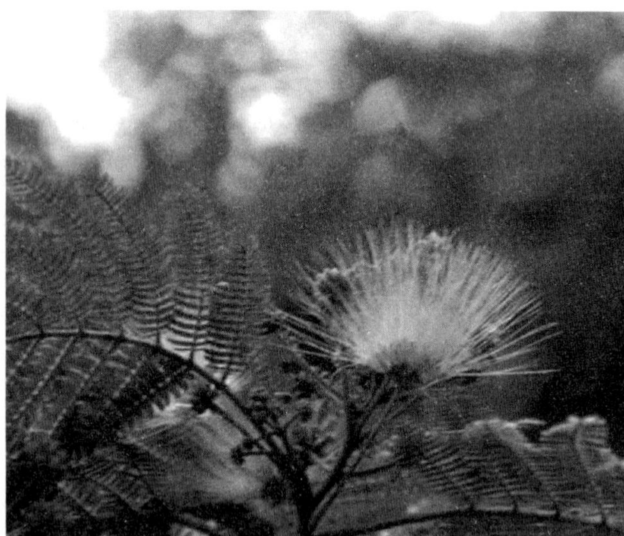

合欢

【译文】

合欢,味甘,性平。主要功效是安和五脏,宁心养志,使人快乐而无忧愁。长期服用能使身体轻巧,增强视力,心想事成。产于山中深谷处。

【释义】

合欢为落叶乔木,树皮灰色,偶数羽状复叶,小叶对生,白天对开,夜间合拢。花萼和花瓣黄绿色,花丝粉红色,荚果扁平。树皮及花入药,嫩叶可食,老叶侵水可洗衣,木材可供制造家具等用。也叫马缨花。

【作用】

1. 肺痈。取合欢皮一掌大，加水三升，煮成一半，分两次服。

2. 跌打损伤。用合欢皮，把粗皮去掉，炒成黑色，取四两，与芥菜子（炒）一两，共研为末，每服二钱，卧时服，温酒送下，另以药末敷伤处，能助接骨。

3. 小儿撮口风。有合欢花枝煮成浓汁，揩洗口腔。

4. 中风挛缩。用合欢枝、柏枝、槐枝、桑枝、石榴枝各五两，生锉；另取糯米五公斤、黑豆五公斤、羌活二两，防风五钱、细曲七升半。先以水五十升煎五枝，取汗二十五升浸米、豆蒸熟，加曲与防风、羌活，照常法酿。封二十日后，压汁饮服，每饮五百毫升，常有酒气即可，不宜过醉致吐。

葱实

【原文】

葱实，味辛，温。主明目，补中不足。其茎，可作汤，主伤寒寒热，出汗，中风，面目肿。生平泽。

【译文】

葱实，味辛，性温。主要作用是增强视力，补益脏腑中气和虚损不足。葱茎，可做热汤饮用，主治外感伤寒引起的恶寒发热，具有发汗的作用，治疗风邪侵袭、面目浮肿。产于平地水草丛生之处。

【释义】

葱实即葱子，为百合科植物葱的种子。种子类三角状卵形，一面微凹入，一面隆起线。表面黑色，光滑，下端有两个小突起，一为种脐，一为珠孔。内有白色种仁，富油性。气特臭，味如葱。以饱满、色黑、无杂质者为佳。全国各地皆产，山东产量最大。

【作用】

1. 感冒同寒。用葱白一把、淡豆豉半两，泡汤服，取汗。

2. 伤寒头痛。用连须葱白半斤、生姜二两，水煮，温服。

3. 风湿身痛。用生葱捣烂，加香油几点，水煎，调川芎、郁金末各一钱服，引吐为好。

4. 动胎。有葱白煮浓汁饮下，胎未死即安稳，胎已死即产出。无效再服。药中加川芎亦可。

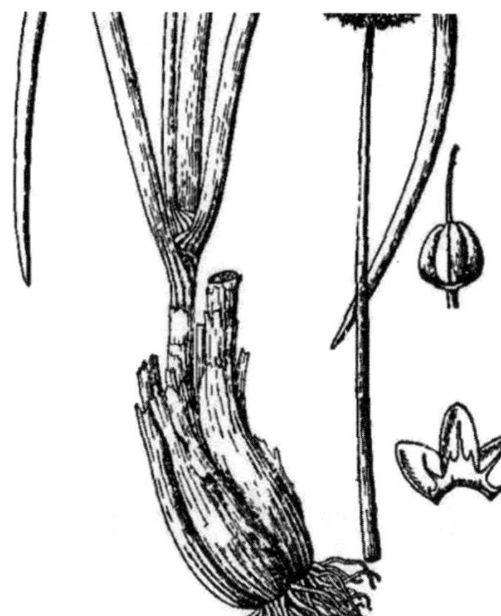

葱实

5. 脱阳危症（大吐大泄之后四肢厥冷，不省人事，或在性交后小腹肾痛，外阴退缩，冷汗厥逆）。先以葱白炒热熨脐，后以葱白三、七根捣烂，酒煮灌服，阳气即回。

6. 突然心痛，牙关紧闭。用老葱白五根，去皮须，捣成膏，以匙送入喉中，再灌入麻油四两，但得下咽即可渐愈。

7. 霍乱烦躁。用葱白二十根、大枣二十枚，水三升煎成二升，分次服。

8. 蛔虫引起心痛。用葱茎白二寸、铅粉二钱，捣成丸服下即愈。葱能通气粉能杀虫。

9. 小便闭胀。用葱白一公斤半，锉细，炒过，分包两个布袋中，交替熨小腹，气透即通。

10. 大小便闭。用葱白捣烂,调醋封小腹上,同时在封药处灸七壮。

11. 肿毒尿闭,小便不通。用葱切入麻油,煎至黑色,去葱取油,随时涂肿处。

12. 阴囊肿痛。用葱白、乳香捣涂,即时痛止肿消。又方:煨葱,加一点盐,捣成泥,涂肿处。

13. 小便溺血。用葱白一把、郁金一两,加水一升煎至二百毫升,温服。一天服三次。

14. 肠痔有血。用葱白一公斤半煮汤熏洗,立效。

15. 痈疽肿硬。用米粉四两、葱白一两,同炒黑,研为末,调醋敷贴,药干即换,以肿消为度。

16. 刀伤瘀血。用大葱白二十枚、麻子三升,捣碎,加水九升煮取一升半,一次服,吐出脓血即愈。如未痊愈,可再次服药。

17. 跌打损伤。用葱白连叶煨热,捣烂敷伤处。药冷即换。

18. 火焰丹毒。用生葱汁敷涂。

19. 喉中肿疼。气不通畅,用葱须阴干,研为末。每用二钱,加胆矾末一钱,和匀。取二、三分海外侨胞入喉中。

薤

【原文】

薤,味辛,温。主金疮疮败,轻身不饥,耐老。生平泽。

【译文】

薤,味辛,性温。主治金属疮伤、败疮腐烂,具有使人身体轻巧、没有饥饿感、延缓衰老的功效。产于平地水草丛生之处。

【释义】

薤(音卸),又名藠头或作剃头(藠,剃,音叫)、小蒜、薤白头、野蒜、野韭等,内蒙、山西人称“薤”为“害害”。百合科葱属多年生草本，叶浓绿色，细长管状，三角形截面。薤是一种蔬菜类植物。原产中国，汉书《龚逐传》就有记载。现在，南方诸省都有种植，北方人极少食薤。

【作用】

1. 胸痹（胸痛彻心，喘咳气短，喉中燥痒，寸脉沉迟，关脉弦数）。用栝楼实一枚、薤白半斤，加白酒七升煮成二升，分两次服。此方名“栝楼薤白汤”。又方：薤白四两，半夏一两，枳实半两，生姜一两，栝楼实半枚，切细，加醋煎服。

2. 奔豚气痛。用薤白捣汁饮服。

3. 赤白痢。用薤白一把，同米煮粥吃。

4. 产后痢。我吃薤白，与羊肾同炒吃更好。

5. 胎动。用薤白一升、当归四两，加水五程式煮取二升，分两次服。

6. 间疮痛痒。煮薤叶，捣烂后涂患处。

7. 咽喉肿痛。用薤根加醋，捣烂敷肿处。

水苏

【原文】

水苏，味辛，微温。主下气辟口臭，去毒辟恶。久服通神明，轻身耐老。生池泽。

【译文】

水苏，味辛，性微温。主要功效是下气，治疗口臭，解毒辟秽。长期服用能使人神清气爽，身体轻巧，延缓衰老。产于池塘沼泽的水草丛生处。

【释义】

水苏是多年生草本植物，生于湿地。分布于我国河北、内蒙古、河南、山东、江苏、浙江、安徽、江西、福建等省区，俄罗斯、日本也有分布。

【作用】

1. 漏血,用水苏煮汁一升服。

2. 吐血、下血。用水苏茎叶,煎汁服。

3. 吐血咳嗽。用水苏焙干研细,每服一钱,米汤送下。

4. 鼻血不止。用水苏五两,香豉二两,同捣烂,搓成小团,如枣核在、塞鼻孔中,鼻血即止。又方:水苏二两,防风一两,共研为末。每服二钱,温水送下。同时以水苏叶塞鼻。又方:水苏、生地典,等分为末,冷水送服。

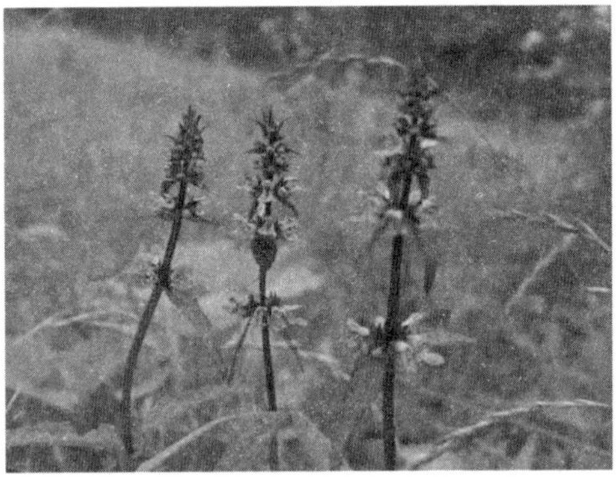

水苏

5. 鼻渊(按:鼻渊俗名脑漏,鼻中不断流水、流脓,或脓中带血)。用水苏叶、麦站科、川芎、桑白皮、炙黄芪、炙甘草、生地黄(焙),等分为末,加炼蜜做成丸子,如梧子大。每服四十丸,人参汤送下。

6. 风热头痛(热结上焦,致生风气,痰厥头痛)。用水苏叶五两、皂荚(炙,去皮,去子)三两、芫花(醋炒焦)一两,共研为末。加炼蜜做成丸子,如梧子大。每服二十丸,饭后服,荆芥汤送下。

7. 突然耳聋。用水苏叶生捣,棉裹,塞耳内。

8. 头生白屑。用水苏煮汗或烧灰淋汁洗头。

9. 蛇虫咬伤。用水苏研末,酒冲服。并以敷伤处。

卷三　下品药材

大盐

【原文】

大盐,令人吐。

【译文】

大盐,具有催吐功能。

【释义】

大盐即食盐,是烹饪中最常用的调味料之一,学名为氯化钠,白色结晶体,吸湿性强,应存放于干燥处。食盐也是人体正常的生理活动不可缺少的物质。食盐在自然界里分布很广。海水里含有丰富的食盐。盐湖盐井和盐矿中也蕴藏着食盐。我国有极为丰富的食盐资源。

【作用】

食停上脘,心腹胀病,脑中痰癖,二便不通,齿龈出血,喉痛,牙痛,目翳,疮疡,毒虫螫伤。

石灰

【原文】

石灰，味辛，温。主疽疡疥瘙，热气恶疮，癞疾死肌堕眉，杀痔虫，去黑子、息肉。一名恶灰。生山谷。

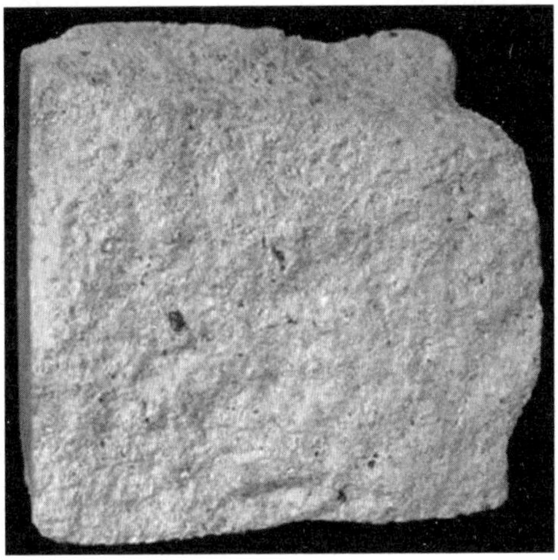

石灰

【译文】

石灰，味辛，性温。主治疽疮溃疡、疥疮瘙痒，热邪导致的恶性疮疡，麻风病引起的肌肤坏死、眉毛脱落，能杀灭痔虫，去除黑痣、息肉。又叫做恶灰。产于山中的深谷处。

【释义】

石灰是一种以氧化钙为主要成分的气硬性无机胶凝材料。石灰是用石灰石、白云石、白垩、贝壳等碳酸钙含量高的原料，经高温煅烧而成。石灰是人类最早应用的胶凝材料，有生石灰和熟石灰之分。

【作用】

1. 中风口。用新石灰，醋炒后，调如泥，涂口侧。口向左歪，涂右边；口向右歪，涂左边。很快可牵正。

2. 风牙肿痛。用放了两年的陈石灰、细辛，等分为末，擦牙。

3. 虫牙。用石灰和砂糖塞在牙中。

4. 干霍乱(按:症象是欲吐吐不出，欲不出，心腹胀痛，烦闷欲死)。用多年的陈石灰，以砂糖沙漠中淡醋汤调服二钱。此方名“落盏汤”。

5. 偏坠气痛。用陈石灰(炒过)、五陪子、山栀子，等分为末，加面粉和醋调敷患处。

6. 白带白淫。用风化石灰一两、白茯苓三两，共研细，加糊成丸，如梧子大。每服二、三十丸，空心服，米汤送下。

7. 酒积下痢。用石灰五两，和水成球，外包黄泥，在火里煅烧一天一夜。去泥，研细，加醋和面粉，做成丸子，如梧子大。每服三十丸，空心服，姜汤送下。

8. 十年血痢。用石灰三公斤，熬黄。溶在十升水里。等澄清后，每次饮此水一升，一天饮三次。

9. 虚冷脱肛。用石灰烧热，裹在布里，让病人坐在上面，冷了便换，有效。

10. 产后产门不闭，或阴道脱出。用石灰十公斤，熬黄，加水二十升，澄清后熏下部。

11. 腹胁积块。用石灰半斤，盛瓦罐里炒至极热，加大黄末一两，炒红取出，再加桂末半两，略烧，加入米醋和成膏子，摊在布上贴患处。内服消块药。

12. 发落不止。用石灰三公斤，水拌炒焦，泡在三升酒中，每服三百毫升，常令酒气相接，则新发更生。

13. 脸上黑痣。用水调石灰一碗，把完好的糯米若干粒半插石灰中，半露石灰外。过一夜，米色变如玻璃。治疗时，先以针轻拔黑痣，点少许玻璃状米粉在痣上。半天后，痣内有汁水流出，须挑去米粉，痣处两天不沾水，即愈。

14. 疔疮恶肿。用石灰、半夏，等分为末，敷患处。

15. 痰核恶肿(状如瘰疬，红肿发热，有时恶寒)。用石灰火煅为末，和白果肉同捣，贴患处，蜜调亦可。

16. 痄(按:即腮腺炎，一作痄腮)。用醋调石灰敷肿痛处。

17. 多年恶疮。用陈石灰，研细，加鸡蛋清调成泥，煅过，再研。以姜汁调敷。

18. 丹毒。用醋和石灰涂之。

19. 风疹。治法同上。

20. 痱子。用石灰一两(煅过)、蛤粉二两、甘草一两,共研为末,作扑粉扑痱子上。

21. 汤火灼伤。陈石灰粉扑伤处,或加油调涂亦可。

22. 打伤肿痛。用新石灰粉加麻油调搽。

23. 刀伤。用石灰粉敷上,外用布裹,能止痛、止血,也好得快。如伤口很深,可稍加滑石粉。

24. 误吞金属物。用石灰加一小块硫磺(如皂角子大),共研细,酒送下。

25. 虫咬伤。用醋调石灰涂搽。

白垩

【原文】

白垩,味苦,温。主女子寒热症瘕。月闭积聚。生山谷。

【译文】

白垩,味苦,性温。主治女子恶寒发热、症瘕,经闭而体内有郁积。产于山中深谷处。

【释义】

白垩是一种微细的碳酸钙的沉积物,主要是由单细胞浮游生物球藻的遗骸(颗石)构成。其中含有海绵骨针、浮游性有孔虫壳、菊石、箭石、海胆和贝类化石等海生动物的壳。

【作用】

1. 流鼻血。白垩二钱,井水调服。二付断根。

2. 水泄。煅白垩、炮于姜各一两，楮叶二两，共研为末，做成丸子，如绿豆大。每服二十丸，米汤送下。

3. 反胃。白垩煅红，放在一升米醋中浸过，再煅再渍，直到醋干为止。取这样处理过的白垩一两，加炮干姜两钱半，共研成末，每服一钱，最后连服到一斤以上。

4. 突发咳嗽。白垩、白矾一两，共研为末，加姜汗，做成丸子，如梧子大。临卧时，服二十丸，姜汤送下。

5. 风赤烂眼。白垩一两，铜青一钱，共研为末。每次取半钱，用开水泡容后洗眼。

6. 小儿热丹。白垩一分，寒水石半两，共研为末，用新水调匀涂敷。

7. 痱子痒。白垩灰末扑之。

8. 指头肿痛。白垩调猪油擦涂。

9. 臁疮（下腿前面的疮）流水。白垩煅过，研成末，调生油搽。

乌头

【原文】

乌头，味辛，温。主中风，恶风洗洗，出汗，除寒湿痹，咳逆上气，破积聚。寒热。其汁煎之，名射罔，杀禽兽。一名奚毒，一名即子，一名乌喙。生山谷。

【译文】

乌头，味辛，性温。主治外感中风引起的恶风恶寒，具有发汗的作用，可祛除寒湿导致的风湿病，治疗咳嗽气喘，能破除积聚，清除寒热邪气。烹煎它的汁，叫做射罔，可以毒杀飞禽走兽。又叫做奚毒、即子、乌喙。产于山中深谷处。

【释义】

乌头一般指的是川乌头，还有草乌头，中药学上一般指的是野生种乌头和其他多种同属植物，比如北乌头（蓝乌拉花）、太白乌头（金牛七）等。乌头有大毒,内服应制用,禁生用。乌头属在全世界有约300种,我国就有160多种,遍布全国各地,而以西南地区种类最多。乌头的花很美丽,欧洲的园丁已经培养出了许多观花的品种,但这样一种美丽的植物却像河豚一样有剧毒。乌头的有毒成分是二萜类生物碱,其中毒性最大的是乌头碱,只要几毫克就可以让人丧命。而且,它和河豚毒素一样,都是神经毒素,吃下去之后会导致全身神经活动(以及肌肉活动)的紊乱,不痛的地方感到痛,痛的地方感到不痛,肌肉也不听使唤,心脏也乱跳了,又流口水又拉肚子,最后的死因,不是呼吸中枢麻痹,就是严重心律失常。

【作用】

1. 少阴伤寒(初得二、三日,脉微细,但昏昏欲睡,小便白色)。用麻黄(去节)二两、甘草(炙)二两、附子(炮,去皮)一枚,水七升。

先煮麻黄去沫,再加入其余二药,煮汁成三升,分作三次服下。令病人发微汗。引方名“麻黄附子甘草汤”。

2. 少阴发热(少阴病初得,反发热而脉沉)。用麻黄(去节)二两、附子(炮)去皮一枚、细辛二两,水一斗。先煮麻黄去沫,再加入其余二药,煮汁成三成,分作三次服下。令病人发微汗。此方名“麻典附子细辛汤”。

3. 少阴下利(下得清谷,里寒外热,手足厥逆,脉微欲绝。身不恶寒,反而面赤,或腹痛,或干呕,或咽痛)。用大附子一个(去皮,切成片)、甘草(炙)二两、干姜三两,加不沽升,煮成一升,分两次温服,脉出现即愈。面赤,加葱九根;腹痛,加芍药二两;干呕,加生姜二两;咽痛,加桔梗一两;利止,而脉不出,加人参二两。此方名“脉四逆汤”。

4. 阴病恶寒(伤寒已发汗,不解,反恶寒,是体虚的现象)。芍药三两、甘草(炙)三两、附子(炮,去皮)一枚,加水五升,煮成一升半。

分次服下。此方名“芍药甘草附子汤”。

5. 阴盛格阳(病人躁热面饮水、脉沉、手足厥逆)。用大附子一枚,烧存性,研为末,蜜水调服。逼散寒气后使热气上升,汗出乃愈此方名“霹雳散”。

6. 中风痰厥(昏不积压人,口眼歪斜)。用生川乌头、生附子,都去掉皮脐,各取半两,和一南星一两,生木香二钱五分。各药混合后,每取五钱,加生姜十片、水二碗,煎成一碗温服。此方名“五生饮”。

7. 风病瘫缓(手足软垂,口眼歪斜,语音蹇涩,步履不正)。用川乌头(去皮脐)、五灵脂各五两,共研为末,加龙脑、麝香温酒送下。一天服三次。服至五、七丸,便觉手能抬动。脚能移步,吃至十丸,可以梳头,此方名“神验乌龙丹”。

8. 风寒湿痹(麻木不仁,或手足不遂)。用香白米煮粥一碗,加入生川乌头末四钱,慢熬适当,下姜汗一匙、蜜三大匙,空腹服下。或加薏苡末二亦可。

9. 风痫。用生川乌头(去皮)二钱半、五灵脂半两,共研为末,加猪心血和成丸子,如梧子大。每服一丸,姜汤送下。

10. 小儿慢惊(抽筋,涎壅厥逆)。用生川乌头(去皮脐)一两、全蝎十个(去尾),分作三服,每服用水一碗、姜七片煎药饮下。

11. 小儿囟陷。用乌头附子(生,去皮脐)二鲷、雄黄八分,共研为末。以葱根捣和作饼巾敷陷处。

12. 脚气肿痛。用黑附子一个(生,去皮脐),研为末,加生姜汁调成膏涂肿痛处。药干再涂,到肿消为止。

13. 多年头痛。用川乌头、天南星,等分为末,葱汁调涂太阳穴。

14. 耳鸣不止。用乌头(烧作灰)、菖蒲,等分为末棉花裹着塞耳内。一天换药两次。

15. 牙痛。用附子一两(烧灰)、枯矾一分,共研为末,擦牙。又方:川乌头、川附子,生三匣面糊成丸子,如小豆在。每次以制包一丸咬口中,又方;用炮附子末纳牙孔中,痛乃止。

16. 虚寒腰痛。用鹿茸(去毛,酥炙微黄)、附子(炮,去皮脐)各二两,盐花三分,共三工业区末,加枣肉和丸,如梧子大。每服三十丸,空心服,温酒送下。

17. 寒热疟疾。用附子一枚重五钱者,裹在面中火煨,然后去面,加人参、丹砂各一钱,共研为末,加炼蜜做成丸子,如梧子大。每服二十丸,未发病前连进三服。如药有效,则有呕吐现象或身体有麻木感觉,否则次日须再次服药。

18. 水泄久痢。用川乌头二枚,一枚生用,另一枚以黑豆半两同煮熟,一起研为丸,如绿豆大。每服五丸,黄连汤送下。

19. 阳虚吐血。用生地黄一斤,捣成汁,加酒少许。另以熟附子一两半,去皮脐,切成片,放入地黄汁内,石器中煮成膏,取出附片焙干,同山药三两研为末,再以膏调末成为丸子,如梧子大。每服三十丸,空心服,米汤送下。

20. 白浊。用熟附子研为末。每服二钱,加姜三片、水一碗煮至六成,温服。

21. 月经不调。用熟附子(去皮)当归等分。每服三钱,水煎服。

22. 痈疽肿毒辣。用川乌头(炒)、黄蘗(炒)各一两,研末唾液调涂患处。留头。药干则以淘米水润湿。

23. 疔疮肿痛。用醋和附子末涂患处。药干再涂。

24. 疥癣,用川乌头生切,煎水洗,甚验。

25. 手足冻裂。用附子去皮,研为末,以水、面调涂,有效。

孔公孽

【原文】

孔公孽,味辛,温。主伤食不化,邪结气,恶疮、疽、瘘、痔,利九窍,下乳汁。生山谷。

【译文】

孔公孽,味辛,性温。主治积食不消化、邪气郁结,治疗恶疮、疽、瘘、痔疮等症,具有通利九窍、使乳汁流出的功效。产于山中深谷处。

【释义】

《别录》中指出:"石钟乳,不炼服之令人淋。生少室山谷及太山。采无时。孔公孽,一名诵石,殷孽根也,青黄色,生梁山山谷。殷孽,钟乳根也,生赵国山谷,又梁山及南海。采无时。"所以孔公孽又叫做通石,是钟乳石下部较细的部分或者是钟乳石中的中空者,其功用和钟乳石相同,现在被当作同一种物质在使用。

【作用】

1. 治肺虚壅喘急,连绵不息。生钟乳五两(细研如粉),黄蜡三两(锉)。上二味,先取黄蜡盛于细瓷器,用慢火化开,投入钟乳粉末,搅和令匀,取出,用物封盖定,于饭甑内蒸熟,研如膏,旋丸如梧桐子大。每服一、二丸,温水下。(《圣济总录》钟乳丸)

2. 治五劳七伤,损肺气,阳气绝,手足冷,心中少气,髓虚腰疼脚痹,身烦口干不能食。钟乳二两(别研令细),菟丝子一两(酒浸一宿,别捣),石斛一两,吴茱萸半两。上四味,别捣筛为末,炼蜜丸如梧子。空腹服七丸,日再服之讫,行数百步,温清酒三百毫升饮之,复行二、三百步,口胸内热,热如定,即食干饭豆酱;过一日,食如常,暖将息。(《千金翼方》草钟乳丸)

3. 治积冷上气,坐卧不得,并风虚劳损,腰脚弱。钟乳三两,研如面,以夹帛练袋盛,稍宽容,紧系头,纳牛奶一大升中煎之,三分减一分即好,去袋空(腹)饮乳汁。若患冷人,即用酒蒸,患热人即用水煎。若用水及酒例须减半。不可啖热面、猪、鱼、蒜等。(《崔氏纂要方》乳煎钟乳)

4. 治虚损,通顺血脉,极补下气。钟乳五两,附子、甘菊各二两,石斛、苁蓉各五两。上五味,以清酒三斗渍。服二百毫升,日再,稍增至一升。(《千金方》钟乳酒)

5. 治无乳汁。石钟乳、漏芦各二两。上二味,治下筛。饮服方寸匕。(《千金方》)

6. 治吐血损肺。炼成钟乳粉,每服二钱,糯米汤下。(《十便良方》)

7. 治大肠冷滑不止。钟乳粉一两,肉豆蔻(煨)半两。为末,煮枣肉丸梧子大。每眼七十丸,空心米饮下。(《济生方》)

殷孽

【原文】

殷孽,味辛,温。主烂伤淤血,泄痢,寒热,鼠瘘,症瘕结气。一名姜石。生山谷。

【译文】

殷孽,味辛,性温。主治伤口糜烂有淤血,腹泻痢疾,身体恶寒发热,鼠瘘,症瘕使气血郁结。又叫做姜石。产于山中的深谷处。

【作用】

见“孔公孽”。

【释义】

见“孔公孽”。

铁

【原文】

铁，主坚肌耐痛。生平泽。

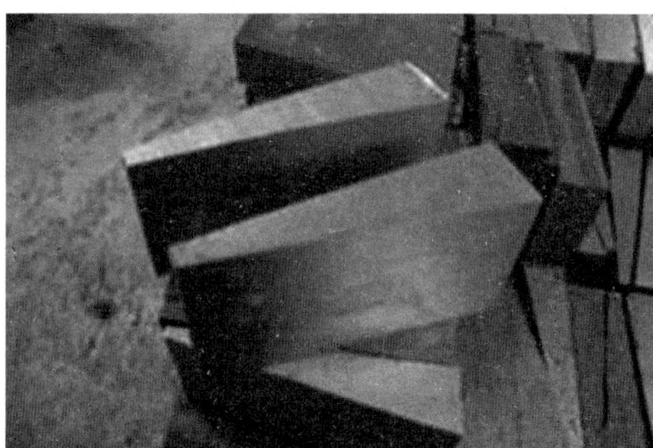

铁

【译文】

铁，主要功效为使肌肉坚实，耐受疼痛。产于平地水草丛生处。

【释义】

铁是地球上分布最广的金属之一。约占地壳质量的5.1%，居元素分布序列中的第四位，仅次于氧、硅和铝。在自然界，游离态的铁只能从陨石中找到，分布在地壳中的铁都以化合物的状态存在。中国的铁矿资源非常丰富，著名的产地有湖北大冶、东北鞍山等。

【作用】

1. 脱肛。用生铁一公斤，水十升，煮至五升，洗肛门，一天两次。对脱肛多年不收的人都有效。

2. 耳聋由高烧引起者。可烧铁投酒中饮之，同时，用慈石塞耳，但夜间须取去。

3. 小儿丹毒。把铁烧红，水淬过，饮此水一百毫升。

4. 打伤瘀血。用生铁半公斤，酒三升，煮至一升后饮用。

铅丹

【原文】

铅丹，味辛，微寒。主吐逆胃反，惊痫瘨疾，除热，下气。炼化还成九光。久服通神明。生平泽。

【译文】

铅丹，味辛，性微寒。主治呕吐、反胃，惊痫、癫疾，具有祛除热邪、排出郁结之气的功效。炼化之后能变化出九色光。长期服用使人神清气爽。产于平地而有蓄水的地方。

【释义】

铅丹又名黄丹、丹粉、朱粉、铅华，系用铅、硫磺、硝石等合炼而成，即用铅加工制成的四氧化三铅。

【作用】

1. 消渴烦乱。用铅丹一钱，新汲水送下。服药后，宜吃荞麦粥。

2. 吐逆不止。用铅丹四两，加米醋半斤，煎干，在炭火中煅红，冷定后，研为末，和米饭做成丸子，如梧子大。每服七丸，醋汤送下。此方名“碧霞丹”。

3. 小儿吐逆水上。用铅丹研末，加枣肉捣匀，做成丸子，如芡子大。针挑一丸，在灯上烧过，研为细末，乳汁调服。此方名“烧针丸”。另一配方：在烧针丸的药方中加朱砂、枯矾各少许。

4. 反胃气逆。用铅丹、白矾各二两，生石亭脂半两。先把丹、矾两药放在坩埚里，烧炭煅红，放冷两天，再加入石亭脂，共研为末，和米饭少许，捏成丸子，如绿豆大。每日服十五丸，米汤送下。

5. 赤白泄痢。把枣肉捣烂，加入铅丹、白矾等分，各如皂角子大，再加米饭少许，和成团丸，如弹子大。以铁丝穿团丸，在灯上烧透，冷后研为细末，米汤冲服。又方：铅丹，炒成紫色，加入炒黄连，各等分。研细，加糊作丸，如麻子大。每服五十丸，生姜甘草汤送下。

6. 妊妇腹痛下痢。用乌骨鸡蛋一个，壳上开小孔，让蛋白流出，单留蛋黄。从孔口装进铅丹五钱，搅匀，外用泥封好，放在火灰里煨干，研为细末。每服二钱，米汤送下。

7. 吐血、咳血。用铅丹一钱，新汲水送下。

8. 寒热疟疾。用铅丹、百草霜等分，研细。发病之日，空腹服三钱，米汤送下。两服可愈。加饭或蒜做成丸药吃，也有效。又方：铅丹一两、恒山末三两，和蜜做丸，如梧子大，每服五十丸，湿酒送下。清晨吃一次，病将发未发时吃一次，有效。又方：铅丹（炒过）二两、独蒜一百个，共捣成泥，做成丸子，如梧子大。每服九丸，空腹服，长流水送下。疟发过两、三次后才服药，最见效。此方亦可治痢疾。又方：铅丹（炒过）半两、童便浸过的青蒿二两，共研为末。每服二钱，寒多酒送下，热多用茶送下。

9. 小儿疟，壮热不寒。用铅丹二钱，蜜水送下。如兼恶寒，则以酒送下。此方名“鬼哭丹”。

10. 驱风。用铅丹二两、白矾二两，分别研细。取两块砖铺地上，砖上垫纸七层，纸上铺丹，丹上辅矾。周围架柳木柴焚烧，约烧完柴十斤，即停烧待冷，取药合研。每服二钱，温酒送下。此方名“驱风散”。

11. 客忤中恶（此病病象是：人行路上，忽然心腹绞痛，胀满气冲；或突然倒地，四肢阙冷，甚至不救）。用铅丹一小茶匙，调蜜三合灌下。

12. 一切目疾（凡目疾，翳障而伴有昏花现象者可治，可障而无错花感者不治）。用蜂蜜半斤，在铅锅中熬成紫色块，放入铅丹二两，水一两，再炼至水气全尽，倒在一块绢布上过滤。取滤下的细粉，装在瓶子里，埋地下二十天，才取出点眼。每日点七次。如药粘眼不开，则洗了重点。又方：铅丹、蜂蜜调匀，摊布片上，贴太阳穴。治赤眼痛有效。又方：铅丹、白矾，等分研末，点眼。又方：铅丹、乌贼骨，等分为末，加蜂蜜蒸后点眼。治眼睛红久生翳。又方：铅丹半两，调鲤鱼胆汁成膏，点眼。治眼生珠管。又方：铅丹、轻粉，等分为末，吹少许入耳内。左眼病，欠吹右耳，右眼病，吹左耳。治痘疹生翳。

13. 小儿重舌（舌肿厚）。用铅丹一粒，如黄豆大，放在舌下。

14. 小儿口疮糜烂。用铅丹一钱、生蜜一两，调匀，蒸到黑色，用鸡毛蘸取搽疮上。

15. 腋下狐臭。用铅丹加在轻粉中，以口水调和，经常搽腋下。

16. 蝎子螫伤。用醋调铅丹涂搽。

17. 刀伤。用铅丹、滑石等分，敷伤处。

18. 外痔肿痛。用铅丹、滑石等分，研细，新汲水调涂。一天涂五次。

19. 臁疮。用铅丹一两，黄蜡一两，香油五钱，熬成膏子。先以葱椒汤洗患处，然后贴敷药膏。又方：铅丹，水飞过，再炒过，取一两；黄，酒浸七日，焙干，也取一两；另取轻粉半两。分别研为细末。先以苦茶洗疮，随用轻粉把疮填满，再敷上铅丹，外层则用黄细末摊成膏贴上，不要揭动，几天即见效。

代赭石

【原文】

代赭石，味苦，寒。主鬼疰，贼风，蛊毒，杀精物恶鬼，腹中毒邪气，女子赤沃漏下。一名须丸。生山谷。

【译文】

代赭石，味苦，性寒。主治鬼疰、贼风侵袭、蛊毒，能杀灭恶鬼妖精、祛除腹中郁结的毒邪之气以及女子赤带漏下。又叫做须丸。生产于山中深谷处。

【释义】

代赭石为氧化物类矿物赤铁矿的矿石，产自山西、河北、广东、河南、山东、四川、湖南等地。

【作用】

1. 哮喘,睡卧不得。用代赭石,研末,米醋调服。宜常服用。

2. 伤寒无汗。用代赭石、干姜,等分为末,热醋调匀搽在两手心上,然后紧握双拳夹在大腿间。盖被静卧,汗出病愈。

3. 急慢惊风(吊眼,撮口,抽筋)。用代赭石(火煅、醋淬十次)研细,水飞后晒干。每服一钱或半钱,真金汤调下。连进三服,如脚胫上出现红斑,即是邪出病愈之证。如始终不现红斑,即无救。

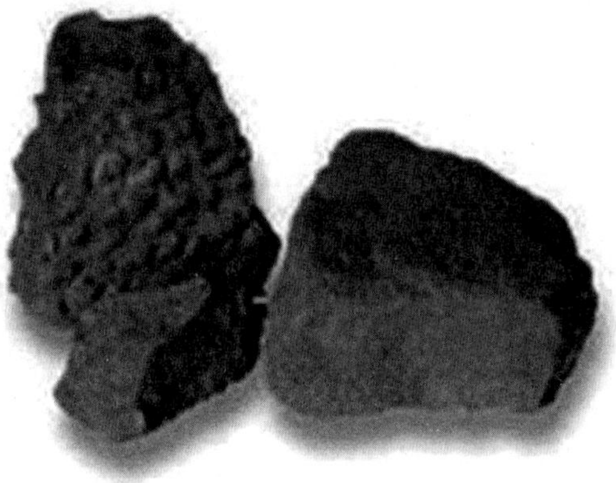

代赭石

4. 小肠疝气。用代赭石(火煅、醋淬)研细。每服二钱,白开水送下。

5. 吐血、流鼻血。用代赭石一两,火煅、醋淬多次,研细。每服一钱,开水送下。

6. 妇女血崩。用代赭石火煅醋淬七次,研细。每服二钱,开水送下。

7. 眼睛红肿,不能开视。用代赭石二分、石膏一分,研细,清水调匀,敷两眼角和太阳穴。

8. 各种疮疖。用代赭石、铅丹、牛皮胶,等分为末,冲入一碗好酒,等澄清后,取酒服。沉渣敷患处,干了就换。

9. 百合病发(按:指伤寒病已愈而复发,是一种险症)。用百合七个(劈破),冷水浸一夜;另取代赭石一两、滑石三两、冷水二盅,合煎成一盅。把百合汁加入,再煎成一盅,温服。

鸢尾

【原文】

鸢尾，味苦，平。主蛊毒邪气，鬼疰诸毒，破症瘕积聚，去水，下三虫。生山谷。

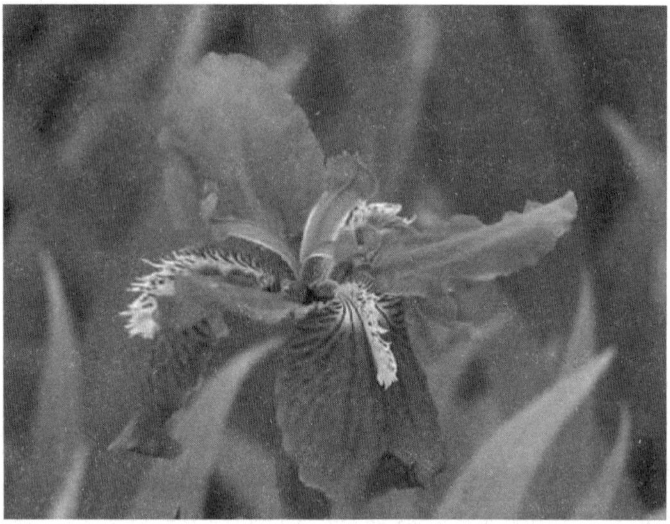

鸢尾

【译文】

鸢尾，味苦，性平。主治蛊毒邪气，解除鬼疰等各种毒邪，破除积聚肿块，驱除水湿，杀灭蛔、赤、蛲三种寄生虫。产于山中的深谷处。

【释义】

鸢尾别名紫蝴蝶、蓝蝴蝶、乌鸢、扁竹花，是多年生宿根性直立草本植物，原产于中国中部及日本。现在中国主要分布在中原、西南和华东一带，世界其他一些地区，具体不详。天然鸢尾科植物的分布地点主要是在北非、西班牙、葡萄牙、高加索地区、黎巴嫩和以色列等。

【作用】

鸢尾根茎可当吐剂及泻剂，也可治疗眩晕及肿毒，但是叶子与根有毒，会造成肠胃道郁血及严重腹泻。

大黄

【原文】

大黄，味苦，寒。主下淤血，血闭，寒热，破症瘕、积聚，留饮宿食，荡涤肠胃，推陈致新，通利水谷，调中化食，安和五脏。生山谷。

【译文】

大黄，味苦，性寒。主要功效是祛除淤血，治疗女子闭经，消除恶寒发热，破除症瘕、积聚肿块，消解食物滞留、不消化，荡涤肠胃，促进新陈代谢，通利水谷，调中化食，使五脏安康和谐。产于山中的深谷处。

【释义】

大黄为蓼科植物掌叶大黄、唐古特大黄或药用大黄的干燥根及根茎。

【作用】

1. 吐血、鼻血（心气不足）。用大黄二两，黄连、黄芩各一两，加水三升，煮成一升，热服。下泻即验。

2. 伤寒痞满（心下满而不痛）。用大黄二两、黄连一两，泡入麻沸汤中。过一会，绞渣取汁，分两次温服。此方名大黄黄连泻心汤。

3. 热病兼说胡话。用大黄五两，锉细，炒到微红，加水煎成膏子，每服半匙，冷水送下，此方亦治伤寒发黄。

4. 腰脚风痛。用大黄二两，切成小块，加少许酥油炒干，不能炒焦。捣烂筛过。每服二钱，空心服，煮开过多次的姜汤送下。泻出冷脓恶物，痛即止。

5. 风热积壅。用大黄四两、牵牛子(半炒)四两,共研为末,加炼蜜做成丸了,如梧子大。每服十丸,白开水送下。如要微泻,每服可加十至二十丸。又方:基本上和上主栅,但不用炼蜜而用皂荚熬膏代替,称为坠痰丸或“全真丸”,又名“保安丸”。

6. 痰为面病(但水泻及胎前产后的痰病不可服用)。用大黄(酒浸,蒸熟。切晒)八两,生黄芩八两,沉香半两,共研为末,加青礞石(二两)和焰硝(二两)一起封固、煅红、研细的药末二两,以水和各药成丸,如梧子大。常服一、二十丸,小病五、六十丸,缓病七、八十丸,急病一百二十丸,温水送下后,好静卧勿动,让药起作用。第二天,先下糟粕,次下痰涎。如未下,可再次服药,此方名“滚痰丸”。

7. 腹中痞块。陈石灰五两,瓦器上炒至极热,等稍冷后,加大黄末(炒热)一两、桂心末(略炒)半两,以醋调成膏,摊在布上贴患处。又方:大黄二两、朴硝一两,共研为末,以大蒜同捣成膏贴患处。加放阿魏一两,更好。

8. 脾癖疳积。用大黄末三两,加醋熬成膏,倒在瓦上日晒夜露三天;再加硫磺一两(以形如琥珀者为好)、宫粉一两,一起研匀。十岁以下小孩,每服半钱,大人每服一钱半,米汤送下。忌生冷鱼肉,只吃白粥半月。如一服不愈,半月之后再服。

9. 小儿诸热。用大黄(煨熟)、黄芩各一两,共研为末,加炼蜜做成丸子,如麻子大。每服五至十丸,蜜汤送下。亦可加黄连,称为“三黄丸”。

10. 骨蒸积热,渐渐黄瘦。用大黄四分、加童便五六百毫升,煎取四百毫升,去渣服汁,分两次服。

11. 赤白浊淋。用大黄研末,每次取六分,放入破了顶的鸡蛋中,搅匀,蒸熟,空心吃下。三次见效。

12. 大便秘结。用大黄末一两、牵牛头末半两,和匀,每服三钱。用厥次序心烦现象者,酒送下,无此现象者,蜜汤送下。

13. 热痢,里急后重。用大黄一两,浸酒中半日,取出煎服。

14. 伤寒并热霍乱(涎流吐逆,不能言语,牙齿动摇,喘气闷绝)。用大黄、人参各半两,加水二碗,煎成一碗,热服即安。

15. 食后即吐。用大黄一两、甘草二钱半,加水一升,煮成半升,温服。

16. 产后血块。用大黄末一两,加头醋半升,熬膏做成丸子,如梧子大。每服五丸,温醋化下。

17. 男子疝气偏坠。用大黄末调醋涂患处，药干即换。

18. 头眼昏眩。用酒炒大黄，研为末，清茶送服二钱。

19. 风热牙痛。用大内烧存性，研为末，早晚擦牙。

20. 口腔糜烂。用大黄、枯矾，等分为末，擦牙，吐涎。

21. 鼻内生疮。用生大黄、杏仁捣匀，加猪油调涂。又方：用生大黄、黄连各一钱，麝香少许，共研为末，加重油调涂。

22. 损伤瘀血（从高处跌下或木石压伤，痛不可忍）。用大黄（酒蒸）一两、杏仁（去皮）三、七粒，共研细，加酒一碗，煎成六分，鸡鸣时服。至晚间有瘀血排下为验。

23. 冻疮。用水调大黄末涂搽。

24. 汤火伤。用大黄生研，调蜜涂搽，不惟止痛，而且灭瘢。

25. 蠼螋咬疮。用大黄研末敷上。

26. 肿毒初起。用大黄、五倍子、黄蘗，等分为末，新汲水调匀涂患处。每天四至五次。

27. 痈肿热痛。用大黄研末，加醋调匀涂患处。药干即换。

28. 乳痈。用大黄、粉草各一两，共研为末，加好酒熬成膏，摊布块上贴疮。同时，取药末一匙，温酒送服。次日有恶物排出。此方名"金黄散"。

29. 大风癞疮。用大黄（煨）一两、皂荚两刺一两，共研为末。每服一匙，空心服，温酒送下。排出恶物如鱼脑状或乱发状，再雄黄花蛇药（"通天再造散"）。

葶苈

【原文】

葶苈，味辛，寒。主症瘕积聚结气，饮食寒热，破坚逐邪，通利水道。一名大室，一名大适。生平泽及田野。

【译文】

葶苈，味辛，性寒。主治气血积聚形成的肿块，饮食不调，身体恶寒发热，具有破除坚积、逐除邪气、通利水道的功效。又叫做大室、大适。产于平地水草丛生处以及田野上。

【释义】

葶苈为十字花科葶苈的种子，生于海拔400～2000米的山坡、沟旁、路旁及村庄附近，为常见的田间杂草。分布于东北、四川。

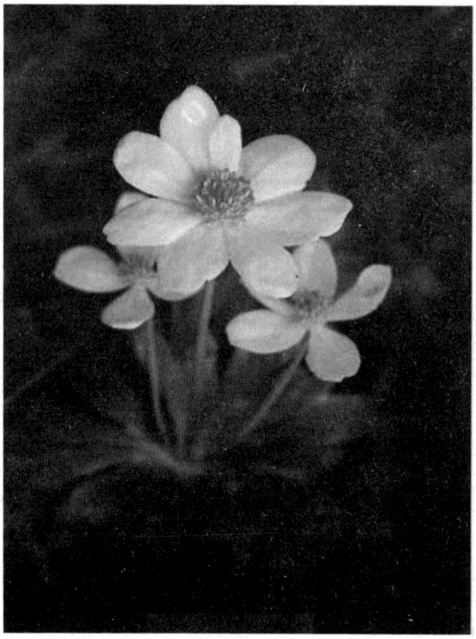

葶苈

【作用】

1. 阳性水肿（面赤、烦渴、喘急、小便涩）。用甜葶苈一两半（炒后研末）、汉防己末二两，和鸭血及头同捣极烂，做成丸子，如梧子大。视病情每服五至十丸，一天服三次，以小便通畅为验。

2. 遍身肿满，用苦葶苈（炒）四两，研细，和枣肉做成丸子，如梧子大。每服十五丸，桑白皮汤送下。一天服三次。

3. 在腹水肿。用革葶苈二公斤，炒后研末，与雄鸡血及头一起捣至极烂，做成丸子，如梧子大。每服十丸，小豆汤送下。一天服三次。又方：葶苈二公斤，用酒五升泡一夜，服一百毫升即通一天服三次。又方：葶苈一两杏仁十枚，同熬成黄色。取出捣烂，分十次服。

4. 肺湿痰喘。用甜葶苈炒为末,加枣肉和成丸子服下。

5. 咳嗽上气(不能睡卧,或遍体气肿,或单面肿、足肿)。用葶苈子三长,经微火熬研后,装入布袋,泡在清酒五升中。几日后饮酒,每次一小杯。一天饮四次。如病急,等不到酒泡透,可以榨汁服。

6. 肺壅喘急。用葶苈炒黄,研为末,加蜜和成丸子,如弹子大。服药时先用大枣二十枚,加水三升,煎取二升,然后放入葶苈一丸,继续煎水至一升,一次服下,此方名“葶苈大枣泻肺汤”。

7. 月经不通。用葶苈一升,研为末,加蜜做成丸子,如弹子大,棉裹,纳入阴道中。过一夜,换药一次,汗出即出可停药。

8. 突发癫狂。用葶苈一公斤,捣极细,加白犬血和成丸子,如麻子大。每服二丸,酒送下,三服即愈。

9. 虫牙用葶苈、雄黄,等分为末,调腊月猪油点痛处。

10. 瘰疬已溃。用葶苈二两、豉一公斤,捣烂做成饼子,如钱大,厚二分。安在疮孔上,外用艾灸使受温热,但不可伤肉,亦不可灸初起之疮。

天雄

【原文】

天雄,味辛,温。主大风寒湿痹,历节痛,拘挛缓急,破积聚,邪气,金疮,强筋骨,轻身健行。一名白幕。生山谷。

【译文】

天雄,味辛,性温。主治严重的风寒湿痹,全身关节疼痛,拘挛不利,能破除体内聚积、邪气郁结,治疗金属创伤,能强筋健骨,使身体轻巧,健步如飞。又叫做白幕。产于山中深谷处。

【释义】

天雄的药材基源为毛茛科植物乌头,是多年生草本植物。分布于辽宁南部、陕西、甘肃、山东、江苏、安徽、浙江、江西、河南、湖北、湖南、广东北部、广西、四川、贵州、云南。主要栽培于四川。陕西、湖北、湖南、云南等地也有栽培。阴虚阳盛者及孕妇禁服,生者慎服。

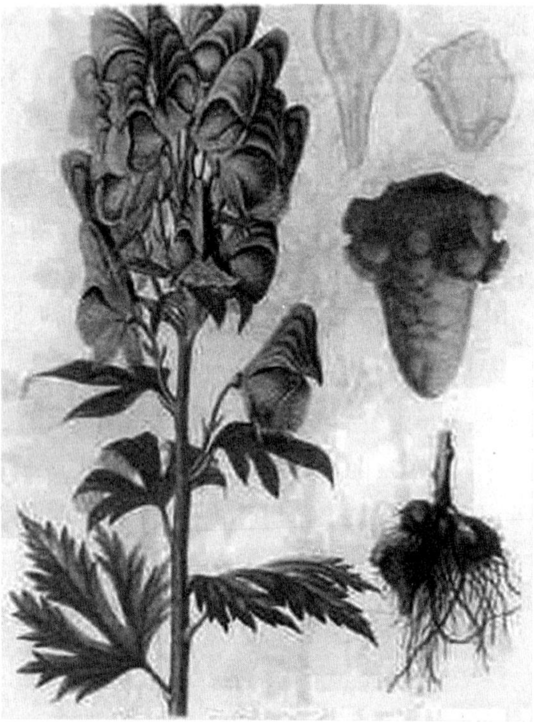

天雄

【作用】

1. 元阳虚损(寒邪外攻,手足厥冷,大便滑数,小便白浑,六脉沉微)。

用乌头、附子、天雄一起炮制并去皮脐,等分咬细,每服四钱,加水二碗、姜十五片,煎至成,温服。此方名“三建汤”。

2. 男子失精。用天雄三两(炮)、白术八两、桂枝六两、龙骨三两,共三细。每服半钱,酒送下。

3. 大风癞。用天雄、乌头的苗及根,去土勿洗,捣成汁。另取细粒黑豆(不脱皮者)浸叶中一夜。次日取豆晒干,如此七浸七晒,可供服用。

开始时每次吞服三枚,以后渐加至六七枚。禁忌猪鸡肉及蒜,犯之即死。

半夏

【原文】

半夏，味辛，平。主伤寒寒热，心下坚，下气，喉咽肿痛，头眩，胸胀咳逆，肠鸣，止汗。一名地文，一名水玉。生川谷。

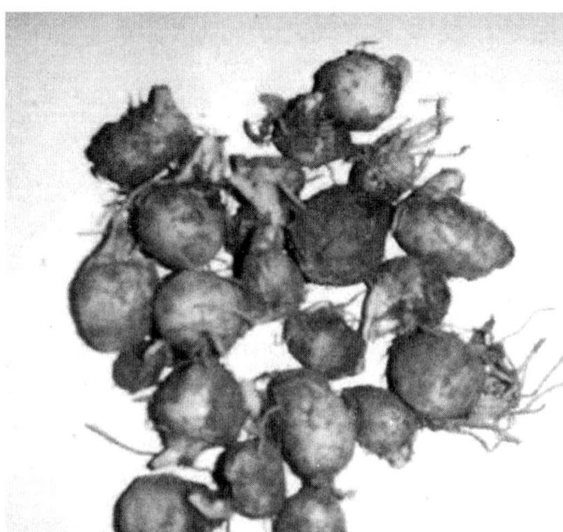

半夏

【译文】

半夏，味辛，性平。主治外感伤寒，身体恶寒发热，心腹间郁结坚硬之感，可使体内郁气下行，能治疗咽喉肿痛，头晕目眩，胸中胀满，咳嗽气逆，肠鸣，具有止汗的功效。又叫做地文、水玉。产于河流的谷地之处。

【释义】

半夏为天南星科植物半夏的块茎。半夏又名三叶半夏、半月莲、三步跳、地八豆、守田、水玉、羊眼，是多年生小草本植物，块茎近球形，叶出自块茎顶端。野生于山坡、溪边阴湿的草丛中或林下。我国大部分地区有分布。7～9月间采挖，洗净泥土，除去外皮，晒干或烘干。半夏为中国植物图谱数据库收录的有毒植物，其毒性为全株有毒，块茎毒性较大。

【作用】

1. 老人风痰。用半夏（泡七次，焙过）、硝石各半两，共研为末，加入白面捣匀，调水做成丸子，如绿豆大。每服五十丸，姜汤送下。

2. 风痰头晕。用生半夏、生天南星、寒水石（煅）各一两，天麻半两，雄黄二钱，小麦面三两，共研为末，加水和成饼，水煮浮起，取出捣烂做成丸子，如梧子大。每服五十丸，姜汤送下。极效。亦治风痰咳嗽、二便不通、风痰头痛等病。

3. 热痰咳嗽（烦热面赤，口燥心痛，脉洪数）。用半夏、天南星各一两，黄芩一两半，共研为末，加姜汁浸蒸饼做成丸子，如梧子大。每服五十至七十丸，饭后服，姜汤送下。此方名"小黄丸"。

4. 湿痰咳嗽（面黄体重，贪睡易惊，消化力弱，脉缓）。用半夏、天南星各一两，白术一两半，共研为末加薄糊做成丸子，如梧子大。每服五十至七十丸姜汤送下。此方名"白术丸"。

5. 气痰咳嗽（面白气促，洒淅恶寒，忧悉不乐，脉涩）。用半夏、天南星各一两，官桂半两，共研为末，加糊做成丸子，如梧子大。每服五十丸，姜汤送下。此方名"玉粉丸"。

6. 呕吐反胃。用半夏三公斤、人参三两、白蜜一升、水二升，细捣过，煮成三升半，温服一升。一天服两次。此方名为"大半夏汤"。

7. 黄疸喘满，小便自利，不可除热。用半夏、生姜各五两，加水七升，煮取一升五百毫升，分两次服下。

8. 老人便结。用半夏（泡，炒）、生硫磺，等分为末加自然姜汁煮糊做成丸子，如梧子大。每服五十丸，空心服，温酒送下。此方名"半硫丸"。

9. 失血喘急（吐血下血，崩中带下，喘急痰呕，中满宿瘀）。用半夏捶扁，包在以姜汁调匀的面中，放火上煨黄，研为末，加米糊成丸子，如梧子大。每服三十丸，白开水送下。

10. 喉痹肿塞。用生半夏末鼻内，涎出见效。

11. 骨鲠在咽。用半夏、白牙，等分为末，取一匙，水冲服，当呕出。忌食羊肉。

虎掌

【原文】

虎掌，味苦，温。主心痛寒热，结气、积聚、伏梁，伤筋、痿、拘缓，利水道。生山谷。

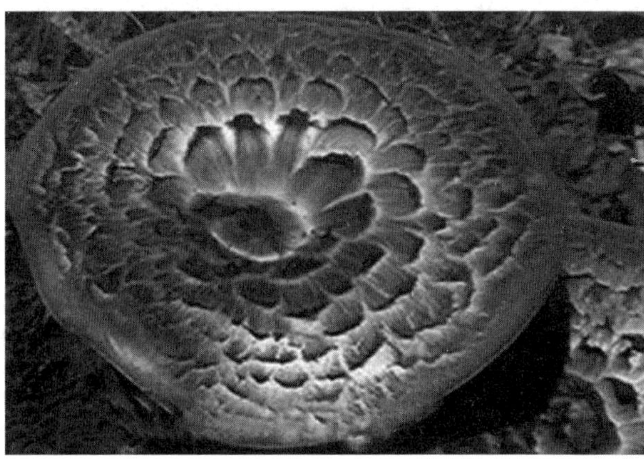

虎掌

【译文】

虎掌，味苦，性温。主治胃脘部疼痛，身体恶寒发热，气郁积聚，伏梁，筋伤痿缓，拘挛，能通利水道。产于山中深谷处。

【释义】

虎掌为中国植物图谱数据库收录的有毒植物，其毒性为块茎有毒，含葫芦巴碱、胆碱、环二肽类成分。生于林下、溪旁较荫湿地方；分布于河北、山西、山东、河南、安徽、陕西、四川、贵州。块茎入药，用途与半夏近似。有毒，内服慎用。

【作用】

1. 中风口噤目闭。用天南星研为末，加白龙脑等分，调匀。每次用手指点末擦啮二、三十遍，口自开。此方名“开失散”或“破棺散”。

2. 小儿惊风。用一两重的天南星一个，放酒中浸透。取出，安新瓦上，周围用炭火炙裂。放冷，出火毒。研为末，加朱砂一分。每服半钱，荆芥汤调下。每日空心服一次。午时再服一次。此主名“坠涎散”。

3. 口眼斜。用天南星（生）研为末，自然姜汁调匀。病在左，敷右侧；病在右，敷左侧。

4. 角弓反张。用天南星、半夏，等分为末，姜汁、竹沥灌下一钱。同时烘炙印堂。

5. 痰迷心窍（心胆被惊，神不守舍，恍惚健忘，妄言妄见）。用天南星一斤，先掘一土坑，以炭火三十斤烧红，倒入酒五升，渗干后，把天南星安放在内，用盆盖住，勿令走气。次日取出研为末，加琥珀一两、朱砂二两，共研细，以生姜汁调面将药做成丸子，如梧子大。每服三十至五十丸，煎人参、石菖蒲汤送下。一天服三次此方名“寿星丸”。

6. 吐泄不止，四肢厥逆，甚至不省人事。用天南星研为末，每服三钱，加枣二枚，水二盅，煎取八成，温服。无效，可再服。此方名“回阳散”。

7. 小儿解颅（囟门不合，鼻塞不通）。用天南星炮过，去皮，研为末，加淡醋调匀摊布上，贴囟门，再把手烘热，频频在囟门处摩熨。

8. 下颚脱。用天南星末，调姜汁涂两颊，一夜即能使关节处长原。

9. 喉风喉痹。用天南星一个，挖空，放入白僵蚕七枚，纸包煨熟，研为末，姜汁调服一钱。病重者灌下，吐涎即愈。此方名“如圣散”。

10. 身面疣子。用醋调天南星末涂搽。

桔梗

【原文】

桔梗，味辛，微温。主胸胁痛如刀刺，腹满，肠鸣幽幽，惊恐，悸气。生山谷。

【译文】

桔梗，味辛，性微温。主治胸胁如刀刺般疼痛，腹中胀满，肠鸣不断，惊恐，

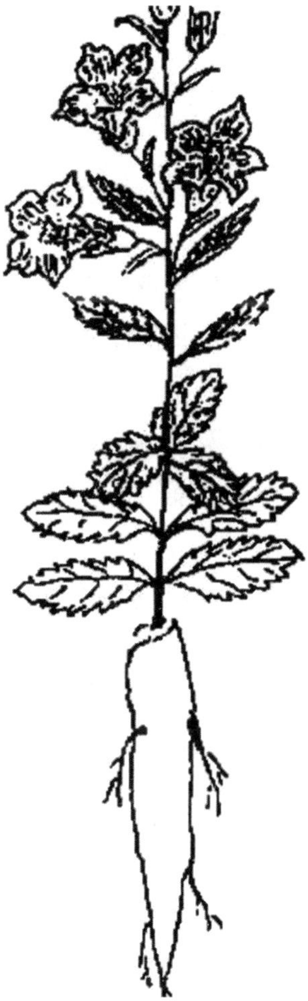

桔梗

心悸。产于山中的深谷处

【释义】

桔梗双子叶植物桔梗科桔梗的根。全国大部分地区均有，以东北、华北地区产量较大，华东地区质量较优。

【作用】

1. 胸满不痛。用桔梗、枳壳等分。煎水二杯，成一杯，温服。

2. 伤寒腹胀（阴阳不和）。用桔梗、半夏、陈皮各三钱，生姜五片，煎水二杯，成一杯服。此方名“桔梗半夏汤”。

3. 痰嗽喘急。用桔梗一两半，研细，用童便半升，煎成四百毫升，去渣后温服。

4. 肺痈咳嗽（胸满振寒，脉数咽干，先吐臭痰，后吐臭脓）。用桔梗一两、甘草二两，加水三升，煮成一升，温服。吐出脓时，是病渐愈之象。此方名“桔梗汤”。

5. 喉痹。用桔梗二两，水三升，煎成一升。一次服下。

6. 咽痛。先服甘草汤，如不愈，再服桔梗汤。

7. 口舌生疮。治法同上。

8. 虫牙肿痛。用桔梗、薏苡，等分为末，内服。

9. 骨槽风（牙龈肿痛）。用桔梗研细，与枣肉调成丸子，如皂角子大。裹棉内，上下牙咬住。常用荆芥煎汤漱口。

10. 牙疳。用桔梗、茴香等分，略烧后研细敷患处。

11. 眼睛痛，眼发黑。用桔梗一斤、黑牵牛头三两，共研细，加蜜成丸，如梧子大。每服四十丸，温水送下。一天服二次。此方称“桔梗丸”。

12. 鼻血不止。用桔梗研细，加水调匀。每服一茶匙，一天服四次。药中加生犀牛角屑亦可。

13. 吐血下血。治法同上。

14. 打伤瘀血。用桔梗末，每服少许，米汤送下。

15. 中蛊下血（下血如鸡肝色，大量排出，病热很险）。用桔梗研细，每服一茶匙，酒送下。一天服三次。初时须强灌。约七天之后，血止。可吃猪肝汤补身体。药中也可加犀角，用量与桔梗等分。

16. 怀孕中恶（心腹突然大痛）。用桔梗一两，锉细，加生姜三片。水一杯煎服。

莨菪子

【原文】

莨菪子，味苦，寒。主齿痛出虫，肉痹拘急，使人健行，见鬼，多食令人狂走。

久服轻身,走及奔马,强志,益力,通神。一名横唐。生川谷。

【译文】

莨菪子,味苦,性寒。主治牙疼并可出虫,治疗筋肉弊痛麻痹拘急,使人步履矫健,服用过量则会导致人妄见狂走。长期服用使人身体轻巧,如奔马般疾驰,增强记忆力,气力充沛,神清气爽。又叫做横唐。产于河流的谷地之处。

【释义】

莨菪子又名天仙子、闹羊花、黄桔鹃、横唐、行唐,是羊踯躅的种子,是二年生草本植物,蒴果包藏于宿存萼内。种子多数近圆盘形,淡黄棕色。生长在海拔1700~2600米的山坡,林旁和路边。分布于我国东北、西北及华北。主产内蒙古、河北、河南及东北、西北诸省区。青海分布在海东地区和海南、黄南、海北等藏族自治州。

【作用】

1. 突发颠狂。用莨菪三公斤,研细,在一升酒中泡几天。去渣,煎成浓汁。一天内分三次饮完。如觉头中似有虫行,额部及手脚现红点,即是病快要好的现象。

2. 风痹厥痛。和莨菪三钱(炒),大草乌头、甘草各半两,五灵脂一两,共研为末。加糊做成丸子,如梧子大,以螺青为衣。每服十丸,男子用菖蒲酒送下,女子用芫花汤送下。

3. 久咳不止(痰有脓血)。用莨菪子五钱,先煮后炒,研细,加酥油如鸡收蛎的量,大枣七枚,同煎至油尽。取枣日食三枚。又方:取莨菪子三撮吞服,一天服五、六次,极验。

4. 长期水泻。用干枣十个,去核,填入莨菪子,扎定,烧存性。每服一钱,粟米汤送下。

5. 赤白痢。用大黄(煨)半两、莨菪子(炒黑)一撮,共研为末。每服一钱,米汤送下。

6. 肠风下血。用莨菪子一公斤,晒干、捣烂、筛细;生姜半斤,取汁;同入银锅中加二升。一起煎成浓糖稀状,再倒入酒五升,慢火上进一步煎浓,做成丸子,如梧子大。每天早晨用酒送服三丸,视病情可增至五、七丸。安服有微热。

勿惊异，病重的人服过三日，当有下泻病愈后，泻亦止。

7. 脱肛不收。用莨菪子炒过，研为末，敷患处。

8. 风牙虫牙。用莨菪子一撮，放在小口瓶内烧。以小管引烟入病齿处。又方：把莨菪子装入瓶内，热汤淋药得气，吸入口中，药冷即换。有涎出，可吐去。

9. 风毒咽肿或瘰疬咽肿，吞水不下。用莨菪子研为末，每服两小匙，水送下。极效。

10. 乳痈坚硬。用新莨菪子半匙，清水一碗磅服。注意不得把药嚼破。

11. 恶疮似癞，长期不愈。用莨菪子烧存性，研为末，敷患处。

草蒿

【原文】

草蒿，味苦，寒。主疥瘙痂痒，恶疮，杀虱，留热在骨节间，明目。一名青蒿，一名方溃。生川泽。

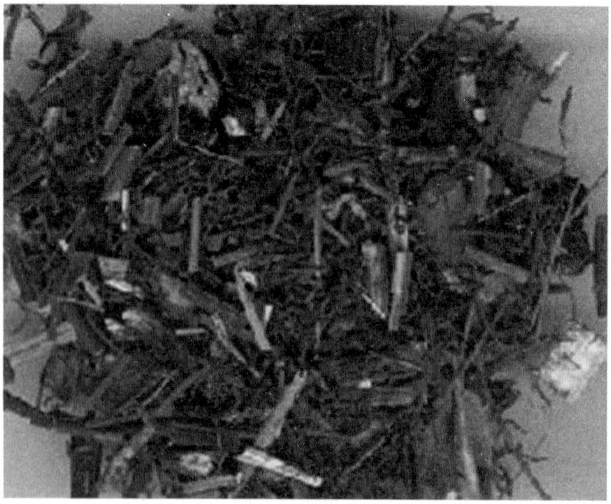

草蒿

【译文】

草蒿，味苦，性寒。主治疥疮结痂而瘙痒、恶性疮疡，可杀灭虫虱，消散骨节间的积热，增强视力。又叫做青蒿、方溃。产于河边池泽的水草丛生处。

【释义】

草蒿即青蒿，为菊科植物黄花蒿的干燥地上部分，是一年生草本植物。青蒿清热解暑，除蒸，截疟。用于暑邪发热，阴虚发热，夜热早凉，骨蒸劳热，疟疾寒热，湿热黄疸。是一种廉价的抗疟疾药。

【作用】

1. 痨病。用青蒿锉细，加水三升、童便五升同煎至一升半，去渣留汁再煎成膏，做成丸子，如梧子大。每服二十丸，空腹时及临醒时各用温酒送下。

2. 虚劳盗汗，烦热口干。用青蒿一斤，取汁熬膏，加人参末、麦站冬末各一两，熬至能捏丸时，做成丸子，如梧子大。每服二十丸，饭后服，米汤送下。此方名"青蒿丸"。

3. 疟疾寒热。用青蒿一把，加水二升，捣汁服。

4. 温疟(只热不冷，痰多)。用青蒿二两，在童便不浸过，焙干，加铅丹半两，研为末，每服二钱，白开水调下。

5. 赤白痢。用青蒿、艾叶等分，同豆豉捣用饼，晒干。每用一饼，以水一碗半煎服。此方名"蒿豉丹"。

6. 酒痔便血。用青蒿叶或青蒿茎，研为末。便前用冷水，便后用水酒调服。

7. 刀伤。用青蒿捣封伤口，血止即愈。又方：用青蒿、麻叶、石灰等分，一起捣烂晒干，临用时研成末搽伤处。

8. 牙齿肿痛。用青蒿一把，煎水漱口。

9. 耳出脓汁，用青蒿末棉裹塞耳中。

10. 鼻中息肉。用青蒿灰、石砂等分，淋汁熬膏点息肉上。

甘遂

【原文】

甘遂，味苦，性寒。主大腹疝瘕，腹满，面目浮肿，留饮宿食，破症坚积聚，利水谷道。一名主田。生川谷。

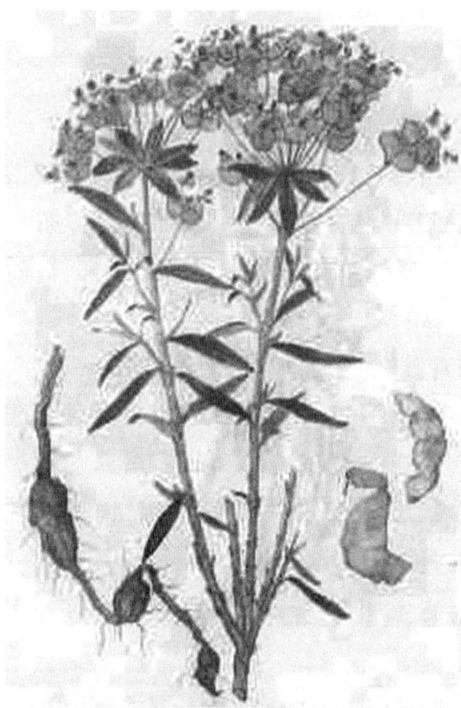

甘遂

【译文】

甘遂，味苦，性寒。主治疝瘕引起的腹部痞满肿大，胀满，面目浮肿，宿食消化不良，能破除症结、积聚，使水道、谷道通利。又叫做主田。产于河流的谷地之处。

【释义】

甘遂为大戟科植物甘遂的干燥块根。春季开花前或秋末茎叶枯萎后采挖，撞去外皮，晒干。主产陕西、山东、甘肃、河南等地。

【作用】

1. 水肿腹满。用甘遂(炒)二钱二分、牵牛一两半，共研为末，煎为水剂，随时服用。

2. 身面浮肿。用甘遂二钱，生研为末，放入猪肾中，外包湿纸煨熟吃下。每日吃一次至四、五次。如觉腹鸣，小便亦通畅，即是见效。

3. 肾水流注(腿膝挛急，四肢肿痛)。用上方加木香四钱，每用二钱，煨熟，温酒嚼下。泻下黄水为验。

4. 水鼓气喘。用甘遂、大戟各一两，慢火炙后，共研为末。每取二、三分，加水半碗，煎开几次，待温服下。不过十服见效。

5. 脚气肿痛。和甘遂半两，木鳖子仁四个，共研为末。每取四钱，放入猪肾中，湿纸包好煨熟，空心吃，米汤送下。不过十服见效。

6. 疝气偏肿。用甘遂、茴香，等分为末。每服二钱，酒送下。

7. 痞症(发热、盗汗、胸背疼痛)。用甘遂包在面中，放浆水内煮十沸，去面。把甘遂在微火上炒黄，研为末。大人每服三钱，小儿每服一钱，临醒时服，冷蜜水送下。忌油腻鱼肉。

8. 消渴。用甘遂(麸炒)半两、黄连(去须)一两，共研细，加蒸饼做成丸子，如绿豆大。每服二丸，薄荷汤送下。忌甘草。

9. 风痰迷心癫痫。用甘遂二钱，研为末，放在猪心里。缚紧，纸懈，煨熟。取药出，加辰砂末一钱，分成四份。每服一份，半用过的猪心煎汤调下。以大便下恶物为效，否则须再次服药，此方名“遂心丹”。

10. 小儿马脾风(风热喘促，闷乱不安)。用甘遂(包面中，煮过)一钱半、辰砂(水飞)二钱半、轻四化建设少许，共研为末。服时，先取少许浆不，滴入一为油，然后放药末二、三分在油上。等药下沉，去浆灌服。此方名“无价散”。

11. 麻木疼痛。用甘遂二两、蓖麻子仁四两、樟脑一两，共捣作饼，贴患处。此方名“万灵膏”。内服甘草汤。

12. 突然耳聋。用甘遂半寸。棉裹插耳内，口中嚼少许甘草。

青葙子

【原文】

青葙子,味苦,微寒。主邪气皮肤中热,风瘙身痒,杀三虫。子,名草决明,疗唇口青。一名青蒿,一名萋蒿。生平谷道旁。

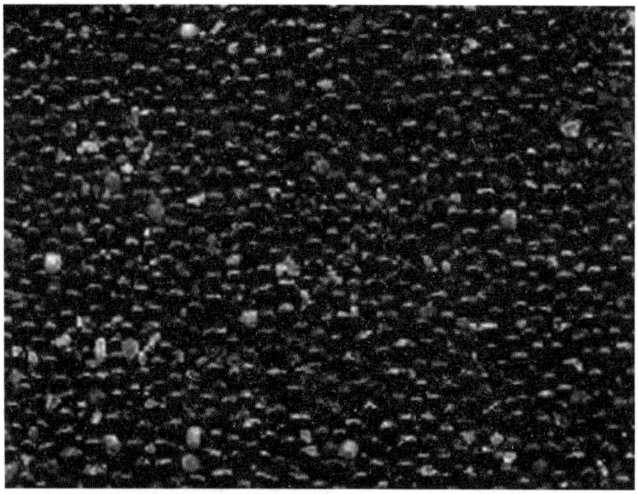

青葙子

【译文】

青葙子,味苦,性微寒。主治邪气侵入皮肤使体表发热,可祛除风热邪气,杀灭蛔、赤、蛲三种寄生虫。它的子,叫做草决明,治疗嘴唇青紫。又叫做青蒿、萋蒿。产于平原、山间谷地和道路两旁。

【释义】

青葙子为苋科植物青葙的种子,是一年生草本植物,种子扁圆形,黑色,有光泽。生于平原或山坡;有栽培,几遍全国。秋季果实成熟时采割植物或摘取果穗,晒干,收集种子。全草晒干备用。

【作用】

1. 青葙汤。治慢性葡萄膜炎：青葙子15克，元明粉（冲）4.5克，酸枣仁12克，密蒙花、决明子各9克，茯苓12克，白扁豆15克。水煎服。方中青葙子明目退翳，为君药。

2. 青葙子丸。治肝心毒热，丁翳入黑睛，兼治内外一切眼病：青葙子、蓝实、枳实（炒）、炒大黄、菊花、炙甘草各60克，草决明、黄连、茺蔚子、细辛、麻黄、车前子各45克，鲤鱼胆、鸡胆（阴干）各1枚。羚羊角90克。为细末，炼蜜为丸。梧桐子大，每服二十丸，食后茶水送下，每日3次。方中青葙子清肝热，明目退翳，为君药。

3. 八子丸。治风毒气眼，翳膜遮睛，不计久新，及内外障眼：青葙子、车前子、五味子、枸杞子、地肤子、茺蔚子、决明子、葶苈子（炒）、麦冬（去心）、细辛（去苗）、官桂（去粗皮）、生地黄，赤茯苓、泽泻（去土）、防风（去叉）、黄芩（去黑心）各30克，上为细末，炼蜜和丸，如梧桐子大，每服二十丸，加至三十丸。茶清送下，温米饮亦得，日3次。方中青葙子明目退翳，为君药。

白及

【原文】

白及，味苦，平。主痈肿、恶疮、败疽，伤阴死肌，胃中邪气，贼风鬼击，痱缓不收。一名甘根，一名连及草。生川谷。

【译文】

白及，味苦，性平。主治痈肿，恶性疮疡，疮疡恶化腐烂，阴精耗伤、肌肤坏死，胃中邪气郁结，受贼风侵袭而四肢缓弱不能收放。又叫做甘根、连及草。产于河流的谷地之处。

【释义】

白及是兰科白及属的一种，是多年生草本植物。地下有粗厚的根状茎，如鸡头状，富黏性，含白及胶质，即白及甘露聚糖，可供药用，有止血补肺、生肌止痛之效，也可供作糊料。白及产于连云港、南通、南京、句容、宜兴、溧阳、上海等地，生林下阴湿处或山坡草丛中；分布华东、中南、西南及甘肃、陕西等地。

球茎含白及肢质、淀粉、挥发油等；药用，有收效、补肺止血、消肿等作用，外敷治创伤出血、痈肿、烫伤、疔疮等；花美丽，栽培供观赏。用球茎繁殖，栽种在排水良好、肥沃的砂质壤土和腐殖质壤土，需温暖较阴湿的环境。

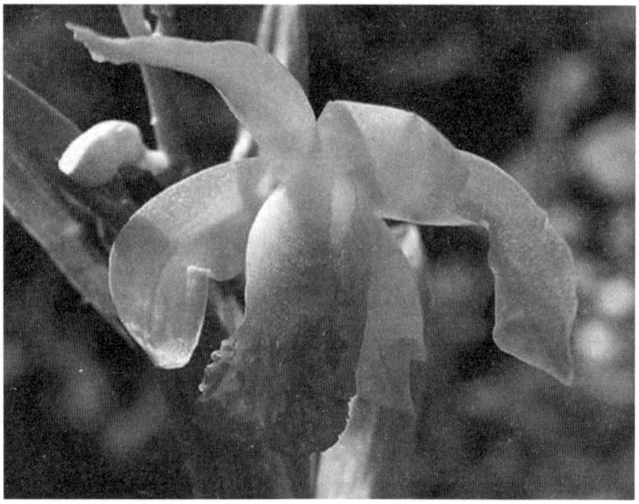

白及

【作用】

1. 鼻血不止。用口水调白及末涂鼻梁上低处（名“山根”）；另取白及末一钱，水冲服。

2. 心气疼痛。用白及、石榴皮各二钱，研细，加炼蜜和成丸子，如黄豆大，每服三丸，艾醋汤送下。

3. 妇女阴脱。用白及、川乌药，等分为末，薄布包一钱，纳入阴道中，觉胜利内热即止，每天用一次。

4. 疔疮、肿疮。用白及末半钱，澄水中，等水清后，去水，以药摊厚纸上贴于患处。

5. 跌打骨折。用白及末二钱，酒调服。

6. 刀伤。用白及、煅石膏，等分为末，洒伤口上。

7. 冬季手足皲裂。用白及粉加水调匀，填入裂口。患处不能沾水。

8. 汤火伤。用白及粉调油涂搽。

9. 重伤呕血。每日服白及末，米汤送下。

10. 肺、胃出血。治法同上。

大戟

【原文】

大戟，味苦，寒。主蛊毒，十二水腹满急痛，积聚，中风，皮肤疼痛，吐逆。一名邛钜。

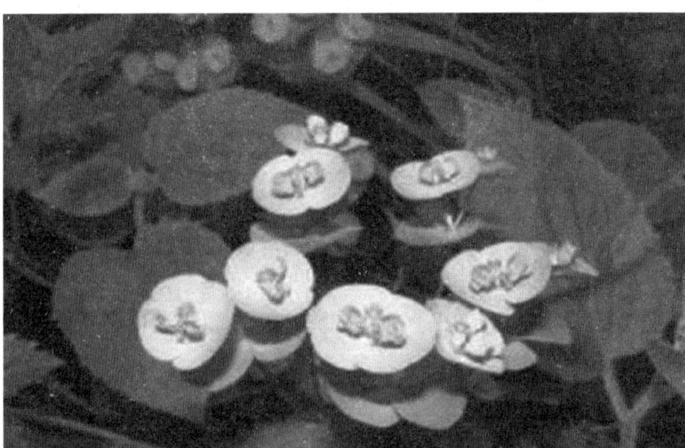

大戟

【译文】

大戟，味苦，性寒。主治蛊毒，十二经的各种水肿症，腹中胀满紧痛，邪气积聚，中风，皮肤疼痛，呕吐。又叫做邛钜。

【释义】

大戟是茜草科植物红芽大戟、或大戟科植物京大戟的根，是多年生草本植物。生于路旁、山坡、荒地及较阴湿的树林下。分布东北、华东地区及河北、河南、湖南、湖北，四川、广东、广西等地。

【作用】

1. 水肿喘包。用大戟(炒)二两、干姜(炮)半两,共研为末,每服三钱,姜汤送下。以大小便通畅为度。

2. 水病肿满。用大戟、当归、橘皮各一两,切碎,加水二升,煮取七次,一次服下,病重者,再服一次可愈。病愈后,一年之内须慎饮食,不吃刺激性大的东西。

3. 水肿腹大(或遍身浮肿)。用枣一半,放锅内,上面盖着大戟的根、苗,不加盖煮熟,随时取枣吃下,枣尽病愈。又方:大戟、白牵牛、木香,等分为末。每取一钱,纳入剖开的猪肾中,用湿纸包好煨熟,空心吃下。

4. 牙痛。把大戟放口中齿痛处,咬定。止痛效果好。

旋復花

【原文】

旋復花,味咸,温。主结气胁下满,惊悸,除水,去五脏间寒热,补中,下气。一名金沸草,一名盛椹。生平泽、川谷。

【译文】

旋復花,味咸,性温。主治邪气聚积造成的胁下胀满,惊恐心悸,能消除水湿,祛除五脏间的寒热邪气,补益内脏,使气下行。又叫做金沸草、盛椹。产于平地和河流的谷地之处。

【释义】

旋復花即旋复花,为菊科植物旋复花、线叶旋复花或大花旋或大花旋复花等的头状花序。

【作用】

1. 中风壅滞。用旋复花洗净,焙过,研细,加炼蜜和成丸子,如梧子大。夜卧时以茶汤送下五至十丸。

2. 小儿眉癣(小儿眉毛眼睫,因生过癣后不能复生)。用旋复花、赤箭(即天麻苗)、防风,等分为末,洗净患处,以油调涂。

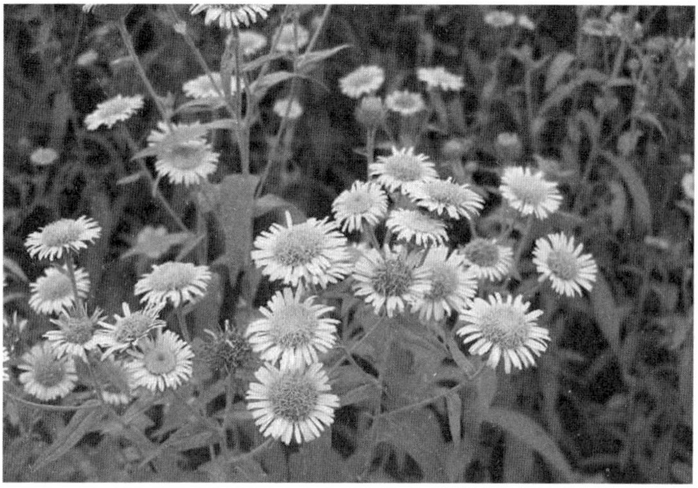

旋復花

3. 耳后生疮(月食疮)。用旋复花烧过研细。以羊油调涂患。

藜芦

【原文】

藜芦,味辛,寒。主蛊毒,咳逆,泄利,肠澼,头疡,疥疮,恶疮,杀诸蛊毒,去死肌。一名葱苒。生山谷。

【译文】

藜芦,味辛,性寒。主治蛊毒,咳嗽气逆,痢疾,泄泻,治疗头部生疡、疥疮、恶疮,能杀虫解毒,去除坏死的肌肉。又叫做葱苒。产于山申的深谷处。

【释义】

藜芦是百合科藜芦属多年生草本植物,为双子叶植物药百合科植物黑藜芦的根及根茎,生于林缘、草甸或山坡林下。分布于我国东北、华北、陕甘南部、湖北、四川和贵州。亚洲北部及欧洲中部也有。根及根茎入药,能催吐、祛痰、杀虫,主治中风痰壅、癫痫、喉痹等;外用治疥癣、恶疮、杀虫蛆。

【作用】

1. 风痰。用藜芦十分、郁金一分,共研为末。每服二、三分,温浆水一碗送下。

2. 中风,牙关紧闭。用藜芦一两,去苗头,在浓煎的防风汤中泡过,焙干,切细,炒成微褐色,研为末。每服半钱,小儿减半。温水调药灌下。以吐风涎为效,末吐财服。又方:治中风后口吐涎沫。喉中发拉锯声:取藜芦一分、天南星一个(去浮皮,挖一小坑,倒入醋少许,在火上烘成黄色),共研为末,加生面和成丸子,如小豆大。每服三丸,温酒送下。

3. 痰疟。用藜芦末半钱,温齑水调下。引吐为好。又方:藜芦、皂荚(炙)各一两,巴豆二址五枚,熬黄,研成末,加蜜和成丸子,如小豆大。每空心服一丸,未发病时服一丸,临发病时又服一丸。宜暂时禁食。

4. 黄疸肿疾。用藜芦在火灰中炮过,取出研细。每服小半匙,水送下。数服可愈。

5. 牙齿虫痛。用藜芦研为末,填入病齿孔中,有特效。但不能吞汁。

6. 头风白屑,甚痒。用藜芦末掺入头发中,把头包二天,避风。

7. 疥癣虫疮。用藜芦末调生油涂搽。

8. 误吞水蛭。用藜芦炒过。研为末,水送服一钱,将水蛭吐出。

钩吻

【原文】

钩吻,味辛,温。主金疮,乳痓,中恶风,咳逆上气,水肿,杀鬼疰蛊毒。一名野葛。生山谷。

【译文】

钩吻，味辛，性温。主治金属创伤，妇女生产痉挛，外感恶风，咳嗽气逆，水肿，能杀灭鬼疰、蛊毒。又叫做野葛。产于山中深谷处。

【释义】

钩吻是葫蔓藤科植物葫蔓藤，一年生的藤本植物。其主要的毒性物质是葫蔓藤碱。据记载，吃下后肠子会变黑粘连，人会腹痛不止而死。一般的解毒方法是洗胃，服碳灰，再用碱水和催吐剂，洗胃后用绿豆、金银花和甘草急煎后服用可解毒。

钩吻，还有一说是雷藤（《中药大辞典》），绿豆、金银花和甘草实际上是万用解毒药，同样的还有荔枝蒂、生豆浆等。雷公腾生于山地林缘阴湿处。分布于长江流域以南各地及西南地区。根秋季采，叶夏季采，花、果夏秋采。

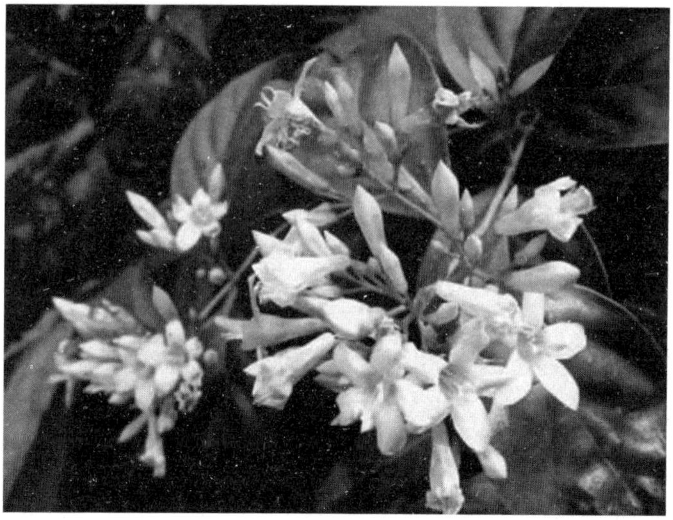

钩吻

【作用】

1.《吴普本草》：秦钩吻，生南越山或益州。叶如葛，赤茎，大如箭，方根黄色。或生会稽东冶。正月采。

2.《南方草木状》：冶葛，毒草也，蔓生，叶如罗勒，光而厚，一名胡蔓草。

3.《雷公炮炙论》：钩吻治恶毒疮效。其地精杀人。采得后捣绞自然汁入膏中用,勿误饵之。

4.《别录》:钩吻,折之青烟出者,名固活,甚热,不入汤。生傅高山谷及会稽东野。

5. 陶弘景:五符中亦云钩吻是野葛,言其入口则钩人喉吻。或言吻作挽字,牵挽入肠而绝之。核事而言,乃是两物。野葛是根,状如牡丹,所生处亦有毒,飞鸟不得集之,今人用合膏服之无嫌。钩吻别是一草,叶似黄精而茎紫,当心抽花黄色,初生既极类黄精,故以为杀生之对也。或云钩吻是毛茛,此本及后说参错不同,未详云何。

6.《唐本草》:野葛生桂州以南,村墟间巷间皆有,彼人通名钩吻。亦渭苗名钩吻,根名野葛。蔓生,人或误食其叶者,皆致死,而羊食其苗大肥,物有相伏如此,若巴豆,鼠食则肥也。陶云飞鸟不得集之,妄矣。其野葛以时新采者,皮白骨黄,宿根似地骨,嫩根如汉防己,皮节断者良,正与白花藤根相类,不深别者,颇亦惑之。其新取者折之无尘气,经年已后,则有尘气,根骨似枸杞,有细孔者,人折之,则尘气从孔中出,今折枸杞根亦然。《经》言折之青烟起者名固活,为良,此亦不达之言也。且黄精直生如龙胆、泽漆,两叶或四五叶相对。钩吻蔓生,叶如柿叶。《博物志》云,钩吻叶似凫葵,并非黄精之类。毛茛是有毛石龙芮,何干钩吻。

7.《本草纲目拾遗》:野葛,人食其叶,饮冷水即死,冷水发其毒也。南人先食蕹菜,后食野葛,二物相伏,自然无苦。取汁滴野葛苗,当时菸死,其相杀如此。

8.《岭表录异》:野葛,毒草也,俗呼为胡蔓草,误食之则用山羊血解之。

9.《梦溪笔谈》:钩吻,《本草》一名野葛。主疗甚多,注释者多端,或云可入药用,或云有大毒,食之杀人。予尝到闽中,土人以野葛自杀或误食者,但半叶许入口即死。以流水服之,毒尤速,往往投杯已卒矣。予尝令人完取一株观之,其草蔓生,如葛;其藤色赤,节粗,似鹤膝;叶圆有尖,如杏叶,而尖厚似柿叶,三叶为一枝,如绿豆之类,叶生节间,皆相对;花黄细,戢戢然一如茴香花,生于节叶之间。《酉阳杂俎》言花似栀子稍大,谬说也。根皮亦赤,闽人呼为吻莽,亦谓之野葛,岭南人谓之胡蔓,俗谓断肠草。此草人间至毒之物,不入药用,恐《本草》所出,别是一物,非此钩吻也。

射干

【原文】

射干，味苦，平。主咳逆上气，喉痹咽痛，不得消息，散结气，腹中邪逆，食饮大热。一名乌扇，一名乌蒲。生川谷。

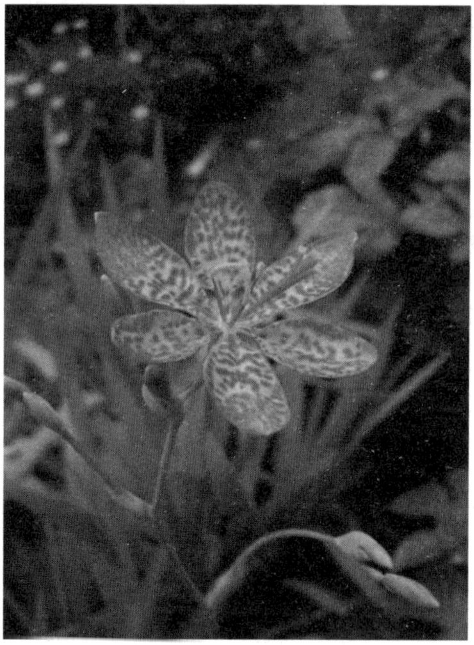

射干

【译文】

射干，味苦，性平。主治咳嗽气喘，呼吸困难，咽喉疼痛，以至呼吸困难，能消散郁结的邪气，治疗腹中邪热，消除身体高烧。又叫做乌扇、乌蒲。产于河流的谷地之处。

【释义】

射干为鸢尾科植物射干，植物药用根茎。性味功能：苦、寒、有小毒、清热解毒、祛痰利咽、活血祛痰。治流行感冒是一味很好的药。主产黄河以南各地，湖北、湖南、陕西、江苏、河南、安徽、浙江、云南等省。

【作用】

1. 咽喉肿痛。用射干花根、山豆根，阴干为末，吹喉部，有特效。

2. 喉痹不通。用射干一片，口含咽汁。

3. 二便不通，诸药不效。用射干根（生于水边者为最好），研汁一碗，服下即通。

4. 腹部积水，皮肤发黑。用射干根捣汁服一杯，水即下。

5. 阴疝肿刺。治方同上。

6. 乳痈初起。取射干根（要像僵蚕状）和萱草根，共研为末，加蜜调敷，极有效。

泽漆

【原文】

泽漆，味苦，微寒。主皮肤热，大腹水气，四肢、面目浮肿，丈夫阴气不足。生川泽。

【译文】

泽漆，味苦，性微寒。主治皮肤发热，腹部胀满有水气，四肢及满目浮肿，男子肾气亏损不足。产于河边池泽等水草丛生处。

【释义】

泽漆为双子叶植物大戟科泽漆的干燥全草，是一年生或二年生草本植物。生于沟边、路旁、田野。分布于除新疆、西藏以外的全国各省区。4～5 月开花时采收，晒干。

【作用】

1. 咳嗽上气、脉沉。用泽漆一公斤半，加水五十升，煮取十五升，去渣，汁中再加半夏半升，紫参、白前、生姜各五两，甘草、黄芩、人参、桂心各三两，最后煎成药汁五升。每服五百毫升，一天服三次。

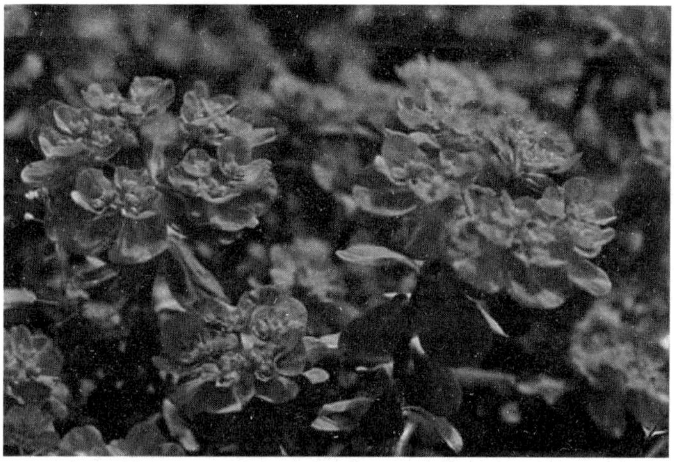

泽漆

2. 心下伏瘕（大如杯，不能进食）。用泽漆四两，大黄、葶苈各三两，捣烂筛细，加蜜成丸，如梧子大。每服二丸，一天服三次。

3. 水所蛊病（按：此病的病象是腹满，喘息、浮肿）。用泽漆晒干，研为末，加枣肉和成丸子，如弹子大。每服二丸，白开水送下。一天服二次。如腹中觉暖、小便通畅，即为服药见效。

4. 脚气赤肿，走路疼痛。用泽漆、鹭鸶藤、蜂窠，等分为末。每取一两，加水五碗煎成三碗，熏洗痛处。

5. 牙痛。用泽漆研为末，开水泡汁漱口。

6. 瘰疬。用泽漆一、二捆，加水二桶，熬成一桶。去渣，再熬成膏一碗，收存瓶中。用时先以椒、葱、槐枝把患处洗净，然后用膏涂搽，几次之后好可见效。

7. 癣疮。用泽漆晒干，研为末，调油涂搽。

茵芋

【原文】

茵芋,味苦,温。主五脏邪气,心腹寒热,羸瘦如疟状,发作有时,诸关节风湿痹痛。生川谷。

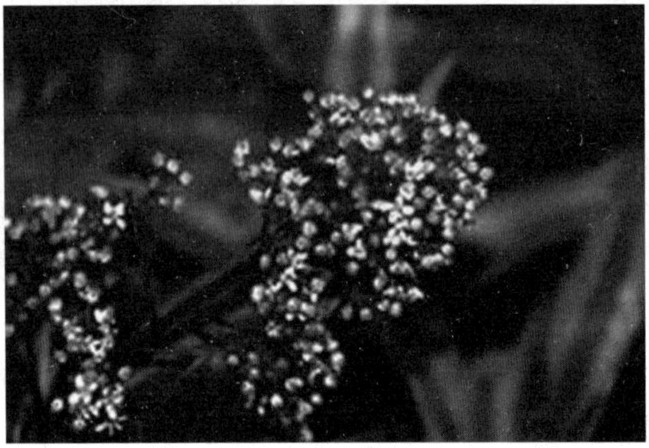

茵芋

【译文】

茵芋,味苦,性温。主治五脏内邪气郁结,心腹间恶寒发热,身体羸瘦虚弱像患有疟疾的样子,全身关节风湿痹痛。产于河流的谷地之处。

【释义】

茵芋是芸香科植物茵芋的茎叶,茵芋是常绿灌木,生于山中树荫下。分布在山东、江苏、安徽、浙江、江西、湖南、四川、贵州、福建、广西、广东、湖北等地。

【作用】

1. 手足枯痹拘挛。用茵芋、附子、天雄、乌头、秦艽、女萎、防风、防己、石南叶、踯躅花、细辛、桂心各一两，切细，装薄布袋中，以酒一斗浸渍。几日后，取酒饮服。每服一百毫升，一天两次。手足只感微痹即止。此方名“茵芋酒”。

2. 脚气病（风气积滞而成，发时甚疼）。用茵芋叶（炒）、薏苡仁各半两，郁李仁一两，牵牛子三两（生，研末），共研为末，加炼蜜做成丸子，如梧子大。每服二十丸，五更时以姜、枣煎汤送下。以泻为验。未泻再服。此方名“茵芋丸”。

贯众

【原文】

贯众，味苦，微寒。主腹中邪热气，诸毒，杀三虫。一名贯节，一名贯渠，一名百头，一名虎卷，一名扁符。生山谷。

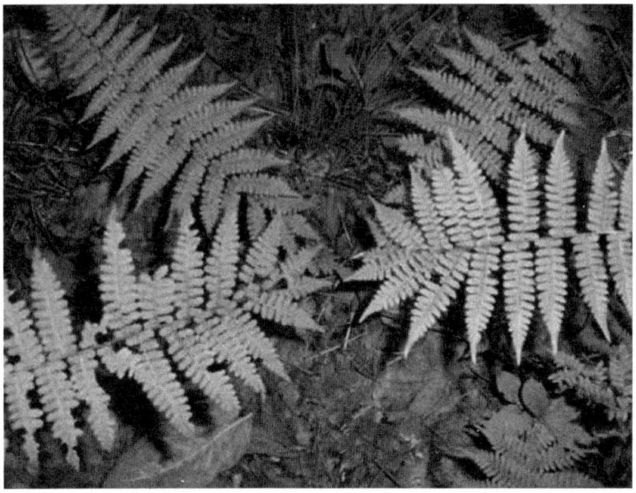

贯众

【译文】

贯众，味苦，性微寒。主治腹中邪气结聚，能解除各种毒，杀灭蛔、赤、蛲三虫。又叫做贯节、贯渠、百头、虎卷、扁符。产于山中深谷处。

【释义】

贯众是鳞毛蕨科植物两色鳞毛蕨的根茎。贯众为陆生蕨,根状茎粗壮直立,叶丛生,革质,单数一回羽状复叶,小羽片呈镰刀状披针形,边缘有细锯齿,叶柄细长密被褐色细毛。常见于林下沟边,墙根等潮湿的地方。国内分布于山西、陕西、河南、山东、江苏、安徽、浙江、江西、福建、湖南、湖北、四川、贵州、云南等地,国外分布于朝鲜、日本。

【作用】

1. 鼻血不止。用贯众根研末,取一钱,水冲服。

2. 各种下血(包括痔下血、漏下血以及肠风酒痢等)。用贯众去掉皮毛,焙干,研细。每服二钱,空心服,米汤送下。或加醋、糊和药为丸,如梧子大。每服三、四十丸,米汤送下。或将药烧存性,研细,加麝香少许。每服二钱,米汤送下。

3. 妇女血崩。用贯众半两,煎酒服。

4. 产后流血过多,心腹彻痛。用状如刺猬的大贯众一个,全用不锉,只去毛,以好醋蘸湿,慢火炙令香熟,冷后研纽。每服三钱,空心服,米汤送下。此方名“独对汤”。

5. 赤白带下。治法同上。对久病者亦有效。

6. 长期咳嗽,痰带脓血。用贯众、苏方木等份。每服三钱,以水一碗,生姜三片,煎服。日服二次。

7. 白秃头疮。用贯众、白芷,共研为末,调油涂搽。

8. 漆疮作痒。用贯众研末,调油涂搽。

9. 鸡鱼骨鲠。用贯众、缩砂、甘草等分,研为精末。棉包少许含口中,嚼汁咽下。久则骨刺随痰吐出。

荛花

【原文】

荛花，味苦，寒。主伤寒、温疟，下十二水，破积聚、大坚症瘕，荡涤肠胃中留癖、饮食。寒热邪气，利水道。生川谷。

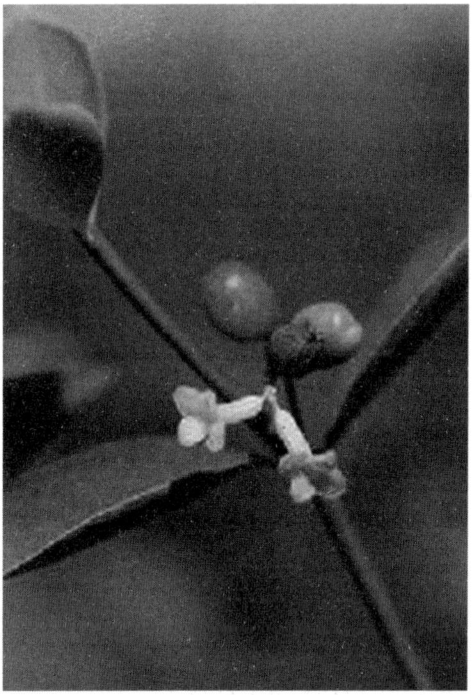

荛花

【译文】

荛花，味苦，性寒。主治伤寒、温疟，可下十二经的水邪，破除体内积聚肿块，还能荡涤肠胃中饮宿食停聚，发作寒热，祛邪气，利水道。产于河流的谷地之处。

【释义】

荛花为瑞香科植物荛花的花朵，是中国植物图谱数据库收录的有毒植物。别名醉鱼草、滑皮树、香叶子（四川云阳）、木兰条（贵州快橙）、赶山尖、黄狗皮、矮雁皮（秦岭）、羊厌厌（陕北）、拐拐花（陕西华县）、岳彦花、野棉花（广东、广西）、地棉麻（广西）、野发麻（福建）、狗颈树。

【作用】

1. 治肿及支满澼饮。芫花、荛花各半两，甘草、大戟、甘遂、大黄、黄芩各一两，大枣十枚。上八味，细切，以水五升，煮成一升半。分四服，空心服，以快下为度。

2. 治腹中积聚邪气、寒气，消谷。甘遂一分，荛花一分，芫花一分，桂心一分，巴豆一分，杏仁一分，桔梗一分。上七味，荛花、芫花熬令香，巴豆、杏仁去皮熬令变色已，各异捣，下细筛，捣合丸，以白蜜捣万杵。服如小豆一丸，日三行，长将服之。伤寒增服，膈上吐，膈下利，小儿亦服，妇人兼身亦服。忌猪肉、芦笋、生葱。

羊蹄

【原文】

羊蹄，味苦，寒。主头秃、疥瘙，除热，女子阴蚀。一名东方宿，一名连虫陆，一名鬼目。生川泽。

【译文】

羊蹄，味苦，性寒。主治头秃、疥疮、瘙痒，祛除热邪，治疗女子阴蚀症。又叫做东方宿、连虫陆、鬼目。产于河流沼泽的水草丛生处。

【释义】

羊蹄别名牛舌头、土大黄、野大黄、东方宿、连虫陆、鬼目、败毒菜根、羊蹄大黄、土大黄、牛舌根、牛舌大黄、鸡脚大黄，是蓼科植物羊蹄的根。羊蹄是多年生草本植物，生于山野、路旁或湿地。分布华东、中南及四川。夏、秋季采收，洗净，晒干或鲜用。

【作用】

1. 结肠（便闭）。用羊蹄根一两，加水一大碗，煎至六成，温服。

2. 肠风下血。用羊蹄根洗净，切细，加连皮老姜各半碗，是炒赤，以酒淬过，去渣，适量饮服。

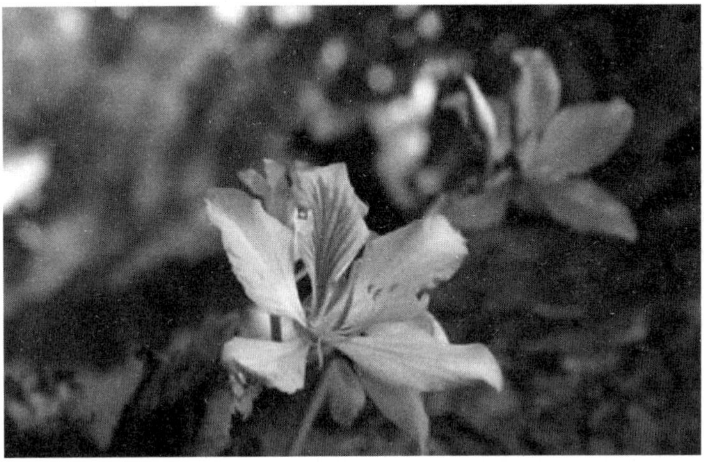

羊蹄

3. 喉痹。用羊蹄根，在陈醋中研成泥。先以布把喉外擦红，再把药涂上。

4. 顽癣。用羊蹄根绞出汁，加轻粉少许，调成膏涂癣上，三、五次即愈。又方：用羊蹄根五升，在桑柴火上煮开四、五次，取汁洗癣，同时以羊蹄汁和矾末涂搽。

5. 湿癣（痒不可忍，出黄水，愈后易复发）。用羊蹄根捣烂，和醋调匀涂搽。过一阵，用冷水洗去。一天治一次。采得的羊蹄磨醋涂癣，有奇效。

篇蓄

【原文】

篇蓄，味辛，平。主浸淫，疥瘙，疽，痔，杀三虫。一名篇竹。生山谷。

【译文】

篇蓄，味辛，性平。主治浸淫疮、疥疮瘙痒、疽疮、痔疮，杀灭蛔、赤、蛲三种寄生虫。又叫做篇竹产于山中深谷处。

【释义】

篇蓄别名篇蓄草、篇竹、篇蔓。为蓼科一年生草本植物篇蓄的全草，生长于田野、路旁、荒地及河边等处，每年小暑时间采取茎叶，晒干作药用。主产于河南、四川、浙江、山东、吉林、河北等地。全草含篇蓄苷、槲皮苷、没食子酸、咖啡酸、草酸、硅酸、绿原酸、葡萄糖、果糖及蔗糖。

【作用】

1. 治疗急性尿道炎。篇蓄、瞿麦各 20 克，海金沙 10 克，车前草（鲜品）七兜，每日 1 剂，水煎 3 次分服。

2. 治疗室女经闭。本病指未结婚青年妇女年满 16 岁以后，仍天癸未至，中医称室女经闭。方法：篇蓄、瞿麦、丹参各 20 克，当归、赤芍、生地、桃仁、益母草各 10 克，川芎、红花各 6 克，每日 1 剂，水煎 3 次分服。

3. 治疗尿路感染。本病辨证分为两种，（1）膀胱湿热型以利湿通淋法，药用篇蓄、瞿麦、萆薢、乌药、土茯苓、益智仁、滑石、甘草。加减：血尿者加茅根、地榆；高热者加银花、连翘；有脓球者加败酱草、蒲公英；腰痛者加续断、桑寄生；尿痛者加海金沙。（2）肝胆郁热型，治以疏肝清热，药用篇蓄、瞿麦、柴胡、赤芍、车前草、茯苓、黄柏、栀子、甘草梢。加减同上。

4. 治疗慢性前列腺炎。治以清热利淋，活血化瘀，药用篇蓄 15 克，瞿麦 20

克，萆薢、滑石、当归、赤芍、生地、赤小豆各10克，甘草梢6克，每日1剂，水煎3次分服。加减：有尿血者加小蓟、茅根；气虚者加黄芪、太子参。

5. 治疗牙痛。篇蓄50～100克，水煎服。

狼毒

【原文】

狼毒，味辛，平。主咳逆上气，破积聚，饮食，寒热，水气，恶疮，鼠瘘，疽蚀，鬼精益毒，杀飞鸟走兽。一名续毒。生山谷。

【译文】

狼毒，味辛，性平。主治咳嗽气喘，破除邪气积聚形成的肿块，治疗饮食积聚、身体恶寒发热、水肿、恶疮、鼠瘘、疽蚀疮、蛊毒，可毒杀飞禽走兽。又叫做续毒。产于山中的深谷处。

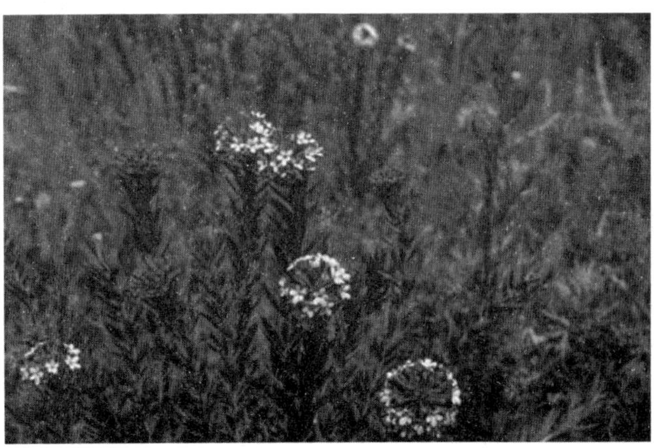

狼毒

【释义】

狼毒是瑞香科狼毒属植物，为多年生草本植物。生长于草原和高山草甸。在高原上，牧民们因它含毒的汁液而给它取了这样一个名字。狼毒花根系大，吸水能力强，能够适应干旱寒冷的气候，生命力强，周围草本植物很难与之抗争，在一些地方已被视为草原荒漠化的“警示灯”。而在高原上狼毒的泛滥，最重要的原因则是人们放牧过度，其他物种少了，狼毒乘虚而入。

【作用】

1. 心腹痛。用狼毒二两、附子半两，捣烂，加蜜成丸，如梧子大。第一天服一丸，第二天服二丸，第三天服三丸，然后又加一丸起至三丸止，如此循环直以病愈。

2. 腹中冷痛(民证停痰，两胁痞满)。用狼毒三两、附子一两、旋复花三两，共捣为末，加蜜做成丸，如梧子大。每服三丸，饭前服。白开水送下。每天服三次。

3. 阴疝(睾丸缩入腹中，急痛):用狼毒四两、防风二两、附子三两，共研为末，加蜜做成丸子，如梧子大。每服三丸，日夜连服三次。

4. 寄生虫病:用狼毒研细，取一钱，加糖一块，临醒时空腹服，水送下。次早即有虫排出。

5. 干湿虫疥:狼毒(不拘多少)捣烂，以猪油、马油调搽患处。睡时勿以被蒙头，恐药气伤脸。

6. 积年疥癞:用狼毒一两，一半生研、一半炒研，加轻粉三两、水银三钱，共为末，浸清油中三日(油中加茶末少许)，蘸油涂患处。同时以口鼻在药碗上吸气以助药效。

7. 积年干癣(抓破则出黄水，每逢阴雨即痒):用狼毒末涂搽。

8. 恶疾风疮:用狼毒、秦艽，等分为末，每服一匙，温酒送下，一天服一至二次。

鬼臼

【原文】

鬼臼,味辛,温。主杀蛊毒,鬼疰精物,辟恶气不祥,逐邪解百毒。一名爵犀,一名马目毒公,一名九臼。生山谷。

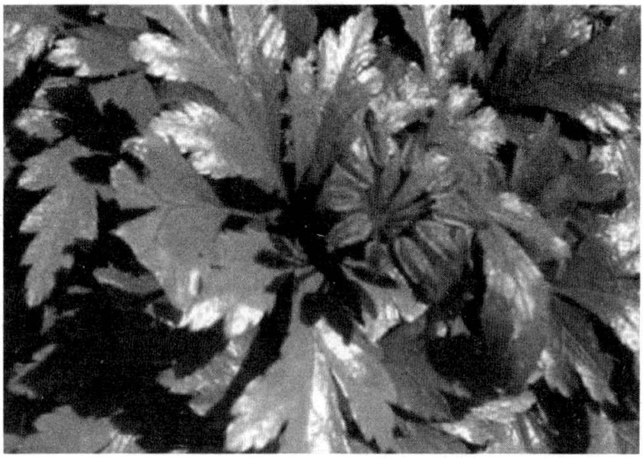

鬼臼

【译文】

鬼臼,味辛,性温。主治蛊毒,杀灭鬼疰精物,辟除病邪不祥,逐除邪气,解除百毒。又叫做爵犀、马目毒公、九臼。产于山中深谷处。

【释义】

鬼臼为中国植物图谱数据库收录的有毒植物,其毒性为根和根茎含鬼臼毒素、去氢鬼臼毒素。别名八角莲、八角乌,是小檗科植物八角莲的根茎,是多年生草本。生于山谷和山坡杂木林下阴湿处。产于广东、广西、四川、贵州、湖北、江西。夏、秋季采挖,洗净,晒干或鲜用。

【作用】

1. 子死腹中(胞破不生)。用鬼臼不拘多少,研为末。每服一钱,加酒一碗,煎至八成,一次服下,死胎即出。此方名“一字神散”。非常有效。

2. 发寒发热,身上长疮,古代迷信,说这是鬼怪作祟,称为“射工中人”。用鬼臼叶一把泡苦酒中,捣取汁,每服一升,一天服两次。

白头翁

【原文】

白头翁,味苦,温。主温疟,狂易寒热,症瘕积聚,瘿气,逐血止痛,金疮。一名野丈人,一名胡王使者。生山谷。

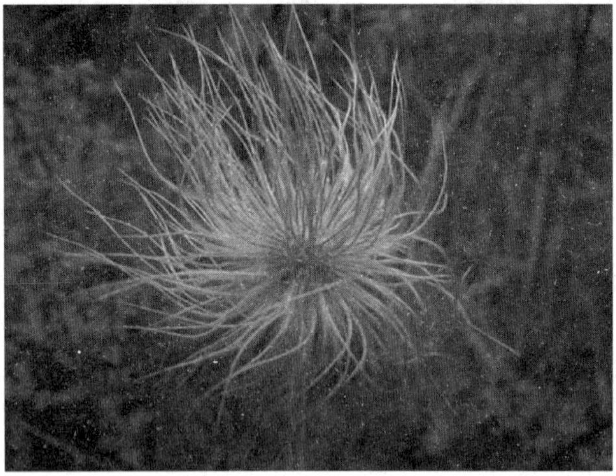

白头翁

【译文】

白头翁,味苦,性温。主治温疟、精神狂乱、身体恶寒发热,破除邪气积聚形成的肿块、瘿气,消除淤血疼痛,治疗金属创伤。又叫做野丈人、胡王使者。产于山中深谷处。

【释义】

白头翁别名毛姑朵花、老婆子花、老公花，为毛茛科植物白头翁的干燥根。春、秋二季采挖，除去泥沙，干燥。

【作用】

1. 热痢下重。用白头翁二两，黄连、黄蘗、秦皮各三两，加水七升煮成二升。每服一升。不愈再服。妇人产后痢虚极者，可加甘草、阿胶各二两。

2. 下痢咽痛。用白头翁、黄连各一两，木香二两，加水五升，煎成一升半，分三次用服。

3. 肠坠偏肿。用白头翁根，捣敷患处。

4. 包痔肿痛。治法同上。

5. 小儿秃疮。治法同上。

羊桃

【原文】

羊桃，味苦，寒。主嫖热，身暴赤色，风水，积聚，恶疡，除小儿热。一名鬼桃，一名羊肠。生川谷。

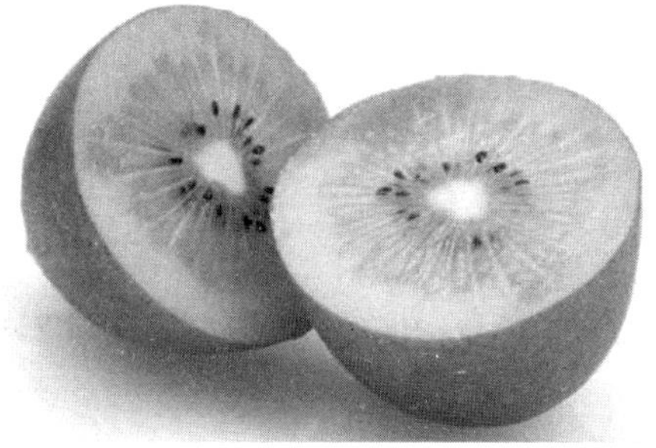

羊桃

【译文】

羊桃,味苦,性寒。主治身体受热邪之气而呈现赤红色、风水浮肿,消除积聚,治疗恶性疮疡、小儿身体发热。又叫做鬼桃、羊肠。产于河流的谷地之处。

【释义】

羊桃,又名"阳桃"、"杨桃",学名"五敛子",又因横切面如五角星,故国外又称之为"星梨"。是素负盛名的岭南佳果之一。

羊桃果实形状特殊,颜色呈翠绿鹅黄色,皮薄如膜,肉脆滑汁多,甜酸可口。除含糖10%外,还含有丰富的维生素A和C。其主要品种有"崛督(平顶)甜杨桃"、"尖督(尖顶)甜杨桃"、"酸杨桃"三种。而最负盛名的当数芳村区花地所产的杨桃。

羊桃是常绿小乔木或灌木,浆果一年四季交替互生,但品质以7月开花,秋分果熟的为最佳,产量也最高。中秋前后为杨桃的旺产期。

【作用】

1. 治风热咳嗽。阳桃鲜食。
2. 通石淋。阳桃三至五枚,和蜜煎汤服。
3. 治疟母痞块。阳桃五至八枚,捣烂绞汁,每服一杯,日服二次。

牙子

【原文】

牙子,味苦,寒。主邪气热气,疥瘙,恶疡,疮,痔,去自虫。一名狼牙。生川谷。

【译文】

牙子,味苦,性寒。主要功效是祛除邪热,治疗疥疮瘙痒、恶性疮疡、痔疮,杀灭白虫。又叫做狼牙。产于河流的谷地之处。

【释义】

牙子又名狼齿、狼子、犬牙、抱牙、支兰。狼牙草既是仙鹤草,也叫龙牙草,狼牙(牙子)即指仙鹤草芽。仙鹤草是爵床科植物,是常绿性灌木。老枝灰白色,嫩枝叶翠绿色。茎圆柱形,节稍膨大。别名有仙鹤草、香港仙鹤草、白鹤草、仙鹤草、香港仙鹤草、云南白药、白鹤灵芝(汕头、澄海)、灵芝草(海南)、白鹤灵芝草、灵芝草、大叶灵芝草(湛江)、癣草(福建)等。

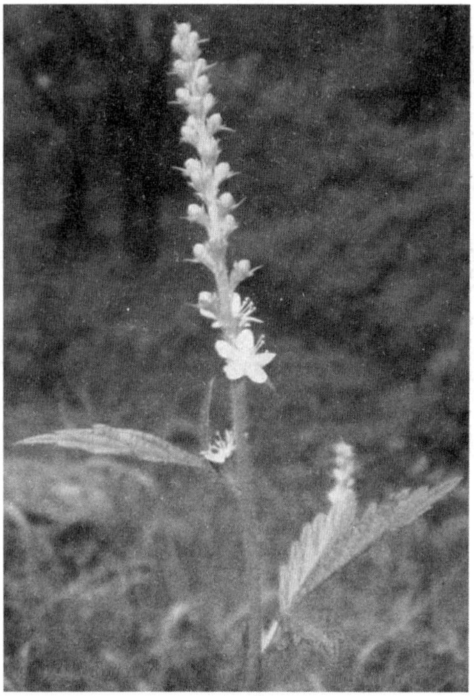

牙子

【作用】

收敛止血,解毒疗疮,杀虫,涩汗,止咳。用于咯血、吐血、衄血、尿血、崩漏、血痢、疟疾、消渴病多汗、伤力咳嗽等症,外治滴虫性阴道炎、疖疮痈肿、痔疮等症。

羊踯躅

【原文】

羊踯躅，味辛，温。主贼风在皮肤中，淫痛，温疟，恶毒，诸痹。生川谷。

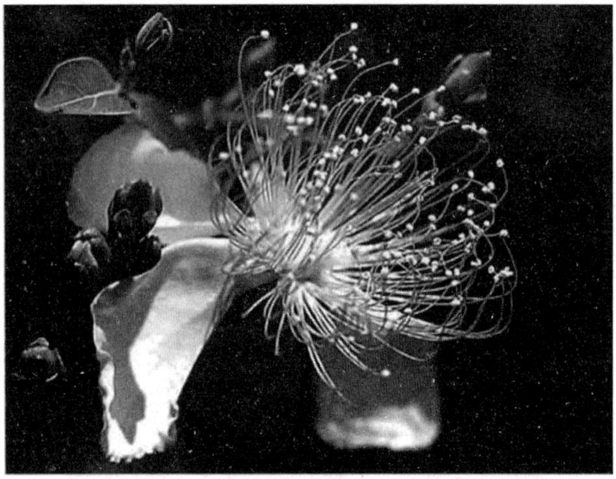

羊踯躅

【译文】

羊踯躅，味辛，性温。主治皮肤受到贼风侵袭而走窜作痛，治疗温疟，解除恶毒，驱除各种痹痛。产于河流的谷地之处。

【释义】

羊踯躅又名闹羊花、黄杜鹃、黄色映山红，为杜鹃花科落叶灌木。羊踯躅的花含毒性成分，梫木毒素和石楠素。叶含黄酮类、杜鹃花毒素、煤地衣酸甲酯。其味辛，有毒。有镇痛、驱风，除湿功效。可治风湿顽痹，伤折疼痛，皮肤顽癣等症。并用作手术麻醉。常见于山坡、石缝、灌木丛中。分布于江苏、浙江、江西、福建、湖南、湖北、河南，四川、贵州等地。

【作用】

1. 风痰注痛。用羊踯躅花、天南星，一起生捣做饼，蒸四、五遍，以衡布袋收存。用时取焙为末，加蒸饼和成丸子，如梧子大。每服三丸，温酒送下。腰脚骨痛，空心服；手臂痛，饭后服。

2. 风湿痹痛（手足身体收摄不遂，肢节疼痛，言语蹇涩）。用凌晨踯躅花，酒拌后蒸过，晒干，研为末。每服五分，以牛乳一百毫升、酒二百毫升调服。

芫花

【原文】

芫花，味辛，温。主咳逆上气，喉鸣喘，咽肿短气，蛊毒，鬼疰，疝瘕，痈肿，杀虫鱼。一名去水。生川谷。

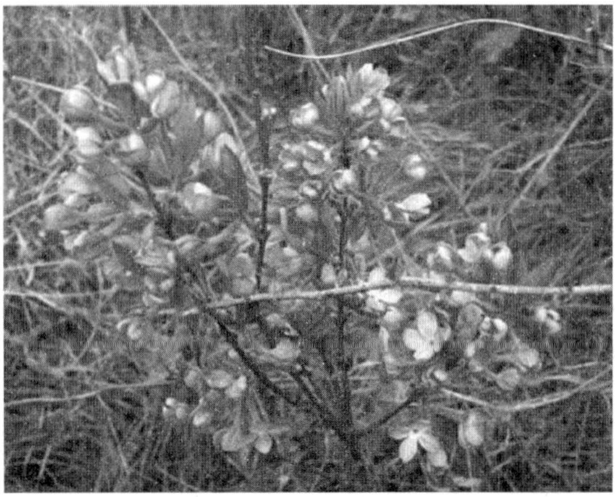

芫花

【译文】

芫花，味辛，性温。主治咳嗽气逆，喉咙中有喘鸣音，咽部肿痛、气息短促，能治疗蛊毒、鬼疰、疝瘕、痈肿，毒杀虫鱼。又叫做去水。产于河流的谷地之处。

【释义】

芫花别名杜芫、老鼠花、黄阳花、野丁香花,为瑞香科植物芫花的花蕾。芫花为落叶灌木,生于路旁及山坡林间。分布于长江流域以南及山东、河南、陕西。春季花未开放时采收,除去杂质,干燥。

【作用】

1. 突发咳嗽。用芫花一公斤,加水三升煮汁一升,以枣十四枚,放入汁中煮干,一天吃五枚,必愈。

2. 咳嗽有痰。用芫花一两(炒),加水一升,煮开四次,去渣,再加入白糖半斤。每服约一个枣子大的量。忌食酸咸物。

3. 干呕胁痛(伤寒有时头痛,心下痞满,痛引两胁,干呕短气,汗出而不恶寒)。用芫花(熬过)、甘遂、大戟,等分为末。以大枣十枚、水一升半,煮成0.8升后,去渣纳药。体壮者服一钱,弱者半钱,清晨服下。能下泻则病除,否则次晨再服药。此方名"十枣汤"。

4. 水肿。用上方(十枣汤)加大黄、甘草五物各一两,大枣十枚,同煮,如上法服。另方:药中再加硭硝一两。

5. 久疟,腹胁坚痛。用芫花(炒)二两,朱砂五钱,共研为末,加蜜做成丸子,如梧子大。每服十丸,枣汤送下。

6. 水蛊胀满。用芫花、枳壳等分,先以醋把芫花煮烂,再加枳壳煮烂,一起捣匀做丸子,如梧子大。每服三十丸,白汤送下。

7. 子宫结块,月经不通。用芫花根三两,锉细,炒黄,研为末。每服一钱,桃仁煎汤调下。泻下恶物即愈。

8. 牙痛难忍,诸药不效。用芫花末擦牙令热。痛定后,以温水漱口。

9. 痈肿初起。用芫花末和胶涂搽。

10. 痔疮。用芫根一把,捣烂,慢火煎成膏,将丝线于膏内度过,以线系痔,当有微痛的感觉。等痔疮干落后,即以纸捻蘸膏纳入肛门中,可以便痔疮断根。另方:只捣汁浸线一夜即用,不必熬膏。

商陆

【原文】

商陆，味辛，平。主水胀，疝瘕，痹，熨除痈肿，杀鬼精物。一名苾根，一名夜呼。生川谷。

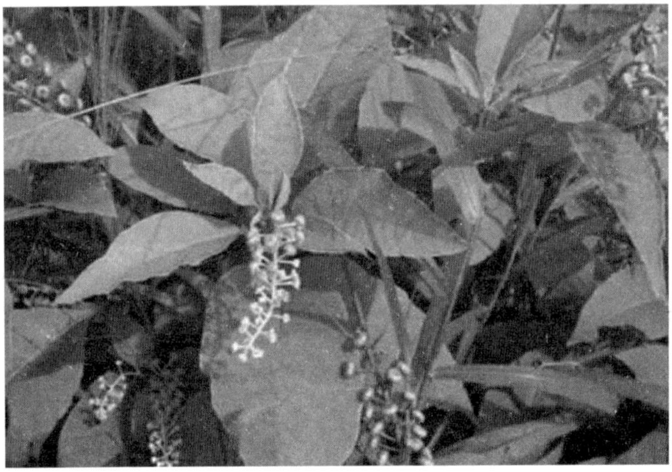

商陆

【译文】

商陆，味辛，性平。主治水肿胀满，疝瘕，痹症，用商陆外贴患处可消除痈肿，杀病邪。又名苾根、夜呼。产于河谷地带。

【释义】

商陆为商陆科植物商陆或垂序商陆的根。秋季至初春采挖，晒干或阴干，生用或醋炙用。主产河南、湖北、安徽等省；垂序商陆主产于山东、浙江、江西等省。

【作用】

1. 温气脚软。用商陆根切成小豆大,先煮熟,再加绿豆同煮成饭,每日进食,病愈为止。

2. 水气肿满。用商陆根去皮,切成豆大颗粒,装一碗,加糯米一碗,同煮成粥,每日空心吃下。微泻为好,不得杂食。又方:白商陆六两,取汁半两,加酒半升,基酌病人情况适量给服,腹泻为效。又方:白商陆一公斤、羊肉六两,加水十升煮取六升,去渣,和葱豉一起煨汤吃。

3. 腹中症结(硬如石块,刺痛异常)。用商陆根捣汁或蒸烂,摊布上,放在患处,药冷即换,昼夜不停。

4. 产后腹大、坚满,喘不能卧。用商祟根一两、大埋葬一两半、甘遂(炒)一两,共研为末。每服二、三钱,热汤调下,腹泻即停药。引方名“白圣散”。

5. 五尸注痛(尸注病明是:腹痛胀急,不得喘息,上攻心胸,旁攻两胁,或垒块涌起。(按尸注常提到的有:一、飞尸:游走皮肤,洞穿脏腑;二、游尸:附骨和主肉,攻凿血脉;三、风尸:只觉疼痛,而不积压痛在何处;四、沉尸:弹绵脏腑,冲引肺胁)。用商陆根煎烂,装布袋中,乘热熨痛处,药冷好换。

6. 石痈(痈硬如石,不出脓)。用一商陆根捣烂搽涂患处,药干即换。此方亦治湿疮、疖子。

连翘

【原文】

连翘,味苦,平。主寒热,鼠瘘,瘰疬,痈肿,恶疮,瘿瘤,结热,蛊毒。一名异翘,一名兰华,一名折根,一名轵,一名三廉。生山谷。

【译文】

连翘,味苦,性平。主治身体恶寒发热、鼠瘘、瘰疬、痈肿、恶疮、瘿瘤、结热、蛊毒等恶性疾病。又叫做异翘、兰华、折根、轵、三廉。产于山中深谷处。

【释义】

连翘是中国临床常用传统中药之一,又名黄花条、连壳、青翘、落翘、黄奇丹等。连翘为木犀科连翘属植物连翘的干燥果实,果实初熟尚带绿色时采收称为青翘,果实熟透颜色发黄时采收称为老翘。连翘有抗菌、强心、利尿、镇吐等药理作用,常用连翘治疗急性风热感冒、痈肿疮毒、淋巴结结核、尿路感染等症,为双黄连口服液、双黄连粉针剂、清热解毒口服液、连草解热口服液、银翘解毒冲剂等中药制剂的主要原料。

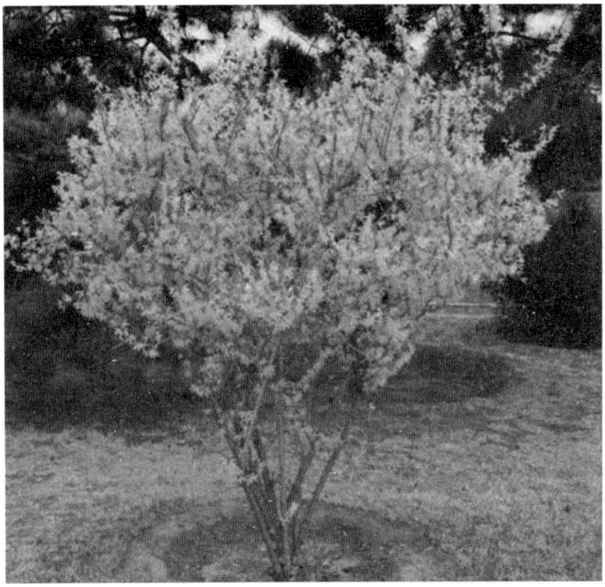

连翘

连翘全世界有 11 个大品种,大多源自中国。作为草药的中国的品种大多为木犀科植物连翘的干燥果实。分布于河北、山西、陕西、甘肃、宁夏、山东、江苏、河南、江西、湖北、四川及云南等省区。秋季果实初熟尚带绿色时采收,除去杂质,蒸熟,晒干,习称“青翘”;果实熟透时采收,晒干,除去杂质,习称“老翘”。

【作用】

1. 瘰疬结核。用连翘、脂订等分为末,随时吞服。

2. 痔疮肿痛。用连翘煎汤熏洗,后以绿矾加麝香少许敷贴。

3. 痈疽肿毒。用连翘草及根各一公斤,加水十六升,煮成三升服。出汗为见效。

乌韭

【原文】

乌韭，味甘，寒。主皮肤往来寒热，利小肠膀胱气。生山谷石上。

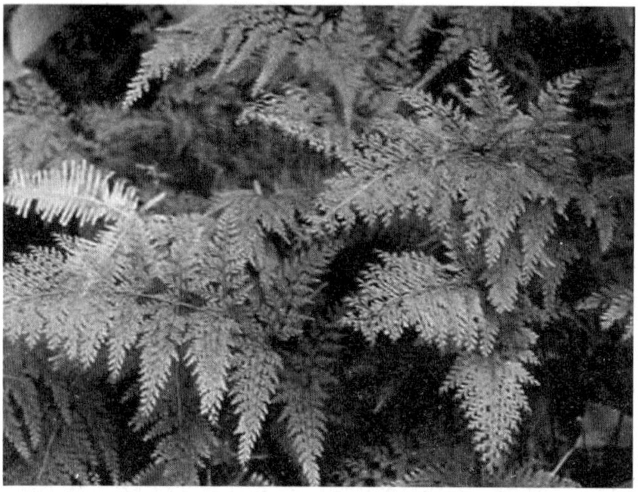

乌韭

【译文】

乌韭，味甘，性寒。主治皮肤中有寒热之气往来发作，能通利小肠，排除膀胱之气。产于山中深谷的岩石之上。

【释义】

别名小叶野鸡尾、小金芯草、解毒藤、金粉藤、仙鹤尾、凤尾连、孔雀尾等。高 60 ~ 100 厘米，根状茎横走，疏生褐色钻状鳞片，叶柄禾秆色，叶片 3 ~ 4 回羽状裂，小羽片用裂片多数，先端多少呈截形。孢子囊群位干裂片顶部，顶生于小脉上。生于山坡林中，沟边阴湿处。

【作用】

1. 食物中毒、农药中毒。乌韭 100～200 克，捣烂取汁，冷开水冲服。服用时忌盐。

2. 肝炎。乌韭加克，虎刺根、凤尾草、过江龙各加克，水煎去渣；猪肝 120 克，用药汁炖猪肝，服汤食肝。

3. 痢疾。乌韭 60 克，米酒煎服。

4. 创伤出血。一为乌韭叶晒干，研极纽末撒患处，纱布包扎。二为鲜乌韭叶捣烂，敷伤处，纱布包扎。

5. 急性胃肠炎。鲜乌韭叶 60 克，生姜 3 克，冰糖 15 克，食盐 10 克，煎水代茶饮。

夏枯草

【原文】

夏枯草，味苦，辛，寒。主寒热、瘰疬、鼠瘘、头疮，破症，散瘿结气，脚肿湿痹，轻身。一名夕句，一名乃东。生川谷。

【译文】

夏枯草，味苦、辛，性寒。主治身体恶寒发热、瘰疬、鼠瘘、头疮，能破症，驱散瘿结之气，治疗小腿肿痛、湿痹症，具有使身体轻巧的功效。又叫做夕句、乃东。产于河流的谷地之处。

【释义】

夏枯草，为双子叶植物唇形科夏枯草的干燥果穗。夏季果穗呈棕红色时采收，除去杂质，晒干。以色紫褐、穗大者为佳。主产于江苏、安徽、浙江、河南等地，其他各省亦产。西藏、云南尚以刚毛夏枯草的花穗及果穗同等入药。

【作用】

1. 肝虚目痛(冷泪不止,羞明畏日)。用夏枯草半两、香附子一两,共研为末。每服一钱,茶汤调下。

2. 赤白带下。夏枯草开花时,采来阴干,研为末。每服二钱,饭前服,米汤送下。

3. 血崩。用夏枯草研为末,每服一小匙,米汤调下。

4. 产后血晕,心气欲绝,用夏枯草捣烂,绞汁服一碗,极效。

5. 打伤、刀伤。把夏枯草在口中嚼碎后敷在伤处。

6. 汗斑白点。用夏枯草煎成浓汁,每天洗患处。

7. 瘰疬(不论已溃未溃,或日久成漏)。用夏枯草六两,加水两杯,煎至七成,吃完饭过一段时间以后温服。体虚者,可用夏枯草煎汁熬膏服,并以膏涂患处。兼服十全大补汤加香附、贝母、远志更好。

巴豆

【原文】

巴豆,味辛,温。主伤寒,温疟寒热,破症瘕,结聚坚积,留饮痰癖,大腹水张。荡练五脏六腑,开通闭塞,利水谷道。去恶内,除鬼毒、蛊疰物邪。杀虫鱼。一名巴椒。生川谷。

【译文】

巴豆,味辛,性温。主治伤寒、温疟引起的瓣寒发热,破除气血郁结、积聚肿块、留饮积套、痰癖、大腹胀满。能清理五脏六腑,疏通体内闭塞,通利水道和谷道。去除腐恶之肉,治疗蛊毒、鬼疰等严重的传染病,具有毒杀虫鱼的功效。又叫做巴椒。产于河流谷地之处。

【释义】

巴豆是大戟科巴豆属植物巴豆树的干燥成熟果实,其根及叶亦供药用。巴豆为常绿乔木，蒴果长圆形至倒卵形，多为栽培植物；野生于山谷、溪边、旷野，有时亦见于密林中。分布四川、湖南、湖北、云南、贵州、广西、广东、福建、台湾、浙江、江苏。

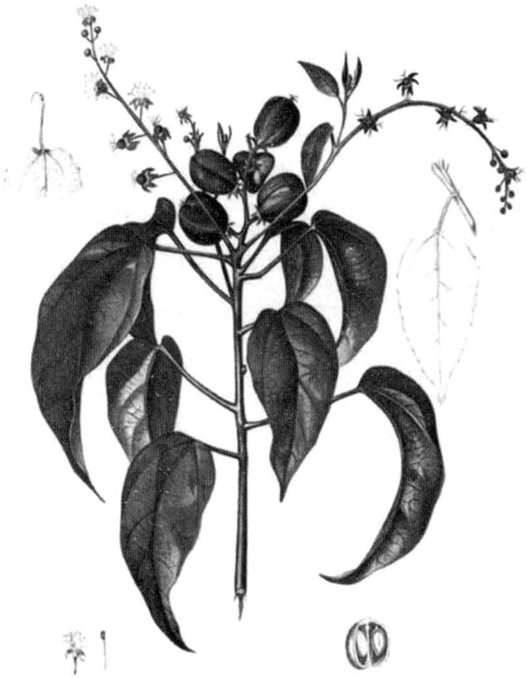

巴豆

【作用】

1. 一切积滞。用巴豆一两、蛤粉二两、黄蘗三两，共研为末，调水做成丸子，如绿豆人。每服五丸，水送下。

2. 宿食不化，大便闭塞。用巴豆仁一公斤、清酒五升，同煮三日三夜，研烂，合酒微火煎至能团成丸子，做丸如豌豆大。每服一丸，水送下。想呕吐者服二丸。

3. 水蛊大腹，皮肤色黑。用巴豆九十枚（去皮、心，炙黄）、杏仁六十枚（去皮、类，炙黄），共捣丸如小豆大。每服一丸，水送下，以泻为度。

4. 心痛腹胀，大便不通。用巴豆二枚（去皮、心，炙黄）、杏仁二枚，棉包捶碎，以热水0.1升，泡取白汁取下。

5. 食疟、积疟。用巴豆（去皮、心）二钱，皂荚（去皮、子）六钱，捣烂和成丸子，如绿豆大。每服一丸，冷汤送下。

6. 滞泄痢，腹痛里急。用杏仁（去皮、尖）、巴豆（去皮、心）各四十九个，同烧存性，研成泥，溶蜡和成丸，绿豆大。每服二、三丸，煎大黄汤送下。隔日一服。在本方中加百草霜三钱亦可。

7. 气痢赤白。用巴豆一两，去皮心，炒过，研为末，加熟猪肝和成丸子，如绿豆大。空心服，米汤送下三、四丸。

8. 泻血不止。用巴豆一个，去皮，放入事先开了小孔的鸡蛋中，纸包好，煨熟。去豆吃蛋，病即止。体虚的病人分作二次服。甚效。

9. 夏月水泻不止。用巴豆一粒烧存性，黄蜡和成一丸，水送服。

10. 小儿吐泻。用巴豆一粒烧存性，黄蜡豆大一块，熔滴水中，一起捣匀做成丸子，如黍米大。每服五至七丸，莲子灯心汤送下。

11. 干霍乱（心腹胀痛，吐泻不出）。用巴豆一枚，去皮心，热水研服，能吐泻好见效。

12. 寒痰气喘。用青桔皮一片，包巴豆一粒，麻子线捆好，烧存性，研为末，加清汁和酒一杯，慢慢饮服。有特效。

13. 舌上出血。用巴豆一枚、乱发一团（如鸡蛋大），烧存性，研为末，酒冲服。

14. 中风口歪。用巴豆七枚，去皮，研烂，左歪涂右手心，右不止涂左手心，再以热水一杯放在涂药的手上，不久，口即复原，然后把药洗去。

15. 小儿口疮，不能吃乳。用巴豆一一粒，连油研烂，加黄花菜丹少许，剃去小儿囟门头发，把药敷贴好，待四边起小水泡，即用温水洗去，再以菖蒲汤洗过，便不会长成疮。

16. 风瘙隐疹，心下迷悄。用巴豆五十粒，去皮，加水七升，煮成二升，取汁搽患处。

17. 疥疮。用巴豆十粒，炮黄花菜，去皮心，研为末，加酥和腻粉少许，把疮抓破搽上。注意本剂不得近目及肾囊。如必须在这些部位搽药，须先用黄丹涂过。

18. 荷钱癣。用巴豆仁三个，连油捣成泥，包薄布内搽患处。每天搽一、二次，几日即愈。

19. 一切恶疮。用巴豆三十粒，麻油煎黑，去豆，以油调硫磺、轻粉末，频涂疮上，有效。

20. 痈疽恶内。用巴豆仁炒焦,研成膏药点痛和,可以解毒;涂瘀肉上,腐处自消。方中加少许乳香亦可,此方名“乌金膏”。

21. 疣痣。和巴豆一钱(石灰炒过)、砒一钱、糯米(炒)五分,共研为末,点患处。

蜀椒

【原文】

蜀椒,味辛,温。主邪气咳逆,温中,逐骨节皮肤死肌,寒湿痹痛,下气。久服之,头不白,轻身增年。生川谷。

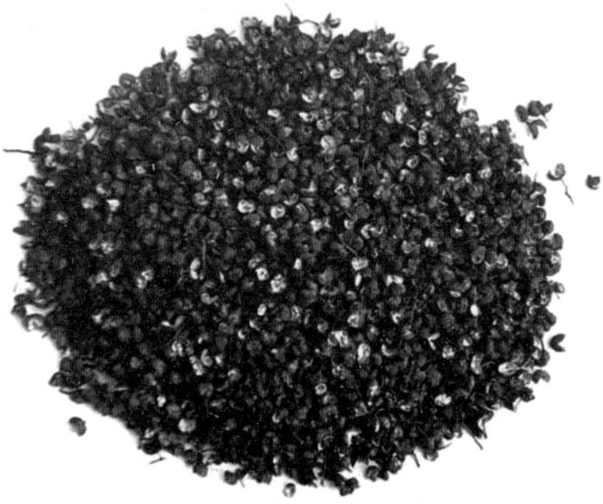

蜀椒

【译文】

蜀椒,味辛,性温。主要功效是驱除邪气,治疗咳嗽气逆,能温补内脏,治疗骨节及皮肤麻木不仁的症状,逐除寒湿痹痛,具有排除体内瘴气的作用。长期服用能使头发不白,身体轻捷,延年益寿。产于河流谷地之处。

【释义】

蜀椒又名巴椒、汉椒、川椒、南椒、点椒、香椒、大花椒、青椒、青花椒、山椒、狗椒、红椒、红花椒、大红袍，又因其味麻，又称作麻椒，也就是现在通称的花椒。我国华北、华中、华南均有分布。陕西韩城、合阳（国内最大产地）、河南省伏牛山、太行山栽培较为集中，鄢陵各处均有栽植。南美洲也本来就有一些品种在野外生长。其中，甘肃省临夏地区已经成为除陕西韩城以外的第二大花椒产区，其周边地区也有栽植。

【作用】

椒目：

1. 水气肿满。用椒目炒捣成膏，每服一匙，酒送下。

2. 崩中带上。用椒目炒过、碾细，每服一匙，温酒送下。

3. 跟生黑花，年久不治。用椒目（炒）一两、苍术（炒）一两，共研为末，加醋、糊做成丸子，如梧子大。每服二十丸，醋汤送下。

椒红：

1. 元气伤损，目暗耳聋。有蜀椒，去目及合口者，炒出汗，晒干捣取椒红一斤，另用生地黄捣出自然汁，煎至一升，和椒末做丸子，如梧子大。每服三十丸，空心腹，温酒送下。

2. 腹内虚冷。用生椒（去掉不开口的颗粒）四十粒，浸浆水中一宿，空心服，水送上。久服暖脏腑，黑发明目。

3. 寒湿脚气。用川椒二、三公斤，装薄布囊中，每天在囊上踏脚，有效。

4. 疮肿作痛。用生椒末、釜下土、荞麦粉，等分为末，调醋敷涂。

5. 手足皲痛。用椒四两，水煮，去渣，浸泡皲痛处，约过半餐饭时间，让痛处出水干燥。待一会，再次浸泡，等痛处出水干燥后，涂上猪、羊脑髓，很见效。

6. 漆疮作痒。用川椒煎汤洗。又方：凡经过正在涂漆的地方，嚼川椒涂鼻上，则不生漆疮。

7. 久冷不痢（或不痢，只是腰腹冷）。用川椒三公斤，在醋中浸一夜，取出，用一升和曲三升拌作粥吃。三次愈。

8. 风虫牙痛。用川椒红末，调水和白面做成录取子，如皂荚子在烧热咬在患处，同次可愈。一方：花椒四钱牙皂五十个、醋一碗，煎汁漱口。

9. 痔漏脱肛。每日空心嚼川椒一钱，凉水送下，三、五次即收。

10. 肾风囊痒。用川椒、杏仁研膏，涂掌心，合阴囊而卧，甚效。

蚤休

【原文】

蚤休，味苦，微寒。主惊痫、摇头弄舌，热气在腹中，癫疾，痈疮，阴蚀，下三虫，去蛇毒。一名蚩休。生川谷。

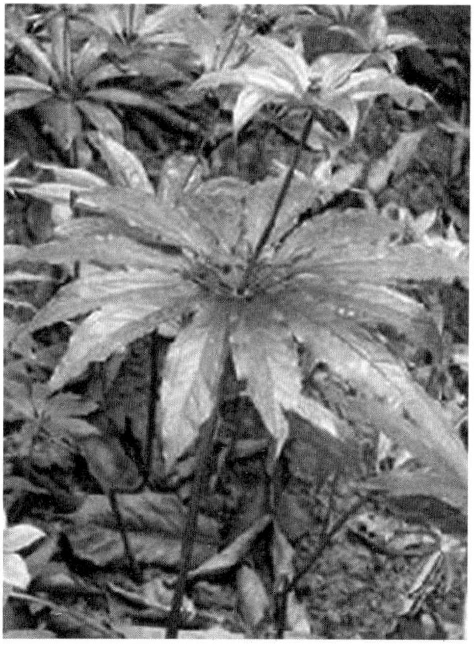

蚤休

【译文】

蚤休，味苦，性微寒。主治惊痫、摇头弄舌怪态百出，祛除腹中聚积的热邪之气，治疗癫疾、痈疮、阴蚀，杀除蛔、赤、蛲三种寄生虫，解蛇毒。又叫做蚩休。产于河流的谷地之处。

【释义】

蚤休为百合科植物七叶一枝花、金线重楼及其数种同属植物的根茎。全年可采。挖取根茎,洗净,削去须根,晒干或烘干。

【作用】

1. 治风毒暴肿。重台草、木鳖子(去壳)、半夏各一两。上药捣细罗为散,以酽醋调涂之;凡是热肿,熁之。

2. 治妇人奶结,乳汁不通,或小儿吹乳。重楼三钱。水煎,点水酒服。

3. 治耳内生疮热痛:蚤休适量。醋磨涂患处。

4. 治喉痹。七叶一枝花根茎二分。研粉吞服。

5. 治小儿胎风,手足搐搦。蚤休为末。每服半钱,冷水下。

6. 治慢惊。栝蒌根二钱,白甘遂一钱。上用慢火炒焦黄色,研匀。每服一字,煎麝香,薄荷汤调下,无时。

7. 治肺痨久咳及哮喘。蚤休五钱。加水适量,同鸡肉或猪肺煲服。

8. 治新旧跌打内伤,止痛散瘀。七叶一枝花,童便浸四五十天,洗净晒干研末。每服三分,酒或开水送下。

9. 治脱肛。蚤休,用醋磨汁。外涂患部后,用纱布压送复位,每日可涂二至三次。

10. 治蛇咬伤。七叶一枝花根二钱,研末开水送服,每日二至三次;另以七叶一枝花鲜根捣烂,或加甜酒酿捣烂敷患处。

11. 治中鼠莽毒。金线重楼根。磨水服。

陆英

【原文】

陆英,味苦,寒。主骨间诸痹,四肢拘挛疼酸,膝寒痛,阳痿,短气不足,脚肿。生川谷。

【译文】

陆英,味苦,性寒。主治骨骼关节间的各种痹痛,四肢拘挛酸痛,膝部寒冷疼痛，阳痿，气息微弱不足，小腿肿痛。产于河流的谷地之处。

【释义】

陆英别名接骨草、臭草、走马风、七叶根、七叶麻、蒴藋、走马前、八棱麻、八里麻、臭草、苛草、七叶金等，为忍冬科植物蒴藋的全草。生于山坡、路旁、溪边、荒野灌丛中，产于长江以南地区。

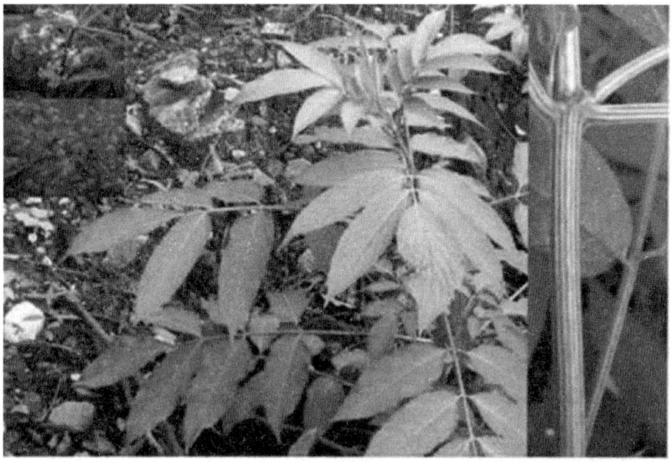

陆英

【作用】

（根）散瘀消肿，祛风活络，用于跌打损伤，扭伤肿痛，骨折疼痛，风湿关节痛。（茎、叶）利尿消肿，活血止痛，用于肾炎水肿，腰膝酸痛；外用治跌打肿痛，均为 1 ~2 两。外用适量，捣烂敷患处。

荩草

【原文】

荩草，味苦，平。主久咳，上气喘逆，久寒，惊悸，痂疥，白秃疡气，杀皮肤小虫。生川谷。

【译文】

荩草，味苦，性平。主治久咳，哮喘气逆，久寒惊悸，痂疥疮、白秃疮，能杀灭皮肤中的寄生虫。产于河流的谷地之处。

【释义】

荩草又名菉竹、王刍、黄草、蓐、鸱脚莎、菉蓐草、细叶莠竹、毛竹、马耳草等，是禾本科植物荩草的全草。生长于山坡草地和阴湿处，全国各地都有分布。

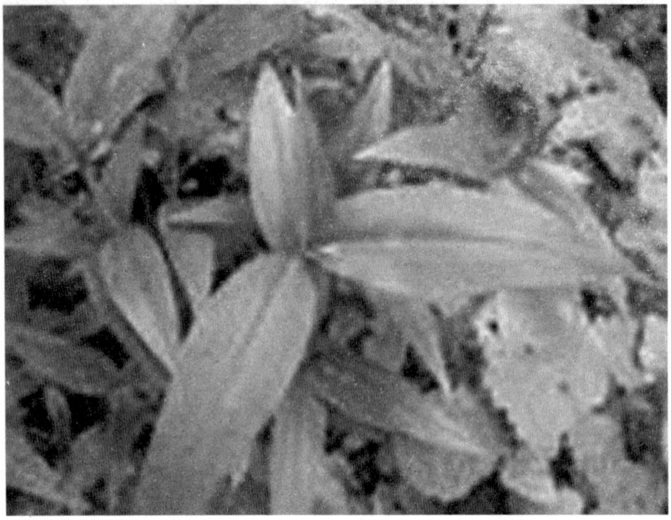

荩草

【作用】

1. 治气喘上气。马耳草四钱，水煎，日服二次。(《吉林中草药》)
2. 治恶疮疥癣。马耳草捣烂敷患处。

牛扁

【原文】

牛扁，味苦，微寒。主身皮疮热气，可作浴汤。杀牛虱小虫，又疗牛病。生川谷。

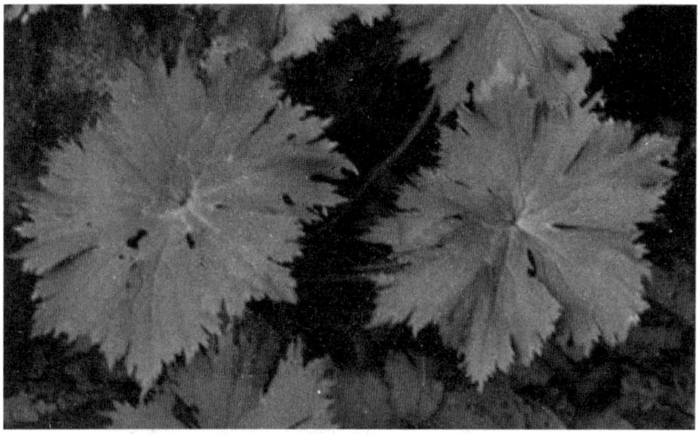

牛扁

【译文】

牛扁，味苦，性微寒。主治身体皮肤热疮，可作为浴汤洗澡。能杀灭牛虱及小的寄生虫，治疗牛病。产于河流的谷地之处。

【释义】

牛扁别名曲芍，是毛茛科乌头属植物，以根入药。春秋采挖，洗净晒干。是多年生草本植物。具直立根，基生叶和茎下部叶具长柄，总状花序。生于山地疏林下或山坡草地，分布于北京、河北、山西、新疆等地。

【作用】

祛风止痛，止咳平喘，化痰。用于慢性支气管炎，腰腿痛，关节肿痛；外用治疥癣，淋巴结结核。

皂荚

【原文】

皂荚，味辛、咸，温。主风痹死肌，邪气风头，泪出，利九窍，杀精物。生川谷。

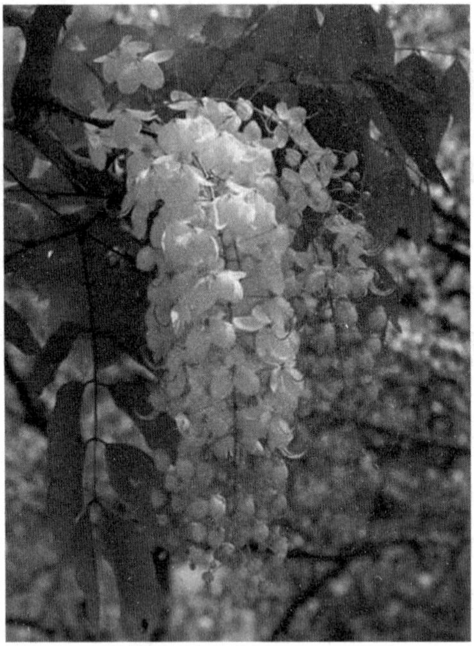

皂荚

【译文】

皂荚，味辛、咸，性温。主治风湿病症状、肌肉坏死，治疗风邪引起的头痛、流泪不止，能通利九窍，杀灭鬼怪精物。产于河流的谷地之处。

【释义】

皂荚别名皂角，豆科、皂荚属。落叶乔木，树干皮灰黑色，浅纵裂，干及枝条常具刺,刺圆锥状多分枝,粗而硬直,小枝灰绿色,皮孔显著,冬芽常叠生,一回偶数羽状复叶,有互生小叶,小叶长卵形,先端钝圆,基部圆形,稍偏斜,薄革质,缘有细齿,背面中脉两侧及叶柄被白色短柔毛,杂性花,腋生,总状花序,花梗密被绒毛,花萼钟状被绒毛,花黄白色。荚果平直肥厚,不扭曲,熟时黑色。

原产中国长江流域,分布极广,自中国北部至南部及西南均有分布。多生于平原、山谷及丘陵地区。性喜光而稍耐荫,喜温暖湿润气候及深厚肥沃适当湿润土壤,但对土壤要求不严,在石灰质及盐碱甚至黏土或砂土均能正常生长。皂荚的生长速度慢但寿命很长,可达六七百年。属于深根性树种。需要六至八年的营养生长才能开花结果。但是其结实期可长达数百年。

【作用】

皂角子:

1. 腰脚风痛、不能履地。用皂角子1200个,洗净,以酥少许熬香,研为末,加蜜做成丸子,如梧子大。每服三十丸,空心服,以蒺藜子、酸仁汤送下。

2. 大肠虚秘(时泻时秘)。治方同上,服至百丸,以通为度。

3. 下痢不止。用皂角子瓦焙为末,加米糊和成丸子,如梧子大。每服四、五十丸,陈茶送下。

4. 肠风下血。用皂角子、槐实各一两,加粘谷糠炒香,去糠,研为末,每服一钱,陈粟为汤送下。此方名“神效散”。

5. 里急后重。用无蛀的皂角子(米糠炒过),加枳壳(炒过),等分为末,以饭和末成丸子,如梧子大。每服三十丸,热汤送下。

6. 小儿流涎(由于脾热有痰)。用皂角子仁半两、半夏(姜汤泡七次)钱二分,共研为末,加姜汁调成丸子,如麻子大。每服五丸,温水送下。

7. 妇女难产。吞皂角子二枚。

8. 风虫牙痛。用皂角子研为末,棉裹末约弹子大两颗,醋煮热,交替熨患处。每且可熨三、五次。

9. 一切疔肿。皂荚子取仁做末敷之。

10. 中风口噤、涎潮上。用皂角一挺,去皮,以猪油涂炙成黄色,研为末,每服一钱,温酒调下。体壮者可服二钱,以吐出风涎为度。

12. 中风口。用皂角五两,去皮,为末,加陈年老醋调匀,左涂右侧,右涂左侧。药干再涂。

13. 中暑不省。用皂荚一两(烧存性)、甘草一两(微炒为末),以温水调一钱灌下。

14. 喉痹封口。用皂荚生研为末,取少许点患处,同时以醋调药厚涂项下,不久,病处裂破出血即愈。

15. 咽喉肿痛。用皂荚一挺,去皮,米醋浸、炙七次,勿令过焦,研为末,每次少放入咽,吐涎则痛止,病渐愈。

16. 风邪痰。用皂荚(烧存性)四两,苍耳根、茎、叶(晒干)四两,密陀僧一两,共研为末,做成丸子,如梧子大,以朱砂为衣。每服三、四十丸,枣汤送下。一天服二次,病稍减,只服二十丸。此方名"抵住丸"。

17. 咳逆上气、唾浊,不能睡卧。用皂荚(炙,去皮、子)研为末,加蜜做成丸子,如梧子大。每服一丸,枣膏汤送下,白天服三次,夜间服一次。

18. 痰喘咳嗽。用长皂荚三长(去皮、子),一荚中装半夏十粒,一荚中装中巴豆,蜜制关夏,再一起火炙成黄色,研为末。每用二、三分,于临卧时以姜汁调服。用特效。

19. 牙病喘息、喉中有声。用肥皂荚两挺,酥炙取肉,研为末,加蜜做成丸子,如豆大。每服一丸,以微泻为度,不泻再服药,一天服一次。

20. 腹部肿痛。用皂荚(去皮、子)炙黄为末,加酒一斗,煮开以后饮服,一天服三次。

21. 二便不通用皂荚烧过,研为末,稀饭送服三钱,立通。又方:用皂荚炙过,去皮、子,研为末,加酒、面糊成丸子。每服五十丸,酒送下。又方;用皂荚烧出烟,放在桶内人坐桶上受烟熏。亦有效。

22. 黄肿气喘。用无蛀的皂角,去皮、子,醋涂,炙焦为末,取一钱,加巴豆(去油膜)七枚,以淡醋研好墨和成丸子,如麻子大。每服三丸,饭后服,陈桔皮汤送下。一天服三次,隔二日增药一丸,以愈为度。

23. 身、面发肿。用皂荚去皮炙黄,锉取三公斤,放酒十升中浸透后煮沸。每服一升,一天服三次。

24. 脚气肿痛。用皂角、赤小豆,共研为末,酒醋调匀贴患处。

25. 突然头痛。用皂角研末,吹入鼻中,令打喷嚏。

26. 风热牙痛。用皂角一挺,去子,装满盐,再加白矾少许,黄泥封固,火煅后研为末,每日擦牙。

27. 风虫牙痛。用皂荚研末涂齿上,有涎即吐去。又方:用皂荚、食盐,等分为末，每日擦牙。

28. 肠风下血。用长皂角五挺，去皮、子、酥炙三次，研为末，精羊肉十两，细切，捣烂，和皂角末为丸，如梧子大。每服二十丸，温水送下。

29. 脱肛。用无蛀的皂角五挺，捶碎，加水揉取汁浸患处，自收上。收后以热水烫腰肚上下，令皂角气行，好不再脱肛。另外还须用皂角去皮，酥乐为末，加枣肉和成丸子，米汤送服三十丸。

30. 肾囊偏痛。用皂角连皮研末，调水敷涂痛处。

31. 肛门肿痛。用皂角（炒焦）、水粉（炒），等分为末，热醋调匀，摊巾贴患处，频频以水潮润。又方：用皂角七片，煨黄，去皮，出火毒后研为末。每服五钱，空心服，温酒送下。

32. 妇女吹乳。用皂角去皮，蜜炙，研细，酒送服一钱。又方：妇人吹奶法，皂角烧灰蛤粉和。热酒一杯调八字（按：一字等于分五厘），管教时刻笑呵呵。

33. 丁肿恶疮。用皂角去皮，酥炙焦。研为末，加麝香、人粪各少许，调匀涂患处，几天后疮根拔出。

34. 小儿头疮。用皂角烧黑为末，剥去疮痂敷涂。几次即愈。

35. 足上风疮（甚痒）。用皂角炙热烙患处。

36. 大风癞。用找皂角二十条，炙过，去皮、子，以酒煎稠，滤过。冷后，加入雪糕做成丸子，如梧子大。每服五十丸，酒送下。

37. 积年疮疮。用皂角放猪肚内煮熟，去掉皂角，只吃猪肚。

38. 鱼骨鲠咽。用皂角研末，吹鼻取嚏。

39. 肾风阴痒。用稻草烧皂角，烟熏十多次，痒即止。用皂角子仁研末敷涂，几日可愈。

40. 年久瘰疬。用无蛀皂角子一百粒、米醋一升、硇砂二钱，同煮干，炒酥。依疬子多少，每一疬子服一粒，细嚼后米汤送下。酒浸煮服亦可。体虚的病人不用硇砂。

附录皂角刺：

1. 小便淋闭。用皂角刺（烧存性）、破故纸，等分为末，酒送服适量。

2. 肠风下血。用皂角刺灰二两，胡桃仁、胡故纸（炒）、槐花（炒）各一两，共研为末。每服一钱，米汤送下。

3. 伤风下痢（伤风久不愈，下痢脓血一天数十次）。用皂角刺、枳实（麸炒)、槐花(生用)各半两,共研为末,加炼蜜做丸子,如梧子大。每服三十丸,米汤送下。每天服二次。

4. 胎衣不下。用皂角刺烧为灰,酒送服三钱,另嚼葵子三、五粒,以患处如针刺为见效。

5. 乳痈。用皂角刺(烧存性)一两、蚌粉一钱,共研为末,每服一钱,温酒送下。

6. 疮肿无头。用皂角刺烧灰,酒送服三钱,另嚼葵子三、五粒,以患处如针刺为见效。

7. 大风疠疮。用黄蘗末、皂角刺灰各三钱,研匀,空心服,酒送下。服药后,吃粥两三天及补乞药数剂。如四肢浮肿,有针刺出水再服,忌一切鱼肉和引风之物。

8. 背疮不溃。用皂角刺(麦麸炒黄)两、绵黄芪(焙)一两、甘草半两,共研为末。每服一钱,以酒一碗乳香去渣乘热送下。

柳华

【原文】

柳华,味苦,寒。主风水,黄疸,面热黑。一名柳絮。叶,主马疥痂疮。实,主溃痈,逐脓血。子汁,疗渴。生川泽。

【译文】

柳华,味苦,性寒。主治水肿,黄疸病,面部发黑发热。又叫做柳絮。柳叶可以治疗马疥疮痂结。柳实主治疮痈破溃,逐除脓血。柳子汁治疗口渴。产于河边泽畔的水草丛生处。

【释义】

柳华即柳花,是杨柳科植物垂柳的花。垂柳耐水湿,也能生于旱处,分布于长江及黄河流域,其他各地均有栽培。

【作用】

1. 吐血咯血。用柳絮焙过，研为末，米汤送服一钱。

2. 刀伤血出。用柳絮包敷即可。

3 脸上脓疮。用柳絮、腻粉等分，调灯油涂搽。

4. 走马牙疳。用柳花烧存性，加麝香少许涂搽。

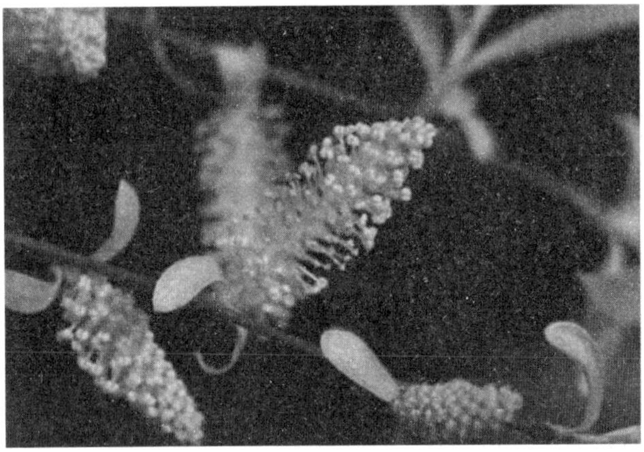

柳华

5. 大风疠。用杨柳四两，捣成饼，贴壁上，干后取下，泡淘米水中一时，取出焙干，研为末，取二两，加白花蛇、乌蛇各一条（去头尾，酒浸用肉），全蝎、蜈蚣、蟾蜍、雄黄各五钱，苦参、天麻各一两，共研为末，水煎麻黄取汁，与各药同熬，做成丸子，如梧子大，朱砂为衣。每服五十丸，温酒送下。一天服三次，以愈为度。

莽草

【原文】

莽草，味辛，温。主风头，痈肿，乳肿，疝瘕，除结气，疥瘙，杀虫鱼。生山谷。

【译文】

莽草，味辛，性温。主治风邪头痛、痈肿、乳房肿胀、疝瘕，祛除郁结的邪气，治疗疥疮瘙痒,能毒杀虫鱼。产于山中深谷处。

【释义】

莽草别名披针叶茴香、红毒茴、窄叶红茴香,是常绿灌木或小乔木。分布于长江下游以南各省。根有毒,入药有祛风散结、活血祛淤和杀虫的功能;叶和果实均含芳香油;种子剧毒,切勿误作“八角”代用品。

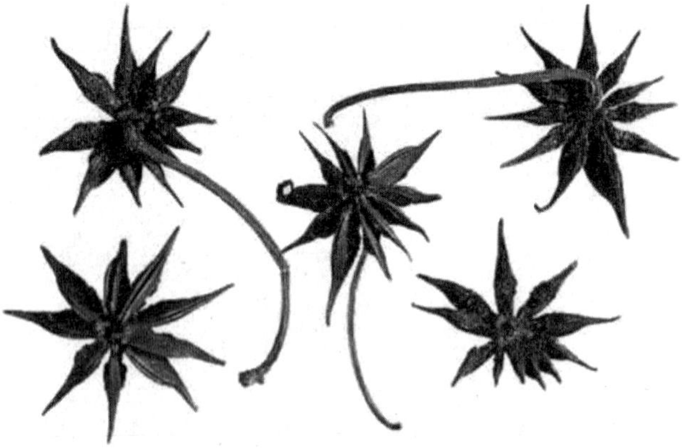

莽草

【作用】

1. 贼风肿痹(风入五脏,恍惚)。用莽草半公斤,乌头、附子、踯躅各二两,切细,以水和醋泡一夜。取出,和猪油同煎,去渣,手蘸药汁摩病处几百次,可愈。此法亦治癣疥杂疮。耳鼻疾,可以棉裹药汁塞。此方名“莽草膏”。

2. 小儿风阐(抽筋、翻眼,重者一天发病数十次)。用莽草、舅丸各一鸡蛋黄大,和猪油一斤同煎,去渣,手蘸药汁摩病处几百次,可愈。此法亦治癣疥杂疮。耳鼻有疾,可以用棉裹药汁塞住。此方名“莽草膏”。

3. 头风久痛。作莽草煎汤洗头。勿令药汁入目。

4. 瘰疬结核。用莽草一两,研为末加鸡蛋白调匀,涂布上帜疮。一天换药二次。

5. 乳肿不消。用莽草、小豆,等分为末,加苦酒和匀,敷患处。

6. 风虫牙痛及喉痹。用莽草叶煎汤。热时含口中,过一会吐去,很有效。

雷丸

【原文】

雷丸,味苦,寒。主杀三虫,逐毒气,胃中热,利丈夫,不利女子,作摩膏,除小儿百病。生山谷土中。

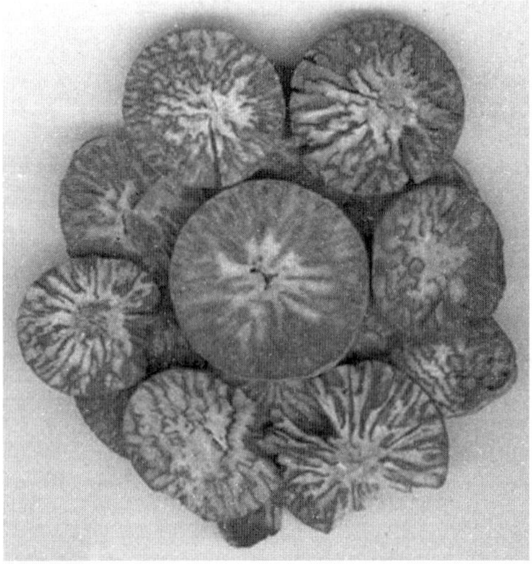

雷丸

【译文】

雷丸,味苦,性寒。主要功效是杀灭蛔、赤、蛲等各种寄生虫,驱逐恶毒邪气,消散胃中热邪,有利于男子,不利于女子,制作成摩膏使用,能治疗小儿百病。产于山中深谷处。

【释义】

雷丸为白蘑科真菌雷丸的干燥菌核。秋季采挖,洗净,晒干。外形为类球形或不规则团块,直径 1 ~ 3 厘米。表面黑褐色或灰褐色,有略隆起的网状细纹。质坚实,不易破裂,断面不平坦,白色或浅灰黄色,似粉状或颗粒状,常有黄棕色大理石样纹理。无臭,味微苦,嚼之有颗粒感,微带黏性,久嚼无渣。断面色褐呈角质样者，不可供药用。

【作用】

1. 下寸白虫（绦虫）。和雷丸，水浸，去皮，切细，焙为末。五更时，吃炙肉少许，随即以稀粥送服药末一匙，上半月服药，效果轻好。

2. 小儿出汗，有热。用雷丸四两，研为末，加粉半斤，拌匀扑身上。

梓白皮

【原文】

梓白皮，味苦，寒。主热，去三虫。叶，捣傅猪疮，饲猪肥大三倍。生山谷。

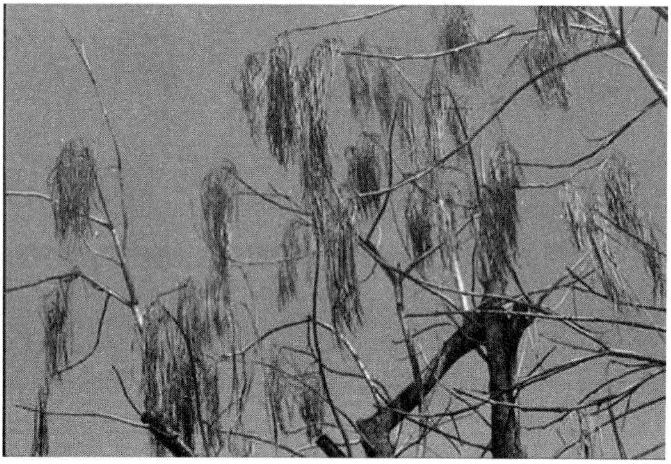

梓白皮

【译文】

梓白皮，味苦，性寒。主治发烧，杀灭蛔、赤、蛲等各种寄生虫。叶子捣烂外敷可治疗猪疮，饲养猪可使它肥壮三倍。产于山中深谷处。

【释义】

梓白皮别名梓皮、梓木白皮、梓树皮、梓根白皮、土杜促等，是梓树的树皮。

梓树，又名黄金树，是紫葳科梓属的植物。分布于日本以及中国长江流域、南岭以北中国各地，常生于村庄附近或公路两旁，目前尚未由人工引种栽培。原产于中国，是一种速生树种，叶子大，椭圆形，蒴果细长，因此也叫“黄金条树”。

梓树嫩叶可食，树皮是一种中药，叫做“梓白皮”，木材轻软，古代因其速生，常作为薪炭用材，农村每家都在房前屋后种植，一为遮荫，二为用做燃料，和桑树同为家庭必备树木（桑树作为养蚕抽丝纺织的必需树种）。所以古代汉语常称自己的家乡为“桑梓”。

【作用】

清热解毒，清热燥湿。选用紫葳科植物梓的根皮或树的韧皮部，内服以之煎汤，外用则研末调敷或煎水洗浴。

桐叶

【原文】

桐叶，味苦，寒。主恶蚀疮着阴。皮，主五痔，杀三虫。花，主傅猪疮，饲猪肥大三倍。生山谷。

【译文】

桐叶，味苦，性寒。主治恶性疮疡，阴蚀疮。皮，主治各种类型的痔疮，能杀灭蛔、赤、蛲等寄生虫。花，外敷可治疗猪疮，喂养猪可使它肥壮三倍。产于山中深谷处。

【释义】

桐叶为玄参科植物泡桐或毛泡桐的叶。

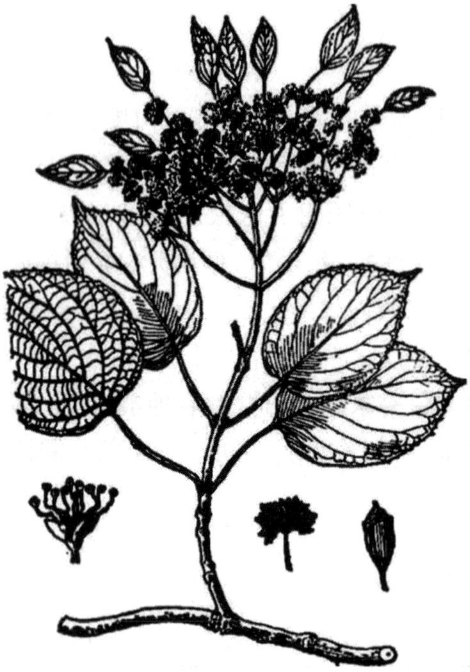

桐叶

【作用】

1. 手足浮肿。用桐叶煮汁浸泡,同时饮汁少许。汁中加小豆更好。

2. 痈疽发背(大如盘,臭腐不可近)。用桐叶在醋中蒸过贴患处,退热止痛,逐渐生肉收口,极效。

3. 头发脱落。用桐叶一把、麻子仁三公斤,加淘米水煮开五、六次,去渣,每日洗头部,则发渐长。

石南

【原文】

石南,味辛,平。主养肾气,内伤阴衰,利筋骨皮毛。实,杀蛊毒,破积聚,逐风痹。一名鬼目。生山谷。

【译文】

石南，味辛，性平。能补养肾气，治疗内脏劳伤、阴精衰竭，有利于强健筋骨皮毛。果实，能杀蛊毒，破除积聚，逐除风痹。又叫做鬼目。产于山中深谷处。

【释义】

石南即石楠，别名石楠千年红、扇骨木，蔷薇科苹果亚科、石楠属。常绿小乔木，枝细长，横卧地面。叶子肉质，有光泽。开白色或米色花。叶子入药。主产长江流域及秦岭以南地区，华北地区有少量栽培，多呈灌木状，山东徂徕山国家森林公园中有高达 5 ~ 6 米者，生长良好。在朝鲜北、中部的高山地带生长，在冰雪地也能开花。

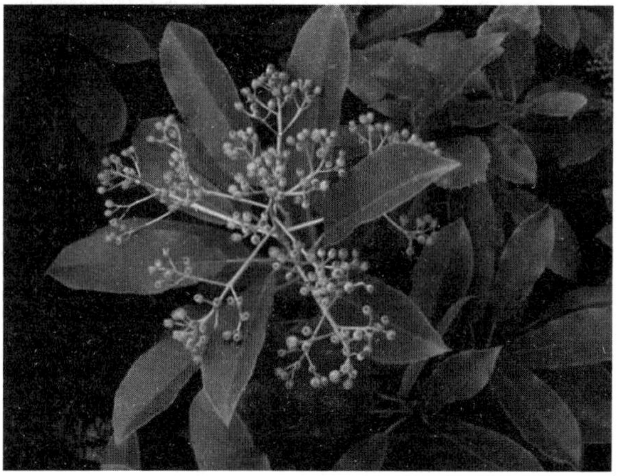

石南

【作用】

1. 鼠瘘不合。用石南、生地黄、茯苓、黄蘗、雌黄、等分为末，每天敷患处两次。

2. 小儿通睛(小儿误跌或头脑受伤，致使瞳仁不正，观东则见西，观西则见东)。用石南一两、藜芦三分、瓜丁五至七个，共研为末。每次吹少许入鼻中，一天三次。内服牛黄平肝的药物，此方名“石南散”。

楝实

【原文】

楝实，味苦，寒。主温疾、伤寒，大热，烦狂，杀三虫，疥疡，利小便水道。生山谷。

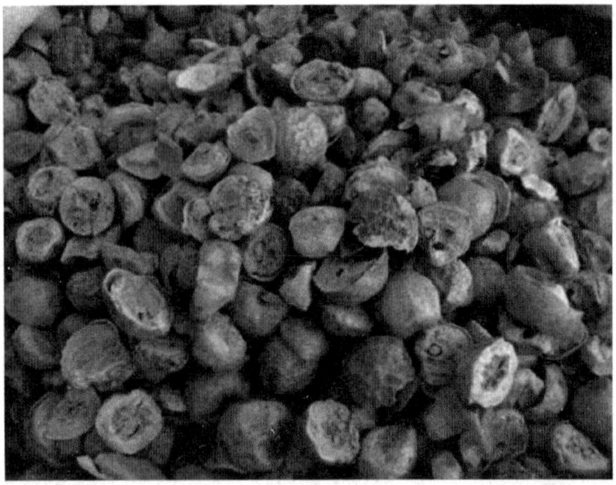

楝实

【译文】

楝实，味苦，性寒。主治温病、伤寒、发高烧、心中烦闷、狂躁，可杀灭蛔、赤、蛲三种寄生虫，治疗疥疮，具有通利小便水道的功效。产于山中的深谷处。

【释义】

楝实又叫金铃子，是楝树的果实。楝树生长在向阳旷地，能耐潮湿碱土；我国中部和南部各省均有分布。楝树树皮、叶和果实入药，有驱虫、止痛和收敛的功效，在农村广泛用作农药；另果实还可酿酒，种子榨油可制油漆、润滑油和肥皂；木材供建筑和制作家具。茎、根皮、果实含川楝素、生物碱、山茶酚、树脂、鞣质等。经试验本种对二氧化硫的抗性较强，对氯气的抗性较弱。可以在二氧化硫大气污染较严重的地区栽培。

【作用】

1. 热厥心前（或发或止，身热足寒，长期不愈）先灸大溪、昆仑两穴，引热下行，然后内服“金铃散”。用金铃子、元胡索各一两，共研为末，每服三钱，温酒调下。

2. 小儿冷疝（气痛、阴囊浮肿）。用金铃子（去核）五钱、吴茱萸二钱半，共研为末，加酒、糊做成丸子，每服二、三十丸，盐汤送下。3. 疝肿痛。阴囊偏坠。用楝子肉五两，分作五份：一两用破故纸二钱炒黄，一两用小茴香三钱、食盐半钱同炒，一两用莱菔子一钱同炒，一两用牵牛子三钱同炒，一两用斑蝥七枚（去头足）同炒。炒后，分别拣去食盐、莱菔、牵牛、斑蝥，只留破故纸、茴香，与楝子同研为末，加酒、面糊为丸子，如梧子大。每服五十丸，窍主服，酒送下。又方：用楝子经酒润过，取肉一斤，分作四份：一份用小麦0.1升、斑蝥四十九个同炒熟，去蝥；一份用小麦0.1升、巴豆四十九枚同炒熟，去豆；一份用小麦0.1升、巴戟肉一两同炒熟。去戟；一份用小茴香0.1升、食盐一两同炒熟，去盐。再加破故纸（酒炒）一两、广木香（不见火）一两，一起研为末，酒煮面糊成丸子，如梧子大。每服五十丸，空心服，盐汤送下。一天服三次。又方：有楝子肉四十九个，分作七份：一份用小茴香五钱同炒，一分同破故纸二钱半同炒，一份用黑牵牛二钱半同炒，一份用食盐二钱同炒，一份用萝卜子二钱半同炒，一份用巴豆十四个同炒，一份用斑蝥十四个（去头足）同炒。炒后，分别拣去萝卜子、巴豆、斑蝥三味，另加入青木香五钱，南木香、官桂各二钱半，各药共研为末，酒煮面糊成丸子，如梧子大。每服三十丸，饭前服，盐汤送下。一天服三次。

4. 脏毒下血。用苦楝子炒黄并研为末，加蜜做成丸子，如梧子大。每服十至二十丸，米汤送卜。

5. 腹中有虫。用楝实在苦酒中浸一夜，棉裹好，塞入肛门内。一天换二次。

6. 小便如膏，排出困难。用苦楝子、茴香等分，炒研为末。每服一钱，温酒送下。

7. 小儿疳疾。用苦楝子、川芎，等分为末，加猪胆汁调成丸子，米汤帝服适量。

郁李仁

【原文】

郁李仁，味酸，平。主大腹水肿，面目、四肢浮肿。利小便水道，根，主齿断肿，龋齿，坚齿。一名爵李。生高山、峡谷及丘陵上。

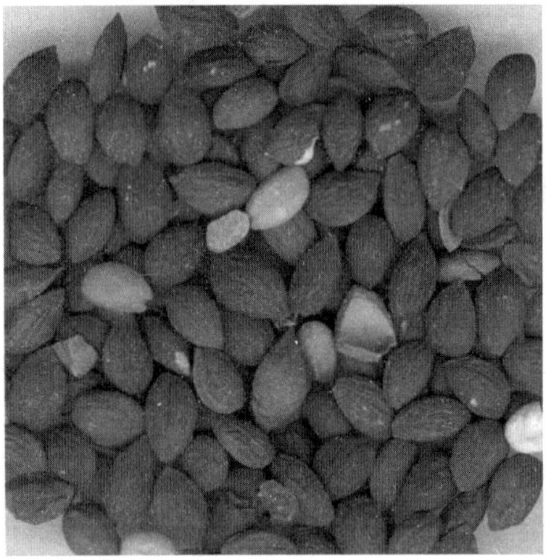

郁李仁

【译文】

郁李仁，味酸，性平。主治腹部水肿胀满，面目及四肢浮肿，能通利小便水道。它的根主治牙龈肿痛、龋齿，具有坚固牙齿的作用。又叫做爵李。产于高山、河流谷地及丘陵上。

【释义】

郁李仁别名山梅子、小李仁、郁子、郁里仁、李仁肉，为蔷薇科植物欧李的种子。欧李为落叶灌木，生于荒山坡或砂丘边。主产黑龙江、吉林、辽宁、内蒙古、河北、山东。夏、秋季采收成熟果实，除去果肉及核壳，取出种子，干燥。

【作用】

1. 小儿惊痰实，二便不通。用大黄（酒浸后炒过）、郁李仁（去皮，研为末）各一钱，滑石末一两，一起捣和成丸子，如黍米大。两岁小儿服三丸，其他儿童根据情况加减，开水送下。

2. 肿满气急，睡卧不得。用郁李仁一两，捣成末，和面作饼吃，吃下即可通便，气泄出后即愈。

3. 心腹胀满，二便不通，气急喘息，脚气浮肿。用郁李仁十二分，捣烂，水磨取汁，薏苡三两，捣如粟大。一同煮粥吃下。

4. 皮肤血汗。用郁李仁（去皮，研细）一钱，鹅梨捣汁调下。

溲疏

【原文】

溲疏，味辛，寒。主身皮肤中热，除邪气，止遗溺。可作浴汤。生山谷及田野、故丘墟地。

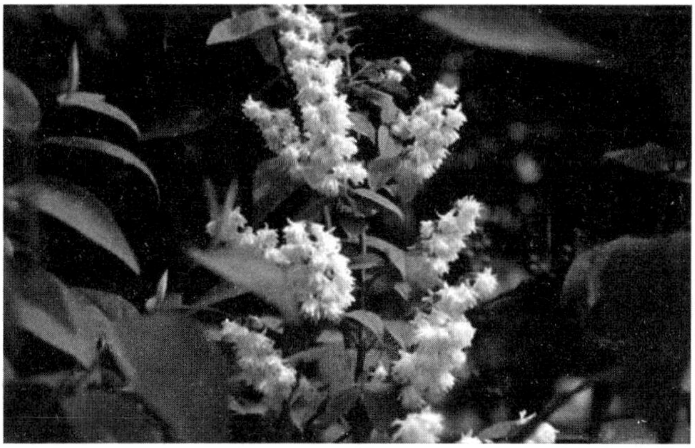

溲疏

【译文】

溲疏，味辛，性寒。主治身体及皮肤中的热邪之气，祛除邪气，使遗尿现象停止。可作为浴汤擦洗身体。产于山谷、田野、土丘、废墟等处。

【释义】

溲疏为虎耳草科溲疏属的落叶灌木。小枝赤褐色，幼时有星状毛，老枝光滑，树皮成薄片状剥落。叶对生，有短柄；叶片卵形至卵状披针形顶端尖，基部稍圆，边缘有小齿，两面均有星状毛，粗糙。花序圆锥状，花白色或带粉红色斑点；萼杯状，裂片三角形，早落，花瓣长圆形，外面有星状毛；蒴果近球形，顶端扁平。分布于浙江、江西、安徽、山东、四川、江苏等地。喜光、稍耐阴。喜温暖湿润气候，但耐寒。耐旱，对土壤的要求不严，好富含腐殖质的土壤。性强健，萌芽力强，耐修剪。对土质要求不严，但以富含有机质，排水良好的土壤为宜。

【作用】

1. 主身皮肤中热，除邪气，止遗溺，可作浴汤。
2. 通利水道，除胃中热，下气。

鼠李

【原文】

鼠李，主寒热，瘰疬疮。生田野。

【译文】

鼠李，主治身体恶寒发热，瘰疬疮。产于田地、原野之上。

【释义】

鼠李为鼠李科植物鼠李的果实，鼠李是落叶小乔木或开张的大灌木。生于山地杂木林中。分布东北、河北、山东、山西、陕西、四川、湖北、湖南、贵州、云南、江苏、浙江等地。8～9 月果实成熟时采收,除去果柄,微火烘干。干燥果实近球形,外表黑紫色。光泽而有皱缩纹。果肉疏松,内层坚硬,通常有果核 2 枚;果核卵圆形,背面有狭沟。

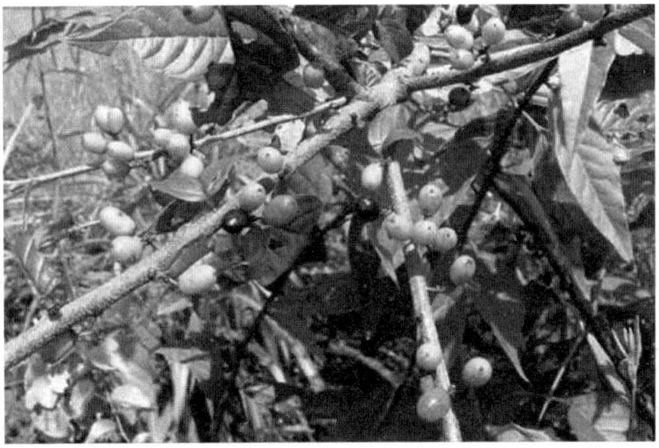

鼠李

【作用】

1. 诸疮寒热。用鼠李生捣敷涂。

2. 虫牙肿痛。用鼠李煎汁,空腹饮一碗,是时频频含漱。

3. 痘疮黑毁。采黑熟了的鼠李子,捣烂取汁,熬成膏,瓷瓶收存,须令透气。每服如皂角大一团。煎桃胶汤化下。约过两小时,再服一次痘疮自然红活,方中加麝香少许更好,如无新鲜鼠李子,取干者如水熬膏亦可。

苦瓠

【原文】

苦瓠,味苦,寒。主大水,面目、四肢浮肿。下水,令人吐。生川泽。

【译文】

苦瓠，味苦，性寒。主治严重的水邪，面目四肢浮肿，具有使水流下、催吐的功效。产于河边沼泽的水草丛生处。

【释义】

苦瓠是匏瓜的一种，是一年生攀援草本植物。果实初时被柔毛，淡绿色，熟后外壳变硬，光滑，呈白色或黄色，上下有两个不等的果室，上室较下室为小，中间细缩如腰。种子白色，扁平，倒卵状长椭圆形。全国大部分地区均有分布。其茎、叶、花、种子、陈旧的老热果皮均可入药。

【作用】

1. 黄疸肿满。有苦瓠瓤如在枣大小，泡童便中一时，取出两小团塞鼻孔中，深吸气。有黄水排出，几次后即愈。又方：用瓠瓤熬黄为末，每服半钱，一天服一次，十天病愈。

2. 水肿，头面肿大。有好苦瓠白瓤，分捻如豆粒，以面裹住煮开。空心服七枚，当有水排出，人转瘦好愈。二年内忌咸物。又方：用苦瓠瓤一两，微炒，研末。每天服一钱，稀饭送下。

3. 通身水肿。用苦瓠末（炒）二两、苦葶五分，捣烂和成丸子，发啵豆大。每服五丸，一天服三次，有水排出为止。又方：用苦瓠末五分、大枣七枚，合捣成丸。先服三丸，隔一小时左右，再服三丸，有水排出后更服一丸。

4. 小便不通。有革瓠子三十枚（炒）、蝼蛄三个（焙），共研为末。每服一钱，冷水送下。

5. 风痰头痛。取苦瓠膜汁，以苇管灌入鼻中，有气上冲脑门，不久恶涎流下，病即愈。如在治疗过程中出现头晕现象，不用疑忌。有干苦瓠膜浸汁，或用苦瓠子研末，入鼻中亦有效。

6. 牙痛。用壶卢子半公斤，加水五升煎成三升，含漱。和茎叶煎汁含漱亦可。

7. 恶疮癣癞。用苦瓠一枚煮汁涂搽。

8. 痔疮肿痛。用苦壶卢、苦荬煎汤，先薰后洗。洗后以熊胆、密陀僧、胆矾、片脑合研为末，敷患处。

9. 耳出脓。有干瓠子一分、黄连半钱，共研为末。先耳揩净，末少许入耳。一天二次。

10. 一切瘘疮。用霜后收采和晒干的苦瓠花研为末，敷患处。

伏翼

【原文】

伏翼，味咸，平。主目瞑明目，夜视有精光。久服令人熹乐，媚好，无忧。一名蝙蝠。生川谷。

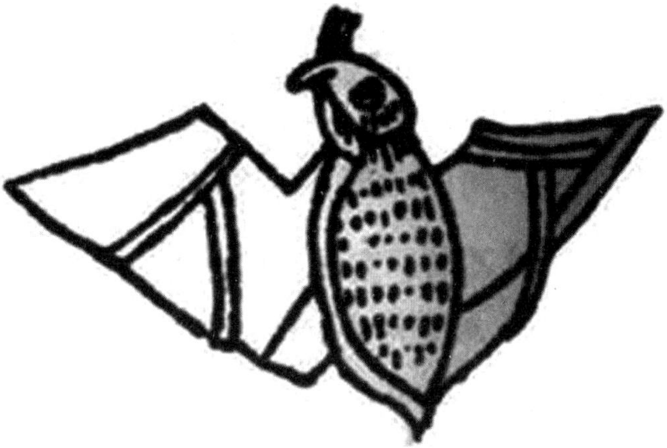

伏翼

【译文】

伏翼，味咸，性平。主治眼睛盲瘴，具有明目的功效，能使夜间视物清晰。长期服用能使人心情愉悦，容光焕发，无忧无虑。又叫做蝙蝠。生活在河流的谷地之处。

【释义】

伏翼即蝙蝠，又名蝙蝠、天鼠、仙鼠、飞鼠、夜燕。是翼手目，特别是小蝙蝠亚目动物的通称；哺乳动物，头部和躯干像老鼠，四肢和尾部之间有皮质的膜，夜间在空中飞翔,吃蚊、蛾等昆虫。视力很弱,靠本身发出的超声波来引导飞行。

【作用】

1. 上焦发热,白昼贪眠。用五两重的蝙蝠一个(连肠、骨炙燥),云实(炒)五两,威灵仙三两,牵牛(炒)、苋实各二两,丹砂、铅丹各一两,腻粉半两,共研为末,加蜜做成丸子,如绿豆大。每服七丸,木通汤送下。此方名“仙乳丸”。

2. 久咳上气,多年服药无效。有蝙蝠除去翅、足,烧焦,研为末,米汤送服。

3. 久疟不止。用蝙蝠一个(炙)、蛇蜕一条(烧)、蜘蛛一枚(去足、炙)、鳖甲一枚(醋炙)、麝香半钱,共研为末,加炼蜜做成丸子,如麻子大。每服五丸,温酒送下。此方名“伏翼丸”。

4. 小儿惊。用入蛰蝙蝠一个,在蝠腹中放入成块朱砂三钱,煅存性,待冷后研为末,分四次空心服下。如儿龄很小,则分五次服,都用开水送下。

5. 多年瘰疬。用蝙蝠一个、猫头一个,都撒上黑豆,烧到至骨化,研为末,敷患处。如疮已干,则调油敷涂。内服连翘汤。

蝦蟆

【原文】

蝦蟆,味辛,寒。主邪气,破症坚血,痈肿,阴疮。服之不患热病。生池泽。

【译文】

蝦蟆,味辛,性寒。主要作用是驱逐邪气,破除淤血肿块,治疗痈肿、阴蚀疮。服食虾蟆可不患急性热病。生活在水塘、沼泽之中。

【释义】

蝦蟆就是蟾蜍,别名癞蛤蟆、癞刺。分大蟾蜍中华亚种和黑眶蟾蜍两种。从它身上刮下的蟾酥和脱下的蟾衣是我国紧缺的药材。全国各地均有分布。

【作用】

1. 腹中冷癖（逆害饮食，两胁痞满，按之鸣转）。用大蟾蜍一个，去皮肠，切成小块，加䃃硝（体强者一升，中等者七两体弱者五两），以水七升，煮成四升，一次服下，以得泻为度。

2. 小儿疳积（疳积腹大。黄瘦骨立，头生疮疖）：用立秋后大蟾蜍，去首、足肠，涂上清油，在瓦上炙熟吃下，有积秽排出。连吃五、六个，一月这后，形容改变，疗效显著。

3. 五疳八痢（面黄肌瘦，好食泥土，不思乳食）。用大干蟾蜍一个（烧存性）、皂角（去皮弦）一钱（烧存性）、蛤粉（水飞）三钱、麝香一钱，共研为末，糊成丸子，如粟米大。每服三、四十丸，空心服，米汤送下。一天服二次，此方名“五疳保童丸”。

4. 走马牙疳，浸蚀口鼻。用干蟾蜍裹黄泥中煅过，取二钱产，加黄连二钱半、青黛残、麝香少许，共研为末，敷患处。

蟹

【原文】

蟹，味咸，寒。主胸中邪气热结痛，㖞僻，面肿败漆，烧之致鼠。生池泽。

【译文】

蟹，味咸，性寒。主治胸中邪气郁结作痛，嘴歪眼斜，颜面肿痛，败除漆毒，用火烧可使老鼠聚集。生活在大海、湖泊之中。

【释义】

蟹属于节肢动物中的甲壳类。全身有甲壳，头胸甲发达，腹部退化，俗称“脐”，雄的尖脐，雌的团脐。有脚五对，第一对脚成钳状，叫螯，用来捕食和御敌。横着爬行。种类很多，有河蟹、梭子蟹等。肉味鲜美。

【作用】

1. 治骨节离脱。生蟹捣烂,以热酒倾入,连放数碗,其渣涂之,半日内,骨内谷谷有声即好,干蟹烧灰,酒服亦好。(《唐瑶经验方》)

2. 治跌打骨折筋断。螃蟹,焙干研末,每次三至四钱,酒送服。(《泉州本草》合骨散)

3. 治小儿解颅。蟹螯并白及烂捣,涂囟上。(《本草衍义》)

4. 治湿热黄疸。蟹烧存性研末,酒和丸如梧桐子大,每服五十丸,白汤下,日服二次。(《濒湖集简方》)

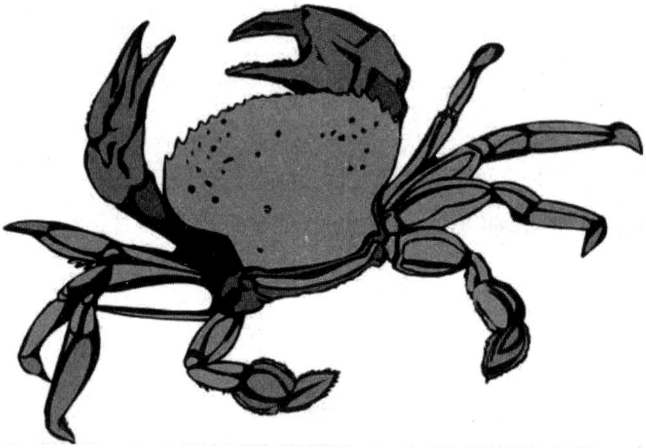

蟹

5. 治疥癣。螃蟹焙干研末,调猪脂敷患处。(《泉州本草》)

6. 治漆疮延及满身。捣烂生蟹涂之。又可敷疥疮湿癣之久不愈者。(《肘后方》)

7. 治妇人产后儿枕疼。山螃蟹不拘多少,用新瓦焙干,热烧酒服,良效。(《滇南本草》)

蛇蜕

【原文】

蛇蜕，味咸，平。主小儿百二十种惊痫瘈疭，癫疾，寒热，肠痔，虫毒，蛇痫。火熬之良。一名龙子衣，一名鮀符，一名龙子单衣，一名弓皮。生川谷及田野。

【译文】

蛇蜕，味咸，性平。主治小儿多种惊痫、瘈疭、癫疾，身体作寒发热，肠内生痔，能解除虫毒，治疗蛇痫。用火熬制过的疗效好。又叫做龙子衣、蛇符、龙子单衣、弓皮。在河谷里及田野之上可找到。

【释义】

蛇蜕，俗称蛇皮，本品为少常用中药。蛇蜕的原动物极多，凡银白色或淡棕色者均可入药，目前商品多是乌风蛇、黑眉锦蛇及锦蛇的蜕皮。

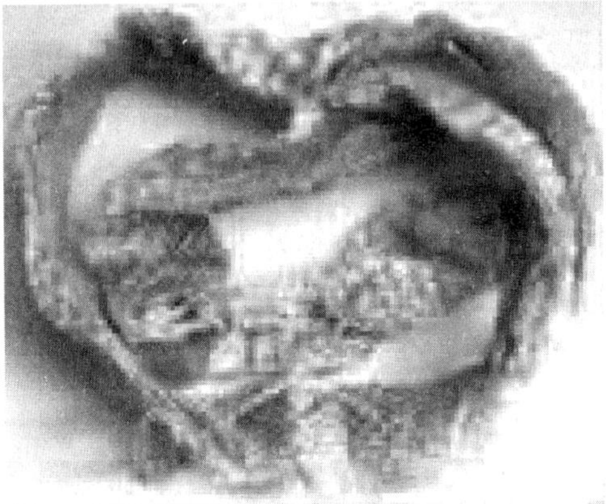

蛇蜕

【作用】

1. 喉痹肿痛。用蛇蜕烧研为末，乳汁送服一钱。

2. 缠喉风疾，呼吸困难。用蛇蜕（炙）、当归，等分为末。温酒送服一钱，得吐即为有效。又方：用蛇蜕揉碎烧出烟，由竹筒吸放喉内。又方：用蛇蜕裹白梅一枚噙咽。

3. 小儿重舌。用蛇蜕研末，调醋敷涂。

4. 小儿口紧（不能开合、不能饮食）。有蛇蜕烧灰敷口内（先将口洗净）。

5. 小儿头面生疮。用蛇蜕烧灰，调猪油敷涂。

6. 小儿埕血，用蛇蜕烧灰，乳汁调服半钱。

7. 目生翳膜。有蛇蜕条，洗净，晒干剪细，和白面作成饼，炙成焦黑色，研为末。每服一钱，饭后服，温水送下。一天服二次。

8. 小便不通。有全蛇蜕一条，烧存性，研为末，温酒送服。

9. 石痈无脓，坚硬如石。用蛇蜕贴痈上，过夜即变软易治。

10. 肿毒无头。用蛇蜕烧灰，调猪油涂搽。

11. 恶疮似癞，年久不愈。用全蛇蜕一条烧灰，调猪油搽疮。另烧蛇蜕一条，温酒送服。

12. 白癜风。有蛇蜕烧灰，调醋涂搽。

猬皮

【原文】

猬皮，味苦，平。主五痔，阴蚀，下血赤自五色，血汁不止，阴肿，痛引腰背，酒煮杀之。生川谷、田野。

【译文】

猬皮，味苦，性平。主治各种痔疮，阴蚀疮，阴部出血，赤白带下，颜色交错混杂，并且血流不止，阴部肿痛并牵引腰背，用酒煮后使用。在河流谷地及田野之上可找到。

【释义】

刺猬皮为少常用中药，原名猬皮。原动物有两种，因头部已割除，故生药外形甚难区别。刺猬别名刺球子、毛刺、刺鱼、猬鼠等，是脊椎动物门哺乳纲食虫目刺猬科生物。栖息于山地森林、平原草地、杂草丛或丘陵地等等不同环境。冬季进入洞穴中冬眠。刺猬分布极广，数量亦多，全国除内蒙古、新疆等地区以外，均有发现。

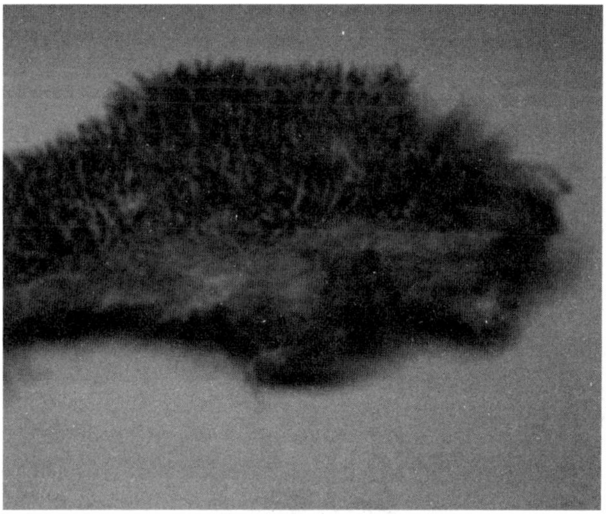

猬皮

【作用】

1. 痔疮下血。用猬皮、穿山甲等分，烧存性，加肉豆蔻一半，每服一钱，空心服，热米汤送下。

2. 肠风下血。用猬皮一块，锅内烤焦，去皮留刺，加木贼半两（炒黑），共研为末。每服二钱，热酒调下。

3. 五色痢疾。用猬皮烧灰，酒送服二钱。

4. 大肠脱肛。用猬皮半公斤（烧过），磁石（煅）、桂心各五钱，共研为末。每服二钱，米汤送下。

5. 鼻血不止。用猬皮一块，烧为末。取半钱，棉裹塞鼻中。

6. 睫毛倒刺。用猬刺、枣针、白芷表黛，等分为末，吸入与病眼同侧的鼻孔中，同时，口含冷水。

7. 反胃吐食。用猬皮烧灰，酒送服；或煮汁服；或以五味淹猬皮。炙服。

松萝

【原文】

松萝，味苦，平。主嗔怒，邪气，止虚汗，头风，女子阴寒肿痛。一名女萝。生山谷。

【译文】

松萝，味苦，性平。主治脾气暴躁，能驱除邪气、止虚汗、治疗头风和女子阴寒肿痛。又叫做女萝。产于山中的深谷处。

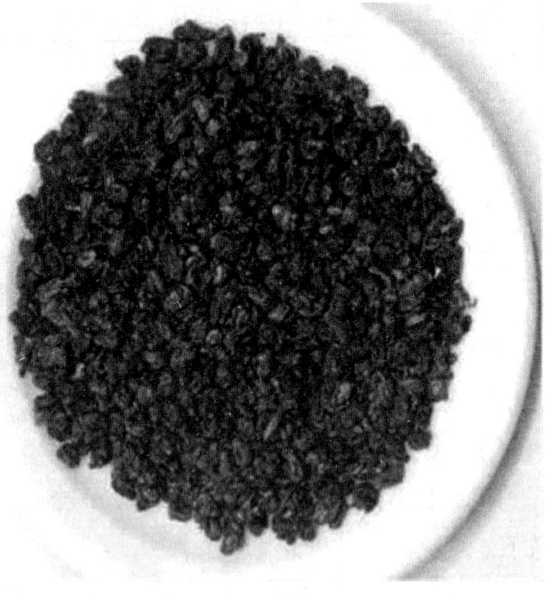

松萝

【释义】

松萝别名女萝、松上寄生、松落、树挂、天棚草、雪风藤、山挂面、龙须草、天蓬草等。是松萝科松萝属植物节松萝（女萝、接筋草）或长松萝（蜈蚣松萝、天蓬草）以地衣体（叶状体）入药。全年可采，去杂质，晒干备用。分布于黑龙江、吉林、内蒙古、陕西、甘肃、浙江、福建、台湾、四川、云南、西藏等地。松萝对环境的要求很高，空气中有一点点污染就不能存活，它是最好的环境检测器。所以有松萝的地方，标志着这里有极好的生态环境条件。

【作用】

清热解毒，止咳化痰。用于肺结核（多用松萝酸的钠盐），慢性支气管炎；外、用治创伤感染，术后刀口感染，化脓性中耳炎，疮疖，淋巴结结核，乳腺炎，烧伤，子宫颈糜烂，阴道滴虫。本品1~3钱；外用适量，研末外敷或煎水洗患处。

蔓椒

【原文】

蔓椒，味苦，温。主风寒湿痹，历节疼，除四肢厥气，膝痛。一名家椒。生川谷及丘冢间。

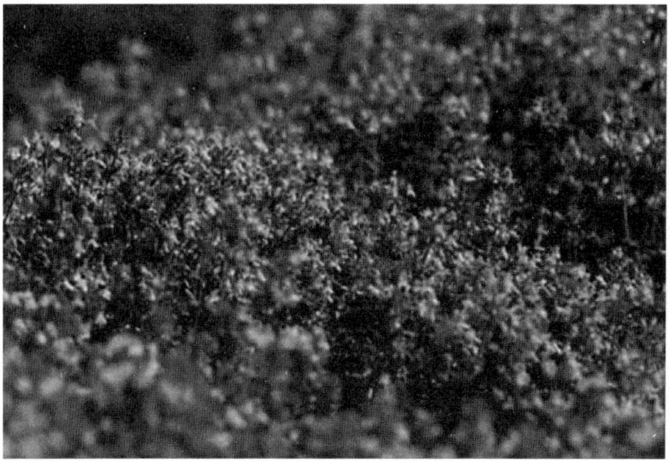

蔓椒

【译文】

蔓椒，味苦，性温。主治风寒湿痹、全身关节疼痛，治疗四肢厥冷、膝部疼痛。又叫做家椒。产于河流的谷地或土丘、坟墓之间。

【释义】

蔓椒就是两面针，是芸香科植物两面针的干燥根。全年均可采挖，洗净，切片或段，晒干。两面针为木质藤本植物；茎、枝、叶轴下面和小叶中脉两面均着生钩状皮刺。单数羽状复叶，小叶对生，革质，卵形至卵状矩圆形，无毛，上面稍有光泽，伞房状圆锥花序，腋生；萼片宽卵形。蓇葖果成熟时紫红色，有粗大腺点，顶端正具短喙。

分布于广东、广西、福建、湖南、云南、台湾。生山野。叶和果皮可提芳香油；种子油供制肥皂用；根、茎、叶入药。能散瘀活络、祛风解毒。

【作用】

行气止痛，活血散瘀通络祛风。用于跌打损伤，风湿痹痛，胃痛、牙痛，毒蛇咬伤。外用治汤火烫伤。本品服用不能过量。忌与酸味食物同服。

栾华

【原文】

栾华，味苦，寒。主目痛泪出伤眦，消目肿。生川谷。

【译文】

栾华，味苦，性寒。主治眼睛疼痛流泪、眼角受伤，能消除眼部肿痛。产于河流的谷地之处。

【释义】

为无患子科植物栾树的花。又名木栾、石栾树、黑叶树、木栏牙、山茶叶、软棒等。

栾树是落叶灌木或乔木，小枝暗黑色，被柔毛。单数羽状复叶互生，纸质，

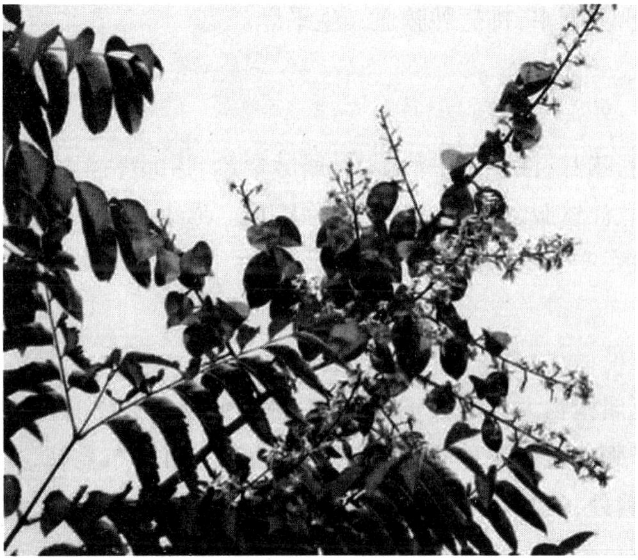

栾华

卵形或卵状披针形，基部钝形或截头形，先端短尖或短渐尖，边缘锯齿状或分裂，圆锥花序顶生、大；花淡黄色，中心紫色；萼片有小睫毛；花瓣被疏长毛；雄蕊花丝被疏长毛；雌蕊花盘有波状齿。蒴果长椭圆状卵形，边缘有膜质薄翅。种子圆形，黑色。

多生于杂木林或灌木林中。分布黑龙江、吉林、辽宁、河北、河南、山东、江苏、浙江、安徽、福建、台湾、四川、陕西、甘肃、山西等地。

【作用】

1.《本经》：主目痛泪出伤眦，消目肿，煎汤内服。

2.《唐本草》：台黄连作煎，疗目赤烂，煎汤内服。

大豆黄卷

【原文】

大豆黄卷，味甘，平。主湿痹筋挛膝痛。生大豆，涂痈肿，煮汁饮，杀鬼毒，止痛。赤小豆，主下水，排痈肿脓血。生平泽。

【译文】

大豆黄卷，味甘，性平。主治湿痹，筋脉挛急，膝部疼痛。生大豆，捣烂外敷能治疗痈肿，煮汁饮服，能解除鬼毒、消除疼痛。赤小豆，主要功效是利下水湿，排除痈肿脓血。产于平原的水草丛生处。

【释义】

豆科大豆属植物大豆的种子，发芽后晒干而得。通常在10月间种子成熟后采收。选择肥壮饱满的种子，于冷水中泡涨后，用湿布盖好，或放入麻袋、蒲包中，置于温暖处，经常翻动和洒少量的水，促其发芽。待芽长约1厘米时，用清水洗净晒干。

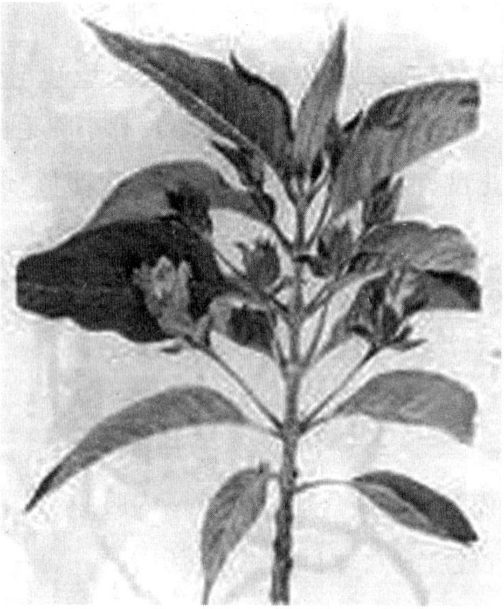

大豆黄卷

【作用】

1. 大豆黄卷制法。取黑大豆洗净，浸泡至外皮微皱，捞出，置竹箩内，上盖湿蒲包，每日淋水1~2次，促使发芽。至芽长1厘米时，取出摊在筐内，先置有风处吹至半干（防止脱壳）。再行晒干即成。制大豆黄卷：取大豆黄卷置锅内，加入用淡竹叶、灯芯草煎成之药汁共煮，至药汁吸尽后，取出晒干（每大豆黄卷

100 斤,用淡竹叶 20 两,灯芯草 10 两)。

2. 治水病,通身肿满,喘急,大小便涩。大豆黄卷(醋拌炒干)、大黄(微煨去皮)各一两。捣罗为散。每服二钱匕,临卧时,煎葱、橘皮汤调下,平明以利大肠为度。(《圣济总录》大豆散)

3. 治头风,湿痹,筋挛膝痛,胃中积热,大便结涩。大豆黄卷(炒)一公斤,酥半两。为末,食前温水服一匙,日二服。(《普济方》黄卷散)

4. 治周痹注,五脏留滞,胃中结聚,益气出毒,润皮毛,补肾气。大豆蘖一斤。炒香熟,为末。每服半钱,温酒调下,空心,加至一钱,日三服。(《宣明论方》)

5. 治小儿撮口及发噤。以初生时豆芽,烂研,以乳汁调与儿吃,或生研绞取汁,少许与服亦得。(《圣惠方》)

腐婢

【原文】

腐婢,味辛,平。主痎疟寒热邪气,泄利,阴不起,病酒头痛。

【译文】

腐婢,味辛,性平。主治疟疾引起的身体作寒发热,祛除疟邪之气,并可治疗泄痢、阳痿不举、饮酒导致的头痛。

【释义】

腐婢别名土常山、臭娘子、臭常山、凉粉叶、铁箍散、六月冻、臭黄荆、观音柴、虱麻柴、臭茶、小青树、糯米糊、捏担糊、墨子稔、豆腐木等,是马鞭草科植物豆腐木的茎、叶。豆腐柴是直立灌木,幼枝有柔毛,老枝渐无毛,老枝渐无毛。单叶对生,叶片卵状披针形、倒卵形、椭圆形或形,有臭味,基部渐狭,全缘或具不规则粗齿,先端急尖至长渐尖,无毛或有短柔毛。聚伞花序组成塔形的圆锥花序,顶生;花萼杯状,绿色或有时带紫色,密被毛至几无毛,边缘常有睫毛状浅裂;花冠淡黄呈二唇形,裂片外被柔毛和腺点,内面具柔毛,尤以喉部较密;雄蕊着生于花冠管上。核果球形至倒卵形,紫色。

【作用】

1. 治疟。腐婢叶三至五钱。开水冲泡,于疟发前二小时预服。(《江西民间草药验方》)

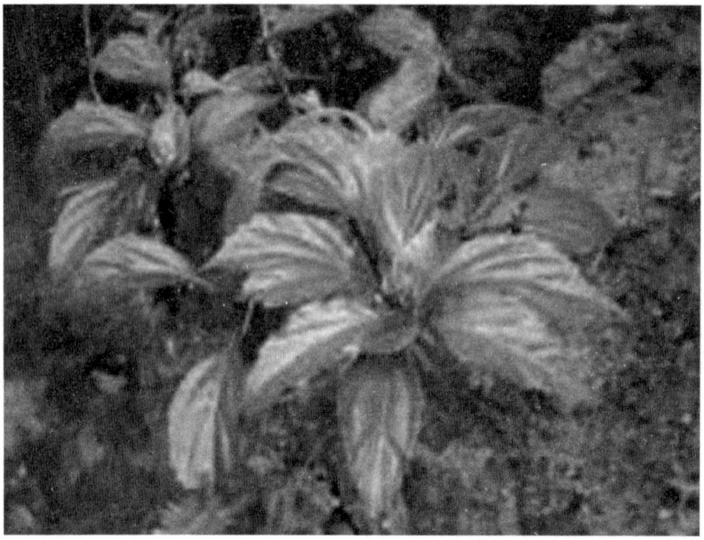

腐婢

2. 治痢疾。腐婢茎叶(咸根)五钱,海金沙藤五钱。水煎,去渣,用白糖或红糖调服。(江西《草药手册》)

3. 治肝火头痛,烫伤。腐婢茎、叶七钱,车前草五钱。水煎服。(江西《草药手册》)

4. 治肿毒。腐婢叶,晒干,研末,黄醋调敷。(《湖南药物志》)

5. 治丹毒。腐婢叶四至五两。水煎,待温,洗患处。洗时须避免当风。(江西《草药手册》)

6. 治无名肿毒。新鲜腐婢叶捣烂,外敷;或晒干,研细末,用蜂蜜调敷患处。初起未化脓者,连敷二、三天可消散。局部不红不肿的阴症忌用。(《江西民间草药验方》)

7. 治刀斧创伤。新鲜庸婢叶,捣烂如泥,敷于伤处,能止血止痛。(《江西民间草药验方》)

8. 治痈。腐婢鲜叶加红糖捣烂外敷。

9. 治疗。腐婢鲜叶捣烂调蜜外敷。

10. 治毒蛇咬伤。腐婢鲜叶、马兰鲜根、星宿菜鲜根各一两。同捣烂加些百草霜(锅底灰)调匀敷枕骨处及伤口。

11. 治蜂蟹伤。腐婢鲜叶擦患处。

12. 治钩蚴侵入皮肤作痒(钩虫皮炎)。腐婢鲜叶、根煎汤洗。(《福建中草药》)

13. 治疗烧伤。取小青树根皮或叶,晒干研成细末,以棉油或菜油调涂创面,每天1~2次。

附录　本草药理

【原文】

上药一百二十种为君，主养命以应天。无毒。多服、久服不伤人、欲轻身益气，不老延年者，本上经。

【译文】

上等药材有一百二十种，是药中的君王，主要功效是调养人的生命使之与天象相合。这些药材没有毒性。服用的剂量大、长期服用对人体不会造成伤害。想要使身体轻捷、补养气血、益寿延年的人，要依据《神农本草经》的上经部分。

【原文】

中药一百二十种为臣，主养性以应人。无毒、有毒，斟酌其宜。欲遏病补羸者，本中经。

【译文】

中等药材有一百二十种，相当于药材当中的臣子，重要作用是调养人的性情使之与人体自身相合。这些药材有的没有毒性，有的具有毒性，使用时应斟酌它们各自的药性。想要消除疾病、调养虚损羸弱的身体的人，就要依据《神农本草经》的中经部分。

【原文】

下药一百二十五种为佐使。主治病以应地。多毒，不可久服。欲除寒热邪气，破积聚，愈疾者，本下经。

【译文】

下等药材有一百二十五种，它们是药材中充当辅助作用的药物，主要功效是治疗疾病，使之与地气相合。这些药材大多数具有毒性，不能长期服用。想要祛除寒热邪气、破除体内积聚之物、治愈疾病的人，要根据《神农本草经》的下经部分。

【原文】

三品合三百六十五种，法三百六十五度。一度应一日，以成一岁。倍其合七百三十名也。

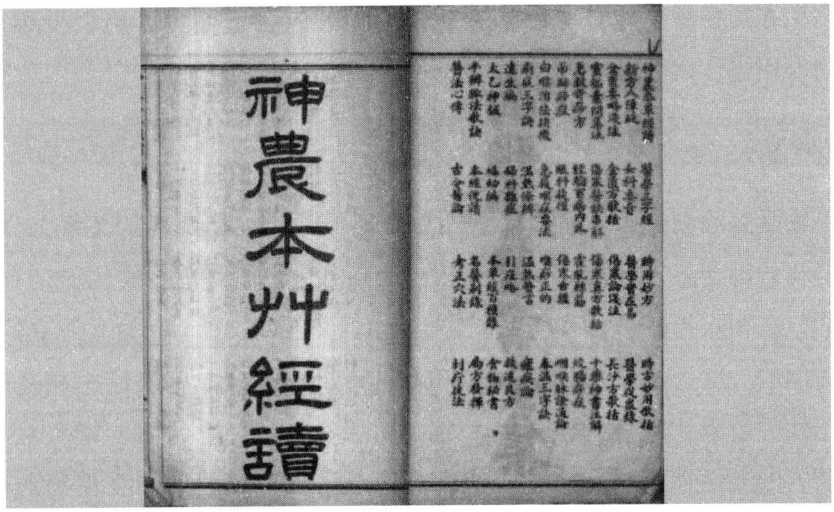

神农本草经

【译文】

这三种品类的药材加起来共有三百六十五种，以一年三百六十五天日月星辰的运行为依据。每运行一度都与一天相对，从而构成一年，其倍数相加合起来就是七百三十种。

【原文】

药有君臣佐使，以相宣摄合和，宜用一君、二臣、三佐、五使，又可一君、三臣、九佐使也。

【译文】

药材中有君王、臣下和佐使，就要仿照君王下诏书那样使各种药物相互配合；下诏书的为君药，辅佐君王的为臣药，配合臣药的为佐药，起协调作用的为使药。下药的时候应该是一味君药、两味臣药、三味佐药、五味使药，或者是一味君药、三味臣药、九味佐使药。

【原文】

药有阴阳配合，子母兄弟，根茎花实，草石骨肉。有单行者，有相须者，有相使者，有相畏者，有相恶者，有相反者，有相杀者。凡此七情，合和视之。当用相须相使良者，勿用相恶相反者。若有毒宜制，可用相畏相杀者。不尔勿合用也。

【译文】

药物具有阴阳配合的属性，它们具有类似母子兄弟那样的关系，比方说一种药材的根与茎、花与实、草与石、骨与肉。它们有单独使用的，有相互配合的，有相互指使的，有相互畏惧的，有相互厌恶的，有相互对立的，有相互克制的。这七种情形，在配合使用时一定要注意。应当使用相互配合、相互指使的效果比较好的，不要一起使用那些药性相互厌恶、相互对立的。如果药物的毒性需要克制，可以使用药性与之相互畏惧、相互克制的药材。不然，就不要合用。

【原文】

药有酸、咸、甘、苦、辛五味。又有寒、热、温、凉四气及有毒无毒。阴干暴干，采造时月生熟，土地所出，真伪陈新，并各有法。

【译文】

药材具有酸、咸、甘、苦、辛五种味道，又具有寒、热、温、凉四种气质，并且具有有毒和无毒的属性，分为阴干和晒干，根据采摘制造的时间、采摘时是否成熟，出产的地域环境、真伪的鉴别、陈旧还是新鲜，各种药材都有各自不同的制作方法。

【原文】

药性有宜丸者，宜散者，宜水煮者，宜酒浸者，宜膏煎者，亦有一物兼宜者，亦有不可入汤酒者，并随药性不得违越。

【译文】

药材的性质有的适合制造成丸状，有的适合制作成散剂，有的适合用水来煎煮，有的适合用酒来浸泡，有的适合煎制成膏剂，也有的各种方式都适用，还有不能使水煮酒泡的，都要根据它们的药性不能违背。

【原文】

欲疗病，先察其源，先候病机，五脏未虚，六腑未竭，血脉未乱，精神未散，服药必活，若病已成，可得半愈，病势已过，命将难全。

【译文】

想要治病，就要先检查出病源，先判断病症的关键之处，如果人体的五脏没有虚损、六腑没有衰竭、血脉没有散乱、精神没有涣散。服用药物之后必定能够存活；如果重病已经形成，可能有一半治愈的希望；如果病情到了晚期，生命就难以保全了。

【原文】

若用毒药疗病，先起如黍粟，病去即止；若不去倍之，不去十之，取去为度。

【译文】

如果使用有毒的药材对疾病进行治疗，就要在开始时只用粟米大小的剂量，病愈后马上停止使用；如果不见好转，就将用量加倍；如果还是没有治愈，就将剂量增加至十倍，以能祛除病痛为依据。

【原文】

疗寒以热药，疗热以寒药，饮食不消以吐下药，鬼疰、蛊毒以毒药，痈肿疮瘤以疮药，风湿以风湿药。各随其所宜。

【译文】

治疗寒症要使用药性温热的药材，治疗热症则使用药性寒凉的药材，饮食如果不消化就使用呕吐、下泻的药材，鬼疰、蛊毒等症就要使用毒药来治疗；痈肿、疮瘤等症则使用治疮的药材治疗，风湿就使用祛除风湿的药材。根据病症的不同来对症下药。

【原文】

病在胸膈以上者，先食后服药；病在心腹以下者，先服药而后食；病在四肢、血脉者，宜空腹而在旦；病在骨髓者，宜饱满而在夜。

【译文】

疾病的部位如果在胸膈以上，就要先进食后吃药；疾病的部位如果在心腹以下，就要先吃药后进食；疾病如果在四肢和血脉上，吃药的时间应该在早晨空腹时；疾病如果在骨髓之中，用药的时间应在夜里吃饱之后。

【原文】

夫大病之主，有中风，伤寒，寒热，温疟，中恶，霍乱，大腹水肿，肠澼，下痢，大小便不通，贲豚，上气，咳逆，呕吐，黄疸，消渴，留饮，癖食，坚积症瘕惊邪，癫痫，鬼疰，喉痹，齿痛，耳聋，目盲，金疮，踒折，痈肿，恶疮，痔，瘘，瘿瘤；男子五劳七伤，虚乏羸瘦，女子带下、崩中、血闭、阴蚀，虫蛇蛊毒所伤。此大略宗兆，其间变动枝叶。各宜依端绪以取之。

【译文】

人体较严重的疾病主要有中风，伤寒，寒热，温疟，中恶，霍乱，大腹水肿，肠游，下痢，大小便不通，贲豚，上气，咳逆，呕吐，黄疸，消渴，留饮，癖食，坚积症瘕惊邪，癫痫，鬼疰，喉痹，齿痛，耳聋，目盲，金疮，踒折，痈肿，恶疮，痔，瘘，瘿瘤；男子五劳七伤、虚损瘦弱，女子赤白带下、崩中、血闭、阴蚀症，还有被毒虫、毒物所伤的疾病。这些大概是主要的病症，其中会有枝节的变化，应该根据这个头绪来寻找相应的药材和治疗方法。